エビデンスで読み解く 小児麻酔

編集
川名　信（宮城県立こども病院）
蔵谷紀文（埼玉県立小児医療センター）

執筆者一覧

編　集

川名　　信	宮城県立こども病院麻酔科部長
蔵谷　紀文	埼玉県立小児医療センター麻酔科部長

執筆者

名和　由布子	北海道立子ども総合医療・療育センター麻酔科
坂倉　庸介	三重大学医学部附属病院臨床麻酔部
宮部　雅幸	三重大学医学部附属病院臨床麻酔部
宮澤　典子	東京都立小児総合医療センター麻酔科
住吉　理絵子	福岡市立こども病院麻酔科
香川　哲郎	兵庫県立こども病院麻酔科
鈴木　康之	国立成育医療研究センター手術・集中治療部
駒澤　伸泰	大阪医科大学麻酔科学教室
谷口　由枝	自治医科大学附属さいたま医療センター麻酔科
出野　智史	慶應義塾大学医学部麻酔学教室
田所　貴弘	カリフォルニア大学サンディエゴ校麻酔科
垣花　　学	琉球大学大学院医学研究科麻酔科学講座
黒川　　智	東京女子医科大学麻酔科
萩平　　哲	大阪府立急性期・総合医療センター麻酔科
外山　裕章	東北大学大学院医学系研究科外科病態学講座麻酔科学・周術期医学分野
多田　文彦	四国こどもとおとなの医療センター麻酔科
上田　　要	日本大学医学部麻酔科学系麻酔科学分野
林田　眞和	順天堂大学医学部麻酔科学・ペインクリニック講座
山本　牧子	順天堂大学医学部麻酔科学・ペインクリニック講座
片山　勝之	手稲渓仁会病院麻酔科・集中治療室
茅島　顕治	独立行政法人地域医療機能推進機構九州病院麻酔科
平田　直之	札幌医科大学医学部麻酔科学講座
曽我　朋宏	徳島大学大学院医歯薬学研究部地域医療人材育成分野（麻酔科学）
川人　伸次	徳島大学大学院医歯薬学研究部地域医療人材育成分野（麻酔科学）
森下　　淳	地方独立行政法人市立東大阪医療センター麻酔科
宮尾　秀樹	埼玉医科大学総合医療センター麻酔科
山家　陽児	埼玉医科大学総合医療センター麻酔科
戸田　雄一郎	川崎医科大学附属病院麻酔・集中治療科
石井　久成	天理よろづ相談所病院麻酔科

増井　健一	防衛医科大学校麻酔学講座
原　真理子	千葉県こども病院麻酔科
遠山　悟史	国立成育医療研究センター手術集中治療部麻酔科
山本　信一	東京都立小児総合医療センター麻酔科
堀木　としみ	神奈川県立こども医療センター麻酔科
大塚　洋司	自治医科大学とちぎ子ども医療センター小児手術・集中治療部
川田　大輔	ミシガン大学神経学講座
国沢　卓之	旭川医科大学麻酔・蘇生学講座
北島　治	日本大学医学部附属板橋病院麻酔科・ペインクリニック科
脇本　麻由子	大阪府立母子保健総合医療センター麻酔科
谷口　晃啓	大阪府立母子保健総合医療センター麻酔科
金子　有理子	金沢医科大学麻酔科学
土田　英昭	金沢医科大学麻酔科学
峰村　仁志	信州大学医学部麻酔蘇生学教室
川真田　樹人	信州大学医学部麻酔蘇生学教室
佐藤　泰司	防衛医科大学校麻酔学講座
大坂　佳子	筑波大学医学医療系麻酔蘇生学
紫藤　明美	横浜栄共済病院麻酔科
奥山　克巳	静岡県立こども病院麻酔科
加藤　実	日本大学医学部麻酔科学系麻酔科学分野
水野　圭一郎	福岡市立こども病院手術・集中治療センター
蔵谷　紀文	埼玉県立小児医療センター麻酔科
川名　信	宮城県立こども病院麻酔科
小原　崇一郎	埼玉県立小児医療センター麻酔科
村瀬　成彦	名古屋大学大学院医学系研究科小児外科
鈴木　孝明	埼玉医科大学国際医療センター小児心臓外科
千葉　謙太郎	東京女子医科大学脳神経外科学
藍原　康雄	東京女子医科大学脳神経外科学
西中　一幸	北海道立子ども総合医療・療育センター小児泌尿器科
落合　達宏	宮城県立こども病院整形外科
平川　英司	鹿児島市立病院総合周産期母子医療センター新生児内科
茨　聡	鹿児島市立病院総合周産期母子医療センター新生児内科
志馬　伸朗	広島大学大学院医歯薬保健学研究科応用生命科学部門救急集中治療医学

序　文

　麻酔を取り巻く環境は日々変化しています。新しい薬物やモニターなどの機器がどんどん導入され、麻酔の概念すら10年前と変わってきています。麻酔に関する基本的な知識や手技を習得するためにさまざまな成書が出版されていますが、さらに日進月歩の変化に遅れないようにするために常に新しい情報を入手する努力が必要となっています。IT技術の発達により最新の論文を検索し、入手することは非常に容易になったといってよいでしょう。しかし逆に多すぎる情報に整理が追いつかず情報に埋もれてしまったり、入手した情報の質の評価もよくわからないまま鵜呑みにすることが起きがちです。そういった状況を反映してか、最近は最新の論文を網羅した文献レビュー集のような成書が数種出版されています。しかしその内容のほとんどは成人向けであり、小児麻酔に関する情報は乏しいのが現状です。

　今回は小児麻酔に関する最新情報を小児医療に造詣の深い諸先生に執筆していただきました。基本的な内容はあえて割愛し、成書に書かれていない深い知識、新しい情報を提供していただきました。成人領域では無作為化盲検試験など質の高い論文が数多く発表されていますが、小児ではなかなか大規模無作為試験が実施できないこともあり、質の高い論文を紹介することが困難です。その中で各執筆者が読者に紹介したいという論文を苦労して探し出し、まとめ上げたのが本書です。各章とも必要に応じて過去の論文から背景を紹介し、臨床応用や一段掘り下げた論文をできるだけわかりやすく要約していただきました。

　また、小児領域の集中治療や外科系診療科から麻酔科医もこれだけはぜひ知っておいて欲しいというエッセンスを紹介していただきました。麻酔は術者との情報共有が重要であり、その情報を活用することで周術期も視野に入れた質の高い麻酔を提供することが可能となります。

　本書は小児麻酔を学ぶ若手医師のみならず、普段小児に接することの少ない麻酔科医が突然の麻酔依頼に困った時にも参考にしていただけるものと思っております。また逆に小児医療に携わる各診療科の医師、看護師などのスタッフにとっても麻酔科医がどのようなことを考えながら麻酔をかけているかを理解してもらう一助になるのではないかと思います。自賛ながら読み応えのある本に仕上がったと思います。これもひとえに多忙な中、執筆に携わっていただいた諸先生の御努力によるものと深く感謝申し上げ序文に代えさせていただきます。

平成28年11月吉日

宮城県立こども病院麻酔科　川名　信
埼玉県立小児医療センター麻酔科　蔵谷紀文

目次

1 術前管理
1. プレパレーションとチャイルド・ライフ・スペシャリスト ……… 名和由布子 1
2. 保護者同伴入室 …………………………………… 坂倉　庸介・宮部　雅幸 5
3. 前投薬 ………………………………………………………… 宮澤　典子 9
4. 術前絶飲食 …………………………………………………… 住吉理絵子 15
5. 術前評価 ……………………………………………………… 香川　哲郎 20

2 麻酔導入・術中管理
1. 麻酔導入 ……………………………………………………… 鈴木　康之 25
2. 気道管理 ……………………………………………………… 駒澤　伸泰 31
3. 術中人工呼吸管理 …………………………………………… 谷口　由枝 36
4. 分離肺換気 …………………………………………………… 出野　智史 41

3 循環管理
1. 循環血液量測定 …………………………………… 田所　貴弘・垣花　　学 47
2. 経食道心エコー ……………………………………………… 黒川　　智 54

4 モニタリング
1. 麻酔深度 ……………………………………………………… 萩平　　哲 63
2. パルスオキシメータ ………………………………………… 外山　裕章 70
3. 呼気ガスモニター …………………………………………… 多田　文彦 75
4. 筋弛緩モニター ……………………………………………… 上田　　要 80
5. 組織酸素飽和度 …………………………………… 林田　眞和・山本　牧子 85
6. ベッドサイド血液凝固モニター ……………………………… 片山　勝之 90
7. 超音波エコーの応用 ………………………………………… 茅島　顕治 97

5 輸液管理
1. GDT：輸液管理の指標 ……………………………………… 平田　直之 105
2. 血糖管理 …………………………………………… 曽我　朋宏・川人　伸次 110
3. 電解質管理 …………………………………………………… 森下　　淳 114
4. 膠質輸液 …………………………………………… 宮尾　秀樹・山家　陽児 120

6 血液凝固と輸血
1. 新しい凝固因子補充 ………………………………………… 戸田雄一郎 127
2. 播種性血管内凝固症候群（DIC）と治療戦略 ……………… 石井　久成 132

7 小児の薬理学と臨床使用される薬物

1. 小児の発達薬理学とPK・PD ……………………………………… 増井　健一　137
2. 小児の全静脈麻酔 ……………………………………………………… 原　真理子　142
3. 吸入麻酔薬 ……………………………………………………………… 遠山　悟史　150
4. 静脈麻酔薬：プロポフォール ………………………………………… 山本　信一　156
5. 麻薬性鎮痛薬 …………………………………………………………… 堀木としみ　161
6. 非オピオイド鎮痛薬 …………………………………………………… 大塚　洋司　168
7. 鎮静薬 ………………………………………………… 川田　大輔・国沢　卓之　173
8. 筋弛緩薬 ………………………………………………………………… 北島　　治　178
9. 血管作動薬 …………………………………………… 脇本麻由子・谷口　晃啓　184
10. β遮断薬 ……………………………………………… 金子有理子・土田　英昭　192
11. 局所麻酔薬 …………………………………………… 峰村　仁志・川真田樹人　195

8 麻酔薬の神経毒性 ……………………………………………………………… 佐藤　泰司　201

9 神経ブロック

1. 硬膜外麻酔・脊髄くも膜下麻酔 ……………………………………… 大坂　佳子　209
2. 末梢神経ブロック ……………………………………………………… 紫藤　明美　214

10 疼痛管理

1. 術後疼痛管理 …………………………………………………………… 奥山　克巳　221
2. 慢性痛の特徴と対応法 ………………………………………………… 加藤　　実　228

11 周術期の悪心・嘔吐 ………………………………………………………… 水野圭一郎　233

12 覚醒時興奮 ……………………………………………………………………… 蔵谷　紀文　239

13 麻酔の質とリスクマネージメント ………………………………………… 川名　　信　243

14 小児の救命処置：Pediatric life support …………………………… 小原崇一郎　249

15 関連診療科：小児麻酔科医が知っておきたい最近の話題

1. 小児外科 ………………………………………………………………… 村瀬　成彦　259
2. 先天性心疾患 …………………………………………………………… 鈴木　孝明　262
3. 小児脳外科 …………………………………………… 千葉謙太郎・藍原　康雄　265
4. 小児泌尿器科 …………………………………………………………… 西中　一幸　269
5. 小児整形外科 …………………………………………………………… 落合　達宏　274
6. 未熟児，新生児管理 ………………………………… 平川　英司・茨　　　聡　278
7. 小児集中治療 …………………………………………………………… 志馬　伸朗　281

1 術前管理

1 プレパレーションとチャイルド・ライフ・スペシャリスト

① プレパレーションの必要性

　プレパレーション（preparation：準備）という言葉は，医療，特に周術期では「心理的準備」の意味で使用される。小児にとっては手術や検査およびそれに伴う麻酔はストレスであることが多く，本人の受け入れも容易ではないことがある。小児の術前の不安に対する介入の必要性は以前より認識されている[1,2]。なるべく不安の少ない周術期管理が求められるが，実際には不安を軽減させるためのプレパレーションへの取り組みは施設や個人により違いがある。プレパレーションをオプションとしてではなく，小児麻酔管理の一部としてとらえていくことが望まれる。

　小児では前投薬を用いることも多いが，術前訪問や術前準備は前投薬の選択よりも重要である[3,4]。術前の不安の影響は術直後の興奮のみならず，長期的には不眠や夜尿，怯えなどの行動変容さえ引き起こす。患者が麻酔前にプレパレーションとして麻酔に関する本を読むと全身麻酔30日後のネガティブな行動変容が減少するという報告もある[5]。適切なプレパレーションは単回の麻酔の質を上げるのみならず，長期的に治療が必要な症例ではそれ以降の診療の質や患者と医療者の関係にも関与してくる。プレパレーションなしに一方的な処置を行うことで心的外傷が生じた場合は成長や発達にまで影響を及ぼす可能性がある。麻酔科医は術後鎮痛も含めた安全かつ最適な麻酔を提供するのは大前提として，一連の医療に関わる一員として，小児であっても個人として尊重し，他職種と連携しながらプレパレーションに積極的に関与し，小児の不安の軽減に配慮することが望まれる。

▶1) McCann ME, Kain Z. the management of preoperative anxiety in children: An update. Anesth Analg 2001; 93: 98-105.
▶2) Cuzzocrea F, Gugliandolo MC, Larcan R, et al. A psychological preoperative program: effects on anxiety and cooperative behaviors. Paediatr Anaesth 2013; 23: 139-43.
▶3) Cote CJ. Preoperative preparation and premedication. Br J Anaesth 1999; 83: 16-28.
▶4) Kain ZN, Caldwell-Andrews AA, Mayes LC, et al. Family-centered preparation for surgery improves perioperative outcomes in children: a randomized controlled trial. Anesthesiology 2007; 106: 65-74.
▶5) Stargatt R, Davidson AJ, Huang GH, et al. A cohort study of the incidence and risk factors for negative behavior changes in children after general anesthesia. Paediatr Anaesth 2006; 16: 846-59.

② プレパレーションの方法

成長・発達に配慮したプレパレーション

　生後6カ月ごろから幼児期は保護者からの分離不安が生じるといわ

れている。施設によっては前投薬の使用や保護者同伴の入室が検討される。不安の軽減は術前の安静を維持し，啼泣による分泌物の増加がなくスムーズな麻酔導入が可能となる。2，3歳以降に認知機能が構築されるに伴い，成長や発達に合わせたプレパレーションを行うことは不安の軽減に有効である。幼児期から学童では本人が麻酔の必要性と行われる内容を理解し，納得して受け入れることが望ましい。実際には必要性は理解しても「怖い」「嫌だ」という感情のコントロールができるのは別である。思春期では感情の表出が困難なこともあり，羞恥心にも配慮が必要である。3歳から19歳未満の症例で術前にプレパレーションのワークショップを行った群では術前の不安が少ない[6]，術後の不適応な行動が有意に低い[7]という報告もある。

説明は本人の理解力に合わせて平易な言葉で行い，実際に使用するマスク，モニタリングの機器などを見せる，人形や絵本，DVDを用いてシミュレーションを行う，実際に手術室見学をするなど，方法はさまざまである。本人に選択をしてもらうことは重要で，意志を尊重し選択権を与えるような質問の工夫をする。好みのキャラクターや音楽，いつも持っているお気に入りのものなどを把握して，一緒に入室するものを決めたりする。好きな動画を見せることは麻酔導入時の不安を軽減することがわかっており[8,9]，事前に約束しておいたものを見せることで満足度があがる。また，好みのフレーバーをきいておき，マスク導入の時に希望のフレーバーをつけることも有用である。本人が不快と思うことをなるべく減らすよう，関連する部署で情報を共有しておくことも必要である。

また，両親の術前の教育，行動変容も小児の不安の軽減に関与する[10,11]。小児は保護者の不安を察知するため患児だけではなく，保護者の不安を取り除くことも重要である。保護者同伴の入室も効果的ではあるが，保護者の不安が強く，受け入れができていない場合は児の不安の増強につながる可能性もあり，医療者側の体制や連携を整えておくことも必要である。

保護者のプレパレーションに対する積極性は個人差や地域差もあるが，国際化社会である現在では国籍や言語によっても保護者同伴の導入に対する積極性は異なる[12]ため，症例によっては社会的背景にも配慮する必要がある。

疾患や術式に配慮したプレパレーション

精神運動発達遅滞のある小児でも，発達に合わせたプレパレーションは有効であり，自閉症や注意欠陥多動性障害（attention deficit hyperactivity disorder：ADHD）などこだわりや執着が背景にある疾患では本人の納得が重要視される。骨系統疾患の小児では不安や興奮による体動から骨折を起こす可能性もある。先天性心疾患では啼泣により血行動態が変動することもあり，安定した導入が望まれる。術後

▶6）Sadegh Tabrizi J, Seyedhejazi M, Fakhari A, et al. Preoperative Education and Decreasing Preoperative Anxiety Among Children Aged 8-10 Years Old and Their Mothers. Anesth Pain Med 2015; 5: e25036.
▶7）Hilly J, Hörlin AL, Kinderf J, et al. Preoperative preparation workshop reduces postoperative maladaptive behavior in children. Paediatr Anaesth 2015; 25: 990-8.

▶8）Mifflin KA, Hackmann T, Chorney JM. Streamed video clips to reduce anxiety in children during inhaled induction of anesthesia. Anesth Analg 2012; 115: 1162-7.
▶9）Lee J, Lee J, Lim H, et al. Cartoon distraction alleviates anxiety in children during induction of anesthesia. Anesth Analg 2012; 115: 1168-73.

▶10）Berghmans J, Weber F, van Akoleyen C, et al. Audiovisual aid viewing immediately before pediatric induction moderates the accompanying parents' anxiety. Paediatr Anaesth 2012; 22: 386-92.
▶11）Martin SR, Chorney JM, Tan ET, et al. Changing healthcare providers' behavior during pediatric inductions with an empirically based intervention. Anesthesiology 2011; 115: 18-27.
▶12）Fortier MA, Gomez SH, Kain A. Motivation and parental presence during induction of anesthesia: an examination of the role of ethnicity and language. Paediatr Anaesth 2012; 22: 1094-9.

の安静が求められる場合や，ギプス固定やドレーンの挿入，聴覚や視覚などが術前と術後で大きく変わることが予想される場合もプレパレーションが有用である。頻回の手術が予想される症例では一度嫌な思い出ができると，それ以降の処置や手術の受け入れが困難になることがある。

また，納得しているように見えても，直前になって急に不安が増大することもあり，前投薬と組み合わせて不安の軽減をはかることも検討する。

日帰り手術では基本的に前投薬は用いないことが多いため，プレパレーションの重要性は大きい。

3 チャイルド・ライフ・スペシャリスト

チャイルド・ライフ・スペシャリスト（Child Life Specialist：CLS）は「医療環境にある子供や家族に，心理社会的支援を提供する専門職」である（日本チャイルド・ライフ・スペシャリスト協会，http://child-lifespecialist.jp/）。1920年代，北米で高度化する医療に伴う小児の体験を改善するために，"遊び，プレパレーション，教育のプログラム"として始まり発展した。1970年代から急速に発展し，1986年から米国 Child Life Council（http://www.childlife.org/）が資格認定を行っている。米国小児科学会は，小児医療におけるCLSの必要性を宣言しており，病院以外のさまざまな施設でもCLSの支援が望まれている[13]。日帰り手術でもCLSの関与が不安を軽減するといわれている[14]。北米では小児の入院患者15人に対し1人のCLSの存在が奨励されている。わが国では1999年に初めてCLSが病院で勤務をはじめているが，資格取得のためには米国で研修する必要があり，国内では2015年11月で31人とまだその数は少ない。CLSは子供の発達やストレスへの対処に関する専門知識を持ち，子供と家族が困難な出来事に直面した時に，子供や家族が抱えうる精神的負担を軽減し，主体的に医療体験に臨めるようサポートするトレーニングを受けている。プレパレーションだけではなく，術後の痛みや困難な状況に対するコーピング（対処法）についても支援がなされる。

チャイルド・ライフ・スペシャリストと並んでホスピタル・プレイ・スペシャリスト（Hospital Play Specialist：HPS）という資格もある。遊び（ホスピタル・プレイ）を用いて小児医療チームの一員として働く英国生まれの専門職である（NPO法人ホスピタル・プレイ協会，http://hps-japan.net）。国内では静岡県立短期大学が養成講座を担っている。また，2002年度から小児入院医療管理料に保育士加算が導入され，日本医療保育学会（http://www.iryouhoiku.jp）では，2007年より医療保育専門士の資格認定制度を開始している。2015年6月20日現在，医療保育専門士認定者数は113人である。

▶13) American Academy of Pediatrics Child Life Council and Committee on Hospital Care, Wilson JM. Child life services. Pediatrics 2006; 118: 1757-63.
▶14) Brewer S, Gleditsch SL, Syblik D, et al. Pediatric anxiety: child life intervention in day surgery. J Pediatr Nurs 2006; 21: 13-22.

④ プレパレーションとチャイルド・ライフ・スペシャリスト

誰がどのように行っても心理的準備のためであればプレパレーションであるが，内容や方法が統一されているわけではない。麻酔科医がプレパレーションに特化したトレーニングを受ける機会は少ないと思われる。小児看護ではプレパレーションの重要性は認識されているものの[15]，実際の現場ではマンパワーの問題もある。北米の小児医療のように「子供・家族中心医療」の理念が確立し，体制が整うまでにはしばらく時間がかかると思われる。

施設により主治医，麻酔科医，看護師（病棟および手術室），臨床心理士，理学療法士，社会福祉士，保育士，音楽療法士など，さまざまな職種がそれぞれのアプローチでプレパレーションに関与しているなかで，専門的なプログラムで学んだ資格としてCLSがあり，同様に直接的な医療行為は行わない職種としてHPS，医療保育士がある。わが国でもこのような職種の活躍が期待されるが，保育士の資格がないと雇用されにくいという問題点がある。また，急増する医療費および手術件数の増加の中，CLSなど専門職種が行うプレパレーションによる費用対効果の検討がなされ，その重要性が認識されることも望まれる。

（名和　由布子）

[15] Frisch AM, Johnson A, Timmons S, et al. Nurse practitioner role in preparing families for pediatric outpatient surgery. Pediatr Nurs 2010; 36: 41-7.

2 保護者同伴入室

1 背景

　手術や検査を受ける患児の術前の不安は術後の合併症，覚醒時興奮，術後せん妄，術後疼痛の増悪，行動変容などと関係があることが示されており，術前の患児の不安の軽減が重要である。術前の不安軽減に，現在までさまざまな手法が行われてきた。その方法としてミダゾラムなどの鎮静薬を用いた術前投薬，術前の麻酔や手術に関する教育，手術スタッフとの良好な関係の構築，本人が好きな音楽の聴取，ビデオゲームの施行，映像の視聴などが行われている。なかでも保護者同伴入室（parental presence during induction of anesthesia：PPIA）は患児のみならず，保護者の不安も軽減する方法として古くから行われている。

2 術前の不安と術後への影響

　子供は生後3カ月から家族と非家族に対する反応に変化が出始める。親から離れる不安は子供の認識力の習得によるものであり，7，8カ月から1歳をピークに始まり，年齢とともに認識力，記憶力が増していくため，次第に大きくなる[1]。

　術前に不安があると夜尿，摂食障害，感情鈍麻，引きこもり，睡眠障害などの術後の行動変容を生じ，手術を受ける患児の60％以上が術後2週間以内に何らかの行動変容を来している可能性がある[1]。特に導入時の過度な不安が術後の負の行動変容の増加に関連している。また不安による心理的ストレスがコルチゾールやアドレナリンなどのストレスホルモンを放出する原因となる[1]。

　術前の不安は術後の疼痛にも影響する。Kainら[2]は5-12歳の扁桃摘出術，アデノイド切除術を受ける241人を対象に，術前の不安が術後疼痛に影響するかを調べた。その結果，術前の不安が強い患児は術前の不安がない患児に比べ，入院中も退院後も疼痛が強く，また退院後のコデインやアセトアミノフェンといった鎮痛薬の使用が多かった。

　術前の不安が強くなる危険因子として，1-5歳，内向的な性格，知的レベルが高いこと，適応能力の欠如，手術や入院の既往，小児科への通院困難，親の不安などが挙げられる[1]。

▶1) McCann ME, Kain ZN. The management of preoperative anxiety in children: an update. Anesth Analg 2001; 93: 98-105.

▶2) Kain ZN, Mayes LC, Caldwell-Andrews AA, et al. Preoperative anxiety, postoperative pain, and behavioral recovery in young children undergoing surgery. Pediatrics 2006; 118: 651-8.

3 PPIAの効果

PPIAの効果については現在までに多くの研究で評価されてきているが，ほとんどの研究でPPIAの効果は示されていない。原因としてKainら[3]は，親の不安が患児の不安に影響するためと考え以下の研究を行っている。2-12歳のASA-PS ⅠまたはⅡの日帰り手術を受ける568人を対象に，術前の患児の不安あり，なし，術前の親の不安あり，なしの4群に分けてPPIAが導入時の患児の不安軽減に効果があるかについて調べた。結果として術前に不安のある患児に不安のない親が付き添ったとき，PPIAにより導入時の患児の不安の軽減に効果があった。また不安のない患児に不安のある親が付き添うと導入児の患児の不安が増強した。以上よりPPIAにおいて術前の親の不安によって患児が影響を受けることが示された。

PPIAの効果が示されない他の原因として，ほとんどの研究が日帰り手術でASA-PS ⅠまたはⅡの健常の児を対象にしていることが考えられる。入院期間の長い患児は状況の変化に敏感であり，より不安を感じやすくPPIAの効果がより期待できる可能性がある[4]。

またPPIAの研究では対象年齢が1-12歳と年齢に幅があるので，PPIAの効果に年齢が影響を与えている可能性がある[4]。Kainら[5]のPPIAの患児の不安への影響を血清コルチゾール値で検討した研究では，4歳以上ではPPIA群で導入時の血清コルチゾール値が低く，PPIAの効果が期待できたが，逆に4歳以下ではPPIA群の導入時の血清コルチゾール値が高く，PPIAの悪影響が考えられた。手術を受ける子供がより若年の場合，手術に対する不安は手術そのものというよりも，幽霊など，非現実的なものに対する恐怖と同じである。しかし成長に伴い，子供も周囲の環境を認知する能力を身につけ，不安が手術による身体への傷に対する恐怖など，より現実的なものに変わってくる。また成長に伴い，周囲環境の変化に対する適応能力が構築される[6]。これらのことからも小児では年齢により術前の不安の性質が異なるため，PPIAの効果も異なることが考えられる。

日帰り手術や入院日に手術が行われる場合，術前のプレパレーションは術直前に行われることが多く，説明から手術までの時間が短いので，患児は環境の変化へ対応できず，不安をコントロールできない可能性がある。プレパレーションを早期に行うことで，術前の患児の不安を軽減し，PPIAのさらなる効果が期待できるかもしれない。Fortierら[7]は2-7歳の患児を対象に術前に自宅でインターネットを用いた麻酔や手術に関する説明により，患児や親の術前の不安を軽減できるか調べた。その結果患児，親とも術前の不安を軽減できた。この研究ではPPIAの効果については言及していないが，術前説明には親へのPPIAの内容も含まれていた。

3) Kain ZN, Caldwell-Andrews AA, Maranets I, et al. Predicting which child-parent pair will benefit from parental presence during induction of anesthesia: a decision-making approach. Anesth Analg 2006; 102: 81-4.

4) Scully SM. Parental presence during pediatric anesthesia induction. AORN J 2012; 96: 26-33.

5) Kain ZN, Mayes LC, Caramico LA, et al. Parental presence during induction of anesthesia. A randomized controlled trial. Anesthesiology 1996; 84: 1060-7.

6) Wright KD, Stewart SH, Finley GA. When are parents helpful? A randomized clinical trial of the efficacy of parental presence for pediatric anesthesia. Can J Anaesth 2010; 57: 751-8.

7) Fortier MA, Bunzli E, Walthall J, et al. Web-based tailored intervention for preparation of parents and children for outpatient surgery (WebTIPS): formative evaluation and randomized controlled trial. Anesth Analg 2015; 120: 915-22.

④ PPIAと術前前投薬との関係

　現在患児の不安を軽減し，円滑に導入するために，術前投薬として経口ミダゾラムなどの鎮静薬が広く使用されている。PPIAが前投薬と比較して患児の不安を軽減し，円滑な導入ができるという報告はない。しかし鎮静薬は使用量が多くなれば呼吸抑制，覚醒遅延など副作用があり，PPIAを併用することで，前投薬の量を軽減できる可能性がある。Kazakら[8]は前投薬経口ミダゾラム 0.5 mg/kg 単独群（Group M），前投薬経口ミダゾラム 0.25 mg/kg と PPIA とを組み合わせた群（Group MP），PPIA 単独群（Group P）の3群で導入時の患者の不安について比較した。Group M と Group MP は同等の効果であり，いずれも Group P よりも不安軽減に効果があった。また Arai ら[9]は経口ミダゾラム 0.5 mg/kg に PPIA を併用することで経口ミダゾラム 0.5 mg/kg 単独と比較して覚醒時興奮を抑制する可能性を示している。

[8] Kazak Z, Sezer GB, Yilmaz AA, et al. Premedication with oral midazolam with or without parental presence. Eur J Anaesthesiol 2010; 27: 347-52.

[9] Arai YC, Ito H, Kandatsu N, et al. Parental presence during induction enhances the effect of oral midazolam on emergence behavior of children undergoing general anesthesia. Acta Anaesthesiol Scand 2007; 51: 858-61.

⑤ PPIAと他の方法との関係

　麻酔導入時の患児の不安を軽減する方法とし，近年テレビゲームやタブレットが用いられている。Patelら[10]は4-12歳の予定手術を受ける112人をPPIA群（PP），経口ミダゾラム 0.5 mg/kg（M），PPIAでポータブルゲーム機使用（VG）の3群に分け，導入時の不安について調べた。MとPPは導入時の不安が増強したが，VGは不安が増強しなかった。導入時の不安はVGはPPよりも有意に小さかった。Vagnoliら[11]は導入時に道化師の介在とPPIA，前投薬（経口ミダゾラム）とPPIA，PPIA単独で導入時の不安について調べたところ，いずれも導入時に不安は増強したが，前投薬とPPIAとの組み合わせとPPIA単独は統計学的に有意に増強したが，道化師介在群では不安は有意に増強しなかった。

[10] Patel A, Schieble T, Davidson M, et al. Distraction with a hand-held video game reduces pediatric preoperative anxiety. Paediatr Anaesth 2006; 16: 1019-27.

[11] Vagnoli L, Caprilli S, Messeri A. Parental presence, clowns or sedative premedication to treat preoperative anxiety in children: what could be the most promising option? Paediatr Anaesth 2010; 20: 937-43.

⑥ 同伴保護者の適正人数

　付き添う親も不安であるため，両親で入室を希望する親も多くいる。しかし手術室は他の患者も多く，また親への指導の必要性や衛生面からもできるだけ人数を制限したい。Kainら[12]はASA-PS IまたはIIの健康な日帰り手術を受ける患児58人を1人の親が付き添う群と2人の親が付き添う群の2群に分けて，患児と親の不安について調べた。患児の不安は両群とも増強したが，両群間の有意差はなく，麻酔導入への患児の受け入れについても両群間で差はなかった。しかし親の不安については2人で付き添う群が1人で付き添う群に比べ有意に低

[12] Kain ZN, Maclaren J, Weinberg M, et al. How many parents should we let into the operating room? Paediatr Anaesth 2009; 19: 244-9.

かった。前述したように親の不安が患児の不安に影響することを考えると，2人で入室して親の不安を軽減することがよいが，2人で付き添うよりも親の不安を軽減する対策のほうが重要かもしれない。Baileyら[13]は手術室に付き添う保護者に対するPPIAの説明に関して調査し，念入りな説明に患児の不安を軽減する効果はなかったが，親が手術室内で子供を助けることができるという満足感が増す傾向があるとの報告をした。このことからもPPIAでは保護者への教育が非常に大切である。

[13] Bailey KM, Bird SJ, McGrath PJ, et al. Preparing Parents to Be Present for Their Child's Anesthesia Induction: A Randomized Controlled Trial. Anesth Analg 2015; 121: 1001-10.

7 覚醒時の親の付き添いの効果

全身麻酔の覚醒時に約50％の患児がせん妄など何らかの苦痛のサインを呈している。この原因として，覚醒時に家族以外の人に囲まれていることによる不安が挙げられる。Tripiら[14]は1歳半から9歳までのASA-PS ⅠまたはⅡの日帰り手術を受ける92人を対象に導入時および覚醒時に親が付き添うグループと導入時のみ親が付き添うグループに分け，全身麻酔の覚醒時に親が付き添うことで，覚醒時の患児の苦痛の発生頻度やその重症度が軽減するかを調べた。その結果9％の患児に強い覚醒時の苦痛のサインが現れたが，覚醒時に親が付き添うことでは発生率に差はなかった。覚醒時の苦痛の発生は周囲の環境だけでなく，痛みや麻酔薬による影響などさまざまな要因がある。親からの隔離よりも他の要因の影響の方が強く，親の付き添いによる効果が現れなかった可能性が考えられる。しかし親の満足度は高く，参加した親全員が次回の手術があったときには付き添いを希望した。

[14] Tripi PA, Palermo TM, Thomas S, et al. Assessment of risk factors for emergence distress and postoperative behavioural changes in children following general anaesthesia. Paediatr Anaesth 2004; 14: 235-40.

おわりに

PPIAは単独では麻酔導入時の不安軽減について証明されていないが，親は子にとってもっとも安心できる存在であり，付き添う親への十分な教育やまたほかの方法との併用により，患児の不安を軽減し，より円滑に導入でき，患児にとってよりよい術後経過を得ることができる。また親にとっても手術室まで付き添うことができるため，親の満足度も高い。

しかしPPIAを行うにあたっては，ほとんどの施設が小児専門病院ではないので，小児以外の患者の手術も行われている。患者以外の人が手術室に入室することについて，病院全体の十分な理解も必要である。また患児の入眠後にはさまざまな処置が必要であるため，保護者の速やかな退出も重要である。

術前の小児の不安は周術期において精神的，身体的に影響がある。適切なプレパレーションやさまざまな別な方法との併用でPPIAは不安の軽減に有効であるため，今後積極的に行われるべきである。

（坂倉　庸介，宮部　雅幸）

3 前投薬

1 背景

　手術室に入ることは子供達にとって大きな精神的苦痛である。それが一番大きくなるのが麻酔を始めるときである。約40-60％の子供が術前に不安を感じている[1]。これを軽減することは，周術期のみならず，その後の行動異常を減らすためにも重要である。親と別れる分離不安や未知の状況への不安を軽減のために前投薬が行われている。

　麻酔前投薬については，1938年のWaters[2]の研究から今日まで豊富な研究がある。理想的な前投薬を求めて，心理的プレパレーション法など薬物療法以外の方法についても研究がなされたが，現在のところ薬物投与より優れた方法は証明されていない[3,4]。

　もっとも使用されているのはミダゾラムである。最近はα_2アドレナリン受容体作動性薬剤であるデクスメデトミジンの研究が進められているが，現在のところ取って代わるものではない[5]。

　本項では前投薬について，ここ10年間の研究をもとに最近の考え方について述べる。

▶1) Wright KD, Stewart SH, Finley GA, et al. Prevention and intervention strategies to alleviate preoperative anxiety in children. Behav Modif 2007; 31: 52-79.
▶2) Waters RM. Pain relief for children. Am J Surg 1938; 39: 470-5.
▶3) Manyande A, Cyna AM, Yip P, et al. Nonpharmacological interventions for assisting the induction of anaesthesia in children. Cochrane Database Syst Rev 2009: CD006447.
▶4) Davidson A, McKenzie I. Distress at induction: prevention and consequences. Curr Opin Anesthesiol 2011; 24: 301-6.
▶5) Mason KP, Lerman J. Dexmedetomidine in children: current knowledge and future applications. Anesth Analg 2011; 113: 1129-42.

2 前投薬の目的

　術前の不安や苦痛の軽減だけでなく，前向性健忘，麻酔導入促進，迷走神経反射抑制，上気道の分泌物減少，誤嚥の予防などがある。迷走神経反射抑制や分泌物減少のための抗コリン作動薬（硫酸アトロピンなど）はほとんど使われない。必要があれば，静脈路を確保してから静注が行われている[6]。そのほか，嘔吐しやすい場合は制吐薬の投与が行われることもある。前投薬の内容や求められる鎮静の程度も，患者の年齢や認知度，手術内容などによって異なり，一連の術前準備のひとつとして患児一人一人に適した薬物と投与量を決めるのが理想である。

　現在行われている薬物投与は術前の不安を軽減して，円滑な親子分離と協力的な麻酔導入，術後の精神的安定，退院後の行動異常予防などに重点をおいている。術前の不安は術後鎮痛にも影響がある[7]。投与経路の心理的影響は大きく，静脈路がない場合は経口投与が適している。味がよく，作用発現が速く，短時間作用性で覚醒に影響を与えない薬物が求められる。

　前投薬が必要になるのは，親子分離に不安を感じ始める6カ月ごろから，言葉による説明で納得できるようになる学童後期までである。

▶6) Ghazal EA, Mason LJ, Coté CJ. Premedication and Induction Principles. Chapter 4. Preparation of Children for Anesthesia. A Practice of Anesthesia for Infants and Children（Fifth edition）. Editors: Coté CJ, Lerman J, Anderson BJ. Elsevier Saunders, Philadelphia, 2013, pp.38-44.
▶7) Fortier MA, Del Rosario AM, Martin SR, et al. Perioperative anxiety in children. Paediatr Anaesth 2010; 20: 318-22.

施設によって差があるが，著者らは6カ月から9歳までとしている。

③ ベンゾジアゼピン系鎮静剤

8) Kain ZN, MacLaren J, McClain BC, et al. Effects of age and emotionality on the effectiveness of midazolam administered preoperatively to children. Anesthesiology 2007; 107: 545-52.
9) Kain ZN, Mayes LC, Wang SM, et al. Postoperative behavioral outcomes in children: effects of sedative premedication. Anesthesiology 1999; 90: 758-65.
10) Kain ZN, Mayes LC, O'Connor TZ, et al. Preoperative anxiety in children. Predictors and outcomes. Arch Pediatr Adol Med 1996; 150: 1238-45.
11) Kain ZN, Caldwell-Andrews A, Maranets I, et al. Preoperative anxiety, emergence delirium and postoperative maladaptive behaviors: are they related? A new conceptual framework. Anesth Analg 2004; 99: 1648-54.
12) Anderson BJ, Jerman J, Coté CJ. Benzodiazepine Sedatives. Chapter 6 Pharmacokinetics and Pharmacology of Drugs Used in Children. A Practice of Anesthesia for Infants and Children (Fifth edition). Editors: Coté CJ, Lerman J, Anderson BJ. Elsevier Saunders, Philadelphia, 2013, pp.141-2.
13) Fell D, Gough MB, Northan AA, et al. Diazepam premedication in children. Plasma levels and clinical effects. Anaesthesia 1985; 40: 12-7.
14) Kain ZN, Hofstadter MB, Mayes LC, et al. Midazolam: Effects on Amnesia and Anxiety in Children. Anesthesiology 2000; 93: 676-84.
15) Kain ZN, Caldwell-Andrews AA, Krivutza DM, et al. Trends in the practice of parental presence during induction of anesthesia and the use of preoperative sedative premedication in the United States, 1995-2002: results of a follow-up national survey. Anesth Analg 2004; 98: 1252-9.
16) Coté CJ, Cohen IT, Suresh S, et al. A Comparison of Three Doses of a Commercially Prepared Oral Midazolam Syrup in Children. Anesth Analg 2002; 94: 37-43.
17) Brosius KK, Bannister CF. Effect of oral midazolam premedication on the awakening concentration of sevoflurane, recovery times and bispectral index in children. Paediatr Anaesth 2001; 11: 585-90.
18) Viitanen H, Annila P, Viitanen M, et al. Premedication with midazolam delays recovery after ambulatory sevoflurane anesthesia in children. Anesth Analg 1999; 89: 75-9.
19) Coté CJ, Cohen IT, Suresh S, et al. A Comparison of Three Doses of a Commercially Prepared Oral Midazolam Syrup in Children. Anesth Analg 2002; 94: 37-43.

わが国で麻酔前投薬として小児投与量が添付文書に記載されているのは，ジアゼパム（シロップ，散剤，錠剤）とミダゾラム（筋注）のみである。海外ではミダゾラムシロップが最も使用されている。2000年前後からシロップ剤が販売されるようになり，Kainら[8〜11]により多数の研究が行われた。

投与経路は静注，筋注，経鼻，口腔粘膜，経直腸，経口投与が考えられる。痛みを伴う筋注は可能な限り避けるべきである。

ジアゼパム

経口投与，経直腸投与が可能である。血漿蛋白結合率が高いため，消失半減期は20-80時間と長い。代謝産物であるデスメチルジアゼパムは，ジアゼパムと同等の作用強度を持ち，消失半減期はジアゼパムと同等か長い。肝機能が未熟な乳児では作用が遷延するため適さない[12,13]。効果発現は遅く，0.2-0.7 mg/kg（通常0.5 mg/kg）を麻酔導入30-90分前に経口投与する。最大血中濃度到達時間は30-90分である。シロップ剤には苦味があるので，散剤を水に溶いて頬粘膜と歯肉の間に入れると幼児でも受け入れやすい。経直腸投与も可能で，0.4-0.5 mg/kgの注射液を投与すると5-10分ほどで鎮静に十分な血中濃度が得られる。坐薬の場合は60分前に投与するが，効果の安定性では注射液経直腸投与の方が優れている。ミダゾラムの陰でほとんど使われなくなったが，年長児では作用の長さを考慮して使用できる[12]。筋注は激痛があり，静注も血管痛があり，前投薬には適さない。

ミダゾラム

抗不安作用と前向性健忘効果を特徴とする短時間作用性の鎮静薬である。経口投与した場合も作用発現が速く（10-15分），短時間作用性（効果減弱開始45分，消失半減期約2時間）であるため[6,14〜16]，前投薬に適合している。代謝産物も速やかに尿中に排泄され，乳幼児でも効果の遷延がない[12]。また，覚醒時間や退院に遅れを生じない[17,18]。前向性健忘作用は術後の行動異常を減らすのに役立つ[14,15,19,20]。しかし，顕在記憶は抑制されるが潜在記憶は維持される可能性があり，術後の行動異常との関係について今後の研究が待たれる[21]。

わが国では前投薬の適応は筋注のみである。しかし，痛みを伴うため，他に方法がない場合しか行われない。

● 経口投与

注射薬の経口投与が可能であるが，オフラベル使用であるため，各施設の倫理委員会の承認が必要である。苦味が強くシロップに混ぜて投与する。生物学的利用能は，注射薬にシロップを混ぜた場合は15％，市販薬では36％と差がある[16,22,23]。代謝産物である1-ヒドロキシミダゾラムの活性はミダゾラムの半分で，ミダゾラムと同様に速やかに尿中に排出される[23,24]。

経口投与量についてはさまざまな意見がある。Cotéらは，0.25-0.75 mg/kgを推奨している。0.25 mg/kgでも十分効果があるが，年齢が低いほど効果消失が速いと報告している[16,23]。一方，Lermanらは年齢が低いほど投与量を多くしている[8,25]。1-3歳1.0 mg/kg，4-6歳0.75 mg/kg，7-9歳0.5 mg/kg，10歳以上0.3 mg/kg（最大15 mg）を推奨している[25]。

Marshallら[26]は市販のミダゾラムシロップについて，小児専門7施設で0.25 mg/kg，0.5 mg/kg，1 mg/kgを投与した時の鎮静度と抗不安作用について前向き研究を行っている。この研究では代謝産物である1-ハイドロオキシミダゾラムの濃度も測定している。鎮静度と薬剤濃度は相関するが，抗不安作用は相関を示さなかった。また，Kainら[8]によれば，同じ量のミダゾラムを投与した時，血漿濃度は変わりないのに，年齢が小さいほど抗不安作用が有意に弱かった。ミダゾラムの抗不安作用はγアミノブチル酸タイプA受容体が関与しているといわれ，年齢とともに受容体が発達することが，年齢が低いほど薬物の必要量が増えることと関係している[8]。

Coxら[27]が2006年に行ったメタアナリシスでも，ミダゾラム経口投与が親子分離や麻酔導入を有意に円滑するという結果であった。しかし，覚醒時興奮や術後行動異常については結果が一定しない。12歳未満では0.5 mg/kgの経口投与を推奨し，この量では覚醒遷延や副作用はほとんど起こらないが，安全性についてさらに研究は必要であるとしている。

文献によって多少の差はあるが，臨床では年齢を問わず0.5 mg/kgを経口投与し，効果発現時間10-20分，効果減弱開始時間40-45分，消失半減期約2時間と考えている[12,16,23]。成人データではこの投与量で有効血中濃度40 ng/mLに達する[22]。オピオイドやほかの鎮静薬との併用では，呼吸循環抑制など重大な副作用が出る可能性があり，注意が必要である。

抗不安作用・鎮静作用の質はジアゼパムとは異なっている。ミダゾラムでは眠そうに手術室に来ることは少なく，会話もでき，おもちゃで遊ぶこともできるが，ニコニコしていて，なんとなく落ち着いている。一方，ジアゼパムでは眠気が強くて呂律が回りにくく，会話もしっかりできないことが多い[12]。

● 他の経路

生物学的利用能を静脈投与と比較すると，筋注90％，経鼻60％，経

[20] Kain ZN, Mayes LC, Wang SM, et al. Postoperative behavioral outcomes in children: effects of sedative premedication. Anesthesiology 1999; 90: 758-65.
[21] Pringle B, Dahlquist LM, Eskenazi A. Memory in pediatric patients undergoing conscious sedation for aversive medical procedures. Health Psychol 2003; 22: 263-9.
[22] Payne K, Mattheyse FJ, Liebenberg D, et al. The pharmacokinetics of midazolam in paediatric patients. Eur J Clin Pharmacol 1989; 37: 267-72.
[23] Reed MD, Rodarte A, Blumer JL, et al. The single-dose pharmacokinetics of midazolam and its primary metabolite in pediatric patients after oral and intravenous administration. J Clin Pharmacol 2001; 41: 1359-69.
[24] Johnson TN, Rostami-Hodjegan A, Goddard JM, et al. Contribution of midazolam and its 1-hydroxy metabolite to preoperative sedation in children: a pharmacokinetic-pharmacodynamic analysis. Br J Anaesth 2002; 89: 428-37.
[25] Lerman J. Preoperative assessment and premedication in paediatrics. Eur J Anaesthesiol 2013; 30: 645-50.
[26] Marshall J, Rodarte A, Blumer J, et al. Pediatric pharmacodynamics of midazolam oral syrup. J Clin Pharm 2000; 40: 578-89.

[27] Cox RG, Nemish U, Ewen A, et al. Evidence-based clinical update: does premedication with oral midazolam lead to improved behavioural outcomes in children? Can J Anaesth 2006; 53: 1213-9.

直腸 40-50％である[6]。注射液の経鼻投与や経直腸投与も行われている。一方，経鼻投与は行うべきではないという意見がある。鼻腔は唯一脳神経と接する空間で，鼻腔天蓋から嗅神経に達する。ミダゾラムの神経障害作用が指摘されており，ほかに方法のない場合に限られる[6]。

● 効果に影響する薬物や食物

経口投与されたミダゾラムはCYP3A4によって最初の代謝を受け，1-ヒドロキシミダゾラムとなる。CYP3A4の作用を増強するのは，バルビツレート，抗痙攣薬，ステロイドなど，阻害するのはグレープフルーツ，エリスロマイシン，プロテアーゼ阻害薬，カルシウムチャンネル遮断薬などがあり注意を要する[28]。

● 副作用

比較的多い副作用はしゃっくりであるが，原因は不明である。また，まれに興奮など逆の効果を生ずることがあると報告されているが，十分な研究はなされていない[6,26]。

プロポフォールとの併用は，GABA受容体での相乗作用のために覚醒が遅れる可能性がある[29]。

4　デクスメデトミジン

選択的 $α_2$ アドレナリン受容体作動薬で鎮静作用と鎮痛作用を併せ持つ。現在，注射薬しか販売されていないが，経口あるいは経粘膜投与でも効果がある。

Pasin ら[30]は，経口ミダゾラムと比較した13件のランダム化比較試験（randomized controlled trial：RCT）のメタアナリシスを行った。デクスメデトミジンの方が親子分離，術後鎮痛薬の追加投与の有無，覚醒時興奮の程度でミダゾラムに比べ有意に優れていた。しかし，麻酔導入時の鎮静度については有意差がなかった。Sun ら[31]もほぼ同時期に11件のRCTのメタアナリシスを行い，デクスメデトミジンの方が両親との分離，マスクの受け入れ，術後鎮痛および覚醒時興奮とシバリング予防に優れていた。しかし循環系抑制および効果発現が遅いことは問題であるとしている。

Mason ら[5]の総説では，前投薬として将来使われるかどうかについては懐疑的である。この理由として，小児での使用はオフラベルで，FDAの承認が近く得られる見通しがない。小児における薬理学的研究がまだ不十分である。循環系抑制や長い作用時間が，乳幼児に使いにくい。また，前投薬としては作用の発現・回復ともに時間がかかるため，ミダゾラム経口投与に取って代わることは難しいと述べている。Jöhr ら[32]によれば，麻酔前投薬としては確立していないが，デクスメデトミジン経鼻投与が覚醒時興奮を押さえる利点を活かし，効果発現が遅い欠点をミダゾラム併用で補うことも考えられると述べてい

5　薬物によらない方法

2015年のCochrane Databaseに2014年8月までの論文がまとめられている[3]。これによれば，親が麻酔導入に同伴することは子供の不安を軽減しない。可能性のあるのは，麻酔導入にピエロを同伴する，静かな環境を作る，ビデオ鑑賞やビデオゲームをさせながらマスクをあてる，催眠療法を併用するなどであるが，今後の大規模研究が必要である。

親同伴

ミダゾラム経口投与と比較した研究では，術前の不安軽減にはミダゾラムの方が有意に有効である[33]。ミダゾラム経口投与に親の同伴を加えても効果には差がなかったが[34,35]，覚醒時興奮が少なかった[35,36]。一方，親の不安は軽減し，満足度が高かった[34]。

受動的介入

● DVDを見ながら
自分で選んだビデオを見ながらの麻酔導入は，有意に協力的で有効な方法である[37,38]。

● 静かな環境
照明を1/3に下げ，『G線上のアリア』を流す。担当麻酔科医のみが言葉を発して，他は沈黙を守る。患児の不安感は有意に少なかったが，術後の行動異常には差がなかった[39]。

● 音楽療法
テラピストによる音楽療法の抗不安作用をミダゾラム経口投与と比較すると，後者が有意に優れていた。音楽療法に効果はみとめられなかった[40]。

術前の説明

マスクを術前に見せて触らせて呼吸の仕方を事前に説明しても，不安感を減らすことはできない。しかし，説明を受けた子供はマスク導入に協力的であった[41]。

▶33) Kain ZN, Mayes LC, Wang SM, et al. Parental presence during induction of anesthesia versus sedative premedication. Which intervention is more effective? Anesthesiology 1998; 89: 1147-56.
▶34) Kain ZN, Mayes LC, Wang SM, et al. Parental presence and a sedative premedicant for children undergoing surgery: a hierarchical study. Anesthesiology 2000; 92: 939-46.
▶35) Arai YC, Ito H, Kandatsu N, et al. Parental presence during induction enhances the effect of oral midazolam on emergence behavior of children undergoing general anaesthesia. Acta Anaesthesiologica Scandinavica 2007; 51: 858-61.
▶36) Arai YC, Ito H, Kandatsu N, et al. Parental presence during induction enhances the effect of oral midazolam on emergence behavior of children undergoing general anaesthesia. Acta Anaesthesiologica Scandinavica 2007; 51: 858-61.
▶37) Mifflin KA, Hackmann T, Chorney JM. Streamed Video Clips to Reduce Anxiety in Children During Inhaled Induction of Anesthesia. Anesth Analg 2012; 115: 1162-7.
▶38) Lee J, Lee J, Lim H, et al. Cartoon Distraction Alleviates Anxiety in Children During Induction of Anesthesia. Anesth Analg 2012; 115: 1168-73.
▶39) Kain ZN, Wang SM, Mayes LC, et al. Sensory stimuli and anxiety in children undergoing surgery: a randomized, controlled trial. Anesth Analg 2001; 92: 897-903.
▶40) Kain ZN, Caldwell-Andrews AA, Krivutza DM, et al. Interactive music therapy as a treatment for preoperative anxiety in children: a randomized controlled trial. Anesth Analg 2004; 98: 1260-6.
▶41) MacLaren JE, Kain ZN. Development of a brief behavioral intervention for children's anxiety at anesthesia induction. Children's Health Care 2008; 37: 196-209.

対話型介入

● 小型ビデオゲーム

3群(基準群,ミダゾラム経口投与群,ビデオゲーム群)で比較した。ビデオゲーム群では待合室にいる時から麻酔導入中までビデオゲームをさせた。待合室で測った不安度(mYPAS:modified Yale Preoperative Anxiety Scale)と比較して麻酔導入中の値は上昇せず,ミダゾラム経口投与群よりも低い値であった[42]。

● ピエロ

医療ピエロが待合室から麻酔導入まで子供に寄り添う効果を,ミダゾラム経口投与と比較した。手術室に入った時の不安度には有意差はないが,マスク導入を開始する際にはミダゾラム群の方が有意に効果的であった[43,44]。

● 催眠療法

不安軽減の傾向はあったが,ミダゾラム経口投与にくらべて有意差はなかった。しかし,術後1日と7日で調べた行動異常は,ミダゾラム群より有意に少なかった[45]。

親に介入

不安を抑える鍼を親に打つと,子供の麻酔導入時の不安スコアが有意に低下した。親の不安スコアも低下したが,心拍数や血圧などの生理的反応の低下は見られなかった[46]。

おわりに

現在,子供の術前の不安を減らすにはミダゾラム経口投与がもっとも信頼できる。ミダゾラム 0.5 mg/kg 経口投与が前投薬の基準で,新たな方法の研究では,この基準と比較して効果があるかどうかを検討している。

前投薬としてミダゾラムを内服し,自分で選択したビデオを見ながらマスクを顔にあてて麻酔ガスを吸入するのが,著者らが推奨する方法である。

(宮澤　典子)

---

[42] Patel A, Schieble T, Davidson M, et al. Distraction with a hand-held video game reduces pediatric preoperative anxiety. Pediatric Anesthesia 2006; 16: 1019-26.

[43] Golan G, Tighe P, Dobija N, et al. Clowns for the prevention of preoperative anxiety in children: a randomized controlled trial. Pediatric Anesthesia 2009; 19: 262-6.

[44] Vagnoli L, Caprilli S, Messeri A. Parental presence, clowns or sedative premedication to treat preoperative anxiety in children: what could be the most promising option? Pediatric Anesthesia 2010; 20: 937-3.

[45] Calipel S, Lucas-Polomeni MM, Wodey E, et al. Premedication in children: hypnosis versus midazolam. Pediatric Anesthesia 2005; 15: 275-81.

[46] Wang SM, Maranets I, Weinberg ME, et al. Parental auricular acupuncture as an adjunct for parental presence during induction of anesthesia. Anesthesiology 2004; 100: 1399-404.

4 術前絶飲食

1 背景

　麻酔科医は，周術期の胃内容物誤嚥のリスクを最小限にするため，予定手術前には必ず一定期間の絶飲食を指示している。しかし，長時間の絶飲食が嘔吐や誤嚥の予防になるというエビデンスはなく，一方で患児に空腹感や口渇感などの苦痛・不快感を与え，脱水や低血糖および周術期の合併症を増加させる可能性があることが報告されてきた。したがって，胃内容物を増加させ誤嚥のリスクを増大させない，必要最小限の絶飲食時間が望ましい。欧米諸国では術前絶飲食に関するガイドラインが作成され，日本麻酔科学会も2012年7月に術前絶飲食ガイドラインを公表した。

　また近年，術後回復能力強化（enhanced recovery after surgery：ERAS）プロトコルが考案され，その中でも術前絶飲食時間の短縮は推奨されている。術前の炭水化物摂取によって術後のインスリン抵抗性を軽減できるというエビデンスが成人患者では確立している。

2 誤嚥リスク

　誤嚥リスクの測定可能なマーカーとして用いられているのは，胃内容量（gastric fluid volume：GFV）および胃液のpHである。

　胃内容量の計測法としては，直接胃管で吸引して測定する方法，磁気共鳴画像（magnetic resonance imaging：MRI）撮影による計測，超音波検査（ultrasonography：US）で胃内容量を算定する方法が報告されている。全身麻酔導入前にGFVを計測できると誤嚥予防の一手段となりうる。USは非侵襲的でありベッドサイドで行えるため有用な手段といえる。Perlasら[1,2]はUSで胃前庭部（肝左葉，下大静脈，上腸間膜静脈をランドマークとして同定），胃体部，胃底部の断面積（CSA）を仰臥位および側臥位で計測して，胃内容物の量と性状を推定できるか成人を対象に検討した。内視鏡で直視下に胃内容物を吸引して比較検討したところ，右側臥位での胃前庭部のCSAがもっとも相関しており，胃内容量および性状を推定できると報告した。Spencerら[3]は同じ方法で小児患者100例を対象に研究を行い，右側臥位での前庭部CSAおよび年齢から胃内容量を推定できると報告している。

　Buehrerら[4]は空腹感・口渇感から胃内容量を推定できるかどうか検討した。健康な6.4-12.8歳の30例を対象に空腹時，清澄水摂取後，軽食摂取後のGFVを経時的に計測，同時に空腹感・口渇感に1-10の

▶1) Perlas A, Chan VW, Lupu CM, et al. Ultrasound assessment of gastric content and volume. Anesthesiology 2009; 111: 82-9.
▶2) Perlas A, Davis L, Khan M, et al. Gastric sonography in the fasted surgical patient: a prospective descriptive study. Anesth Analg 2011; 113: 93-7.
▶3) Spencer AO, Walker AM, Yeung AK, et al. Ultrasound assessment of gastric volume in the fasted pediatric patient undergoing upper gastrointestinal endoscopy: development of a predictive model using endoscopically suctioned volumes. Paediatr Anaesth 2015; 25: 301-8.
▶4) Buehrer S, Hanke U, Klaghofer R, et al. Hunger and thirst numeric rating scales are not valid estimates for gastric content volumes: a prospective investigation in healthy children. Paediatr Anaesth 2014; 24: 309-15.

スコアをつけて相互関係を調べたが，有意な相関は認められなかった。絶食時間と空腹感・口渇感にも有意な相関はなかった。

③ 術前絶飲食ガイドライン

5) Practice guidelines for preoperative fasting and the use of pharmacologic agents to reduce the risk of pulmonary aspiration: application to healthy patients undergoing elective procedures: an updated report by the American Society of Anesthesiologists Committee on Standards and Practice Parameters. American Society of Anesthesiologists Committee. Anesthesiology 2011; 114: 495.

6) Association of Anaesthetists of Great Britain and Ireland. AAGBI safety guideline. Pre-operative assessment and patient preparation. The role of the anaesthetist. January 2010. London. http://www.aagbi.org/sites/default/files/preop2010.pdf (Accessed on June 27, 2011).

7) Smith I, Kranke P, Murat I, et al; European Society of Anaesthesiology. Perioperative fasting in adults and children: guidelines from the European Society of Anaesthesiology. Eur J Anaesthesiol 2011; 28: 556-69.

8) Merchant R, Chartrand D, Dain S, et al; Canadian Anesthesiologists' Society. Guidelines to the Practice of Anesthesia--Revised Edition 2014. Can J Anaesth 2014; 61: 46.

9) 公益社団法人日本麻酔科学会. 術前絶飲食ガイドライン (http://www.anesth.or.jp/guide/pdf/guideline_zetsuinshoku.pdf). 2012

10) Brady M, Kinn S, Ness V, et al. Preoperative fasting for preventing perioperative complications in children. Chochrane Database Syst Rev 2009; 7: CD005285.

11) Ouanes JP, Bicket MC, Togioka B, et al. The role of perioperative chewing gum on gastric fluid volume and gastric pH: a meta-analysis. J Clin Anesth 2015; 27: 146-52.

米国麻酔科学会（American Society of Anesthesiologists Committee：ASA）[5]は，1999年に最初のガイドラインを発表，その後2011年にさらなるエビデンスを加えて更新した。ASAに続き各地でガイドラインが作成されたが，最近では2010年にAssociation of Anaesthetists of Great Britain（AAGBI）[6]，2011年にEuropean Society of Anaesthesiology（ESA）[7]，2014年にCanadian Anesthesiologists' Society（CAS）[8]が発表している。日本麻酔科学会[9]も2012年7月にガイドラインを公表した。また，小児の絶飲食のエビデンスに関してはCochraneレビュー[10]が2009年に更新された。

ガイドラインの基準はほぼ共通しており，清澄水（水，お茶，ミルクを入れないコーヒー・紅茶，果肉を含まないジュース）は2時間，母乳は4時間，人工乳は6時間，脂肪を含まない軽食・牛乳は6時間，肉・揚げ物・脂肪を含む食事は8時間である。Cochraneレビュー[10]では，清澄水を2時間以上制限することには何の利点もないことを確認している。日本麻酔科学会[9]は，固形物・牛乳に関して明確な時間を示していない。ASAガイドラインは[5]これらの基準を分娩中ではない妊婦にも適用するとしており，ESAガイドライン[7]は肥満，糖尿病，胃食道逆流がある患者および分娩中ではない妊婦にも適用するとしている。

ESAガイドライン[7]ではチューインガムおよび飴玉は直前まで容認しており，AAGBIガイドライン[6]ではチューインガムは清澄水と同様に扱うとしている。Ouanesら[11]はチューインガムが胃液の量およびpHに与える影響に関するメタアナリシスを行った。287症例を含む4研究を解析した結果，チューインガム（無糖および加糖）はわずかだが有意に胃液量を増加させること，pHは変化しないことが示された。Ouanesらは胃液の増加は有意であるがわずかであり，臨床上誤嚥のリスクを増大させるとはいえないため，チューインガムを理由に手術をキャンセルあるいは延期する必要はないと述べている。

④ 術前経口補水，炭水化物負荷

ERASプロトコルは，侵襲の大きな手術後においても迅速な回復を達成できるよう各種のケアをエビデンスに基づき統合的に導入し，安全性と回復促進効果を強化したプロトコルである。従来の長い絶飲食時間を見直すのみならず，術前経口補水・炭水化物負荷を行うことが

ERASプロトコルの重要な要素の一つとされている。術前補水としての炭水化物補水は誤嚥のリスクを高めることなく，空腹感や口渇感，手術侵襲に伴うインスリン抵抗性の亢進，異化作用などを低減できることが成人患者に関しては多数報告されている。最近では小児患者に関しても，その応用による利点や安全性に関しての研究が報告されるようになっている。

胃排出時間

Schmitzら[12]は清澄水の胃排出時間を調査した。対象は6-14歳の健康ボランティア16例，清澄水7 mL/kgを摂取させ30分，60分，90分，120分後にMRIでGFVを計測した。胃内容排出の半減期の中央値は23.6分であったが，個人差は大きかった（17.9-47.8分）。Schmidtら[13]は清澄水摂取後の胃液量・pHを調査した。ASA-PS I〜IIの1-16歳20例を2群に分け，清澄水5 mL/kgを摂取させた1時間後あるいは2時間後に胃管を挿入して胃液を吸引して量とpHを計測し比較した。1時間後群と2時間後群間に有意差は認めなかったとしている。

絶飲食時間と術後痛の関係

Klemettiら[14]は，口蓋扁桃摘出術あるいはアデノイド口蓋扁桃摘出術を受ける4-10歳の小児に，麻酔開始2時間前および4.5時間前に清澄水10 mL/kgを摂取させると術後痛が軽度で術後の空腹感・口渇感が少なかったと報告した。PONVの発生には有意差を認めなかった。Moghaddamら[15]は，アデノイド口蓋扁桃摘出術を受ける4-14歳の小児を対象に前向きランダム化比較試験を行った。10%デキストロース水を術前3-6時間に自由に摂取させた群では有意に術後痛が軽度で，かつ術後の経口摂取開始が早かった。悪心・嘔吐の発生に関しては有意差を認めなかった。

術前炭水化物補水（ERASの一項目）に関するCochraneレビュー[16]

ERASプロトコルに関しては多くの研究がなされ，その効果として術後合併症の減少，入院期間短縮などが報告されている。SmithらはERASプロトコルのなかでも炭水化物補水に関するメタアナリシスを行った。27研究1976例の成人症例について検討した結果，予定手術前の炭水化物補水はプラセボ群あるいは6時間以上の絶飲食群に対して入院期間が0.3日短縮されること（low-quality evidence），末梢のインスリン感受性亢進に関与すること（high-quality evidence）が示された。術後合併症リスクには影響を認めなかった（low-quality evidence）。すべての研究で誤嚥の発生は認めなかった。

▶12) Schmitz A, Kellenberger CJ, Liamlahi R, et al. Gastric emptying after overnight fasting and clear fluid intake: a prospective investigation using serial magnetic resonance imaging in healthy children. Br J Anaesth 2011; 107: 425-9.

▶13) Schmidt AR, Buehler P, Seglias L, et al. Gastric pH and residual volume after 1 and 2 h fasting time for clear fluids in children†. Br J Anaesth 2015; 114: 477-82.

▶14) Klemetti S, Kinnunen I, Suominen T, et al. The effect of preoperative fasting on postoperative thirst, hunger and oral intake in paediatric ambulatory tonsillectomy. J Clin Nurs 2010; 19: 341-50.

▶15) Moghaddam YJ, Seyedhejazi M, NaderPour M, et al. Is fasting duration important in post adenotonsillectomy feeding time? Anesth Pain Med 2014; 4: e10256.

▶16) Smith MD, McCall J, Plank L, et al. Preoperative carbohydrate treatment for enhancing recovery after elective surgery. Cochrane Database Syst Rev 2014;(8): CD009161.

術前炭水化物補水と胃排出時間

術前炭水化物補水によって成人と同様に小児でも，胃内容量が増加せず合併症を生じないのであれば，空腹感・口渇感，不安感の減少およびインスリン抵抗性の低減が期待できる。Songら[17]は1.1-11歳の79例に対して，8時間の絶食後に炭水化物含有飲料を3歳未満は15 mL/kg，3歳以上は10 mL/kg摂取させ，摂取前と摂取2時間後のGFVをUSで計測した。GFVは，摂取2時間後で有意に減少しており，合併症は認めなかったと報告している。

術前炭水化物負荷とインスリン抵抗性

Gaweckaら[18]は4-17歳，ASA-PS I～IIの20例を，炭水化物12.6%含有飲料を手術前夜および搬入2時間前に10 mL/kg摂取する群と，絶飲食群に分けて比較した。術後のインスリン抵抗性は，絶飲食群で有意に高かった。炭水化物補水による合併症は認めなかった。

5 術前絶飲食の現状と展望

わが国では冨田ら[19]が，2010-2011年に50施設に対して術前絶飲食に関するアンケート調査を行った。小児の絶食時間は平均10.8時間，絶飲時間4時間で，成人と比べASAガイドラインが推奨する時間を適用している施設が有意に多かったと報告している（ただしこの結果は絶飲食を指示した時間であり，実際の絶飲食の時間ではない）。絶飲食時間がガイドラインより長い理由として，変更による院内的混乱が懸念される，現行の時間で定着しているので変更する理由はない，手術開始時間の変更が多いため，という回答が多かった。しかし，この調査後2012年に日本麻酔科学会のガイドライン[9]が発表されており，状況はまた変化しているかもしれない。

Brunet-Woodら[20]は，カナダのアルバータの三次病院で平均6.3歳53例の絶飲食時間はおよそ11時間であったと報告した。Engelhardtら[21]は，イギリスのアバディーン小児病院で日帰り手術を受ける2-6歳1,350例の調査を行った。保護者には絶食6時間，絶飲2時間という指示書を渡してあったが，実際の絶食時間は約12時間，絶飲時間は約8時間で56%の症例が来院時に強い空腹感を訴えており，Engelhardtらは絶飲食時間短縮の戦略が必要であると述べている。Anderssonら[22]は2008から2013年にかけて10,015例の小児患者に搬入直前までの清澄水摂取を許可して，合併症発生について調査した。誤嚥は3例認めたものの手術は予定通り実施可能で，術後の呼吸管理も不要であった。誤嚥発生率は以前の報告1-10/10,000と同様であり，絶飲時間を短縮しても誤嚥リスクは増大しないと述べている。

17) Song IK, Kim HJ, Lee JH, et al. Ultrasound assessment of gastric volume in children after drinking carbohydrate-containing fluids. Br J Anaesth 2016; 116: 513-7.

18) Gawecka A, Mierzewska-Schmidt M. Tolerance of, and metabolic effects of, preoperative oral carbohydrate administration in children- a preliminary report. Anaesthesiol Intensive Ther 2014; 46: 61-4.

19) 冨田麻衣子，太田晴子，志馬伸朗，ほか．術前絶飲食時間に関する日本の現状の再調査．麻酔 2012；61：643-8．

20) Brunet-Wood K, Simons M, Evasiuk A, et al. Surgical fasting guidelines in children: Are we putting them into practice? J Pediatr Surg 2016; 51: 1298-302.

21) Engelhardt T, Wilson G, Horne L, et al. Are you hungry? Are you thirsty?--fasting times in elective outpatient pediatric patients. Paediatr Anaesth 2011; 21: 964-8.

22) Andersson H, Zarén B, Frykholm P. Low incidence of pulmonary aspiration in children allowed intake of clear fluids until called to the operating suite. Paediatr Anaesth 2015; 25: 770-7.

Arunら[23]はインドのVelloreで15歳未満50例の絶飲食時間を調査した。ミルクおよび固形物の絶食時間は11.25時間，絶飲時間は9.25時間で，絶飲食時間が長かった原因は病棟看護師の誤った指示74％，手術スケジュールの変更32％であった。Arunらはその状況を改善するため，絶飲食ガイドラインに関して病棟看護師の教育を行い，かつ手術スケジュールの変更に応じて清澄水摂取時間を電話指示で変更するようにシステムを変えた。そして6カ月後に50例の再調査を行ったところ，絶食時間9時間，絶飲時間4時間に短縮することができたと報告している。Dennhardtら[24]は，ドイツのハノーバー医科大学病院で36カ月未満の予定手術症例100例の絶飲食時間，血糖値，ケトン体濃度，酸塩基平衡を調査した。絶飲食指示は固形物6時間，母乳および人工乳4時間，清澄水（リンゴジュースあるいは砂糖入り紅茶）2時間という指示書を病棟看護師，保護者に渡すという方法で行っていた。平均絶飲食時間は7.8時間でガイドラインからの逸脱は3.3時間であった。ガイドラインより2時間以上延長（70％）するとケトン体濃度・浸透圧・アニオンギャップは有意に高値，base excessは有意に低値であった。その結果からDennhardtら[25]は，絶飲食時間を短縮するために①その重要性に関して病棟看護師および外科医を教育，②時間の許す限り積極的に経口摂取させることを両親，看護師に推奨，③清澄水摂取に関しては手術スケジュールの変更に応じて麻酔科医が電話で指示変更するよう奨励（手術室の壁にポスターも張った）という対策を講じた。その後36カ月未満50例の前向き調査を行い，平均絶飲食時間は6時間に短縮され，ガイドラインより2時間以上長い症例は8％に減少した。ケトン体濃度は有意に低下し，麻酔導入後の平均動脈圧は有意に高くなり，麻酔導入時の低血圧発生は0例であったとしている。これらの報告から，絶飲食時間の短縮のためには"積極的な摂取指示"が必要であること，手術スケジュールの変更に応じて指示も変更するという麻酔科医の細かい努力が有効であることが示唆された。

（住吉　理絵子）

▶23）Arun BG, Korula G. Preoperative fasting in children: An audit and its implications in a tertiary care hospital. J Anaesthesiol Clin Pharmacol 2013; 29: 88-91.

▶24）Dennhardt N, Beck C, Huber D, et al. Impact of preoperative fasting times on blood glucose concentration, ketone bodies and acid-base balance in children younger than 36 months: A prospective observational study. Eur J Anaesthesiol 2015; 32: 857-61.

▶25）Dennhardt N, Beck C, Huber D, et al. Optimized preoperative fasting times decrease ketone body concentration and stabilize mean arterial blood pressure during induction of anesthesia in children younger than 36 months: a prospective observational cohort study. Paediatr Anaesth 2016; 26: 838-43.

5 術前評価

1 術前の評価と検査

術前評価は，麻酔のリスクを想定し，最適な麻酔プランを立てるために行われ，病歴の聴取，診察，血液検査や心電図，画像などの検査が含まれる。病歴の聴取や診察は，麻酔や鎮静を行う前には必ず行うものとされる一方，特に海外においては，ルーチンに検査を行うことは不要であるとされてきた[1]。健康な小児に対する小手術に対しては，検査結果に異常を来すことはまれであり，また異常があっても手術延期や麻酔法の変更に必ずしもつながらないことが多い。Mallickら[2]は小手術を受ける小児342人に対する術前検査で，異常値は9.2％に見られたが，これがもとで中止になった症例はないこと，術後合併症は3例に見られたが，術前検査で予想できたものはないことを示し，術前検査の意義は非常に限定的であるとしている。Almesbahら[3]は，脳外科手術を受ける小児355人，3,489検体に対して，false positive 1例を含む29例（9％）に検査値異常が見られたが，全例で手術を行い経過に問題なかったとしている。von Ungern-Sternbergら[4]は，16歳までの小児100人に対して好酸球やIgEなどのアレルギー関連の血液検査が周術期の呼吸器関連の有害事象と関連するかどうかを調べ，これらの検査値は呼吸器有害事象を予測できず，病歴聴取の方が有用であることを示した。

2014年にイタリア小児麻酔学会から出されたガイドライン[5]でも同様に，ルーチンの術前検査はやめるべきで，病歴と診察に基づく選択的な検査とするべきであること，血液検査・心電図・胸部X線は，病歴・診察に問題ない児の小手術に対しては不要であることが記載されている。例えば小児の貧血は，1歳未満では生理的貧血がしばしばみられるが，それ以上ではまれであり，貧血があっても手術を行うという決定に影響することは少ない。こうしたことから，ヘモグロビン，ヘマトクリットは小手術では省略することができ，出血がある手術に限定すべきであるとしている。血糖値や電解質検査も消化管機能障害，腎機能障害，利尿薬内服中などの患者に限定すべきであり，ルーチンの検査としては行わない。凝固系検査についても，耳鼻科手術や中枢ブロックの前であっても不要であるとしている。APTTは，「なぜこの患者は出血しているのか」には有用であるが，「この患者は出血するか？」に答えることは困難であり，術前検査としての意義は小さい。さらに新生児では凝固因子の産生が未熟であり，APTTの評価が困難である。このため問診や病歴による凝固異常の発見が重要であり，そのための質問項目も紹介されている。

▶ 1) Committee on Standards and Practice Parameters, Apfelbaum JL, Connis RT, et al. Practice advisory for preanesthesia evaluation: an updated report by the American Society of Anesthesiologists Task Force on Preanesthesia Evaluation. Anesthesiology 2012; 116: 522-38.

▶ 2) Mallick MS. Is routine pre-operative blood testing in children necessary? Saudi Med J 2006; 27: 1831-4.

▶ 3) Almesbah F, Mandiwanza T, Kaliaperumal C, et al. Routine preoperative blood testing in pediatric neurosurgery. J Neurosurg Pediatr 2013; 12: 615-21.

▶ 4) von Ungern-Sternberg BS, Ramgolam A, Hall GL, et al. Peri-operative adverse respiratory events in children. Anaesthesia 2015; 70: 440-4.

▶ 5) Serafini G, Ingelmo PM, Astuto M, et al; Italian Society of Pediatric and Neonatal Anesthesia and Intensive Care (SARNePI). Preoperative evaluation in infants and children: recommendations of the Italian Society of Pediatric and Neonatal Anesthesia and Intensive Care (SARNePI). Minerva Anestesiol 2014; 80: 461-9.

血液検査の間隔については，前回検査してから6カ月以内の血液検査は，臨床的状況が変化して再度検査を行う必要性がある場合にのみ行うべきであると述べている。一方，QT延長症候群とそれに伴う突然死の予防，先天性心疾患の発見のためにも生後6カ月未満の新生児・乳児には心電図検査が推奨されることや，すべての妊娠できる年齢の女性には妊娠検査が推奨されるとの記載がある。

わが国では現在，さまざまな理由でルーチンに検査が行われていることが多いと思われるが，医療費の節約や患者負担なども考慮し，患児にメリットの少ない検査は今後見直していくことを検討すべきであろう。

2 上気道感染

小児はかぜなどの上気道感染症（upper respiratory infection：URI）にかかる頻度が高く，術前評価の際に問題になることが多い。URIでは気道過敏性が亢進しており，喉頭痙攣，気管支痙攣，低酸素血症などの周術期合併症が増加する。気道過敏性はかぜなどに罹患後6-8週間は続くとされているが，手術までどの程度の期間を空ければよいか，どの程度の症状であれば手術を中止すべきか，などの問題に結論は出ていない。近年，von Ungern-Sternbergら[6]は，手術患者の術前情報9,297件の解析から，URIにともなう周術期の呼吸系有害事象が有意に増加するのは，症状が現在あるとき，および2週間以内にURIがあった時であり，2-4週間では増加しないとした。Leeら[7]はURIの症状，発症時期，肺疾患，気道デバイス，手術の種類の5つの項目を評価し点数をつけることで，周術期リスクを評価することを試みている。彼らは発症時期として，2週間以内はもっともリスクが高く，2-4週，4週以降がそれに続くとしている。有害事象の発症頻度としては，URIから2週間以内，あるいは運動時喘鳴などの呼吸器症状がある場合の周術期の呼吸系有害事象の頻度は31%[6]，手術の時点でURI症状を伴っている場合は28%[8]などの報告がある。これらの報告をもとにすると，術前評価では手術前2週間以内のURIの有無を確認することが重要である。この間にURIがある場合の麻酔は呼吸器系有害事象を伴うリスクが高く，可能であれば2週間以上経過するまで延期し，もし手術を行う場合はこうした有害事象を想定した十分な準備や対応が必要といえるだろう。

3 睡眠時無呼吸症候群[9,10]

閉塞性睡眠時無呼吸（obstructive sleep apnea：OSA）のある患者は，周術期の気道閉塞や無呼吸のリスクが高い。術前にOSAのある

▶6) von Ungern-Sternberg BS, Boda K, Chambers NA, et al. Risk assessment for respiratory complications in paediatric anaesthesia: a prospective cohort study. Lancet 2010; 376: 773-83.
▶7) Lee BJ, August DA. COLDS: A heuristic preanesthetic risk score for children with upper respiratory tract infection. Paediatr Anaesth 2014; 24: 349-50.

▶8) Kim SY, Kim JM, Lee JH, et al. Perioperative respiratory adverse events in children with active upper respiratory tract infection who received general anesthesia through an orotracheal tube and inhalation agents. Korean J Anesthesiol 2013; 65: 136-41.

9) Coté CJ. Anesthesiological considerations for children with obstructive sleep apnea. Curr Opin Anaesthesiol 2015; 28: 327-32.
10) American Society of Anesthesiologists Task Force on Perioperative Management of patients with obstructive sleep apnea. Practice guidelines for the perioperative management of patients with obstructive sleep apnea: an updated report by the American Society of Anesthesiologists Task Force on Perioperative Management of patients with obstructive sleep apnea. Anesthesiology 2014; 120: 268-86.
11) Ishman SL, Tawfik KO, Smith DF, et al. Screening for pediatric obstructive sleep apnea before ambulatory surgery. J Clin Sleep Med 2015; 11: 751-5.
12) Patino M, Sadhasivam S, Mahmoud M. Obstructive sleep apnoea in children: perioperative considerations. Br J Anaesth 2013; 111: i83-i95.
13) Nixon GM, Kermack AS, Davis GM, et al. Planning adenotonsillectomy in children with obstructive sleep apnea: the role of overnight oximetry. Pediatrics 2004; 113: e19-25.
14) Coté CJ, Posner, KL, Domino KB. Death or neurologic injury after tonsillectomy in children with a focus on obstructive sleep apnea: Houston, we have a problem! Anesth Analg 2014; 118: 1276-83.
15) Wu J, Li P, Wu X, et al. Chronic intermittent hypoxia decreases pain sensitivity and increases the expression of HIF1α and opioid receptors in experimental rats. Sleep Breath 2015; 19: 561-8.
16) Brown KA, Laferrière A, Lakheeram I, et al. Recurrent hypoxemia in children is associated with increased analgesic sensitivity to opiates. Anesthesiology 2006; 105: 665-9.

患者を認識しておくことが麻酔計画を立てるうえで重要である。いびきがもっとも多い徴候であり[11]，いびきがなければOSAはおそらく否定的である[12]。OSAの重症度を見るためには，ポリソムノグラフィ（polysomnography：PSG）が正式な検査であるが，より簡便な夜間SpO_2検査や，それに気流の検知を組み合わせたアプノモニターが用いられている。SpO_2最低値による分類はMcGill oximetry scoreと呼ばれ，SpO_2<90%とはならない場合がリスクなし，SpO_2最低値<80%は最高リスクとされる[13]。無呼吸低呼吸指数（apnea hypopnea index：AHI；睡眠時の1時間当たりの無呼吸と低呼吸の回数）は0が正常，>10は重症OSAとされる[10]。これらが重症であるほど扁桃摘出術後の低酸素イベントが多い。

Cotéら[14]は，扁桃摘出術が日帰り手術で多く行われている米国で，1990～2010年の間に術後に死亡もしくはそれに近い状態に陥った報告が111例あり，その半数以上がOSAを合併していたと報告した。有害事象の原因として，OSAを合併しない場合は出血によるものが多くを占めたが，OSAを合併する場合は無呼吸によるものが最多（46%）であった。原因に関与する因子として肥満，術後のオピオイド投与およびコデインの代謝異常を指摘している。OSAに伴う慢性的な低酸素によってオピオイド受容体がアップレギュレーションされ，オピオイド感受性が亢進する[15,16]。術後の鎮痛薬としてコデインが使用されることがあるが，コデインを体内で急速にモルヒネに分解するという代謝異常症（ultra-rapid metabolizer, 黒人では3.4-29%，アジア人は1.2-2%）が存在し，この場合モルヒネの過量投与と同じ病態となる[9]。こうしたことから，OSAがある場合はオピオイドを減量する，コデインおよびコデインを含む製剤は使用しない，オピオイド以外の薬物や方法をもって鎮痛を行うといった対応を取る必要がある。

4 予防接種

小児の術前評価には，予防接種歴が含まれる。一般に，ワクチンで予防できる疾患に罹患しないために必要な予防接種は推奨されるべきであり，さらに手術・入院に当たっては，院内感染対策の面からも予防接種を受けているかどうかを確認する。病院には免疫力に乏しい患者が多く入院していることから，外からの感染症の持ち込みは厳に制限されるべきである。空気感染の可能性のある水痘や麻疹は，入院後に発症するようなことがあると他の患者への追加予防接種や入院制限が必要になるなど，対応に難渋する。このため，予定手術患者の予防接種はできるだけ受けてもらうほうがよい。

近年になって多くのワクチンが認可された。2010年以降でも，小児用肺炎球菌ワクチン，不活化ポリオワクチン，ロタウイルスワクチンが新たに使用できるようになり，また2014年には水痘ワクチンが定期

接種となり，2016年にはB型肝炎ウイルスワクチンが定期接種となる予定である。こうしたことから，小児の予防接種スケジュールはきわめて過密となり，手術スケジュールとの調整をどのように行うかがしばしば問題となっている。

予防接種に用いられるワクチンは生体にとって異物であり，それに対して生体は免疫機構を動員し，抗体を産生する。また同時に，発熱や接種部位の腫脹，疼痛などの副反応が見られる。こうしたことから，予防接種と手術はお互いに一定の間隔をあけるべきであるとの認識がなされてきた。しかしこの領域のエビデンスはかなり限定されたものであり，予防接種と麻酔の関係を直接調べたものではない。Shortら[17]は，英国，アイルランド，ニュージーランド，オーストラリアの小児麻酔学会会員を対象にアンケートを行い，予防接種後に麻酔を行う時期についてのコンセンサスはないこと，多くは生ワクチン接種後1週間以内に手術を行っていることを回答した。またSiebertら[18]はそのレビューの中で，予防接種後の生体反応に対する麻酔や免疫の影響を直接調べたものは1つもなかったとしており，予定手術を受ける健康な児に対する予防接種の禁忌はないとしている。

こうしたことから，特に実際臨床で問題となる「予防接種を受けてからどのぐらい間隔をあけて手術を受ければよいか」「手術後どのぐらい間隔を空ければ予防接種を受けてもよいか」に答えることは困難である。エビデンスはないが実際によく問題になる事項であること，手術侵襲や全身状態の回復の度合いは個々の手術患者で異なるがそれを測る指標も存在しないこと，予防接種あるいは手術によって予期しない有害事象が発生した場合，それが予防接種によるものなのか手術によるものなのかが鑑別困難となることなどの理由により，慣習的に施設ごとに予防接種と手術の間に空白の期間を設けていることが多い。Siebertら[18]は，予防接種後から全身麻酔までの期間は，副反応を生じうる期間だけとする，すなわち生ワクチン接種後は3週間（21日間），不活化ワクチン接種後は2日間以後に全身麻酔を行うことが望ましいと述べており，著者らの施設でもこれに従っている。

この領域でのエビデンスの構築は容易ではないと思われるが，今後の研究によって一定のガイドラインが策定され，現場の混乱や患児の不利益が回避されることを期待したい。

（香川　哲郎）

[17] Short JA, van der Walt JH, Zoanetti DC. Immunization and anesthesia-an international survey. Paediatr Anaesth 2006; 16: 514-22.

[18] Siebert JN, Posfay-Barbe KM, Habre W, et al. Influence of anesthesia on immune responses and its effect on vaccination in children: review of evidence. Paediatr Anaesth 2007; 17: 410-20.

2 麻酔導入・術中管理

1 麻酔導入

小児における麻酔導入方法の吸入麻酔薬による導入（緩徐導入），静脈導入（急速導入），迅速導入（rapid sequence induction：RSI）についてエビデンスをもとに概説する。

1 吸入麻酔薬による導入（緩徐導入）

麻酔導入前の小児患者に静脈路確保は患者自身にとっても，医療側にとってもストレスの高い手技である。吸入麻酔による導入は静脈路確保を麻酔導入してから行う小児で一般的な方法である。また年長児でも針や点滴に恐怖感の強い患者では好ましい方法である。吸入麻酔薬による導入では自発呼吸を温存しながら，麻酔深度を徐々に深くして，気道確保を行うので，小児の気管挿管困難の患者の導入や，気道異物摘出の麻酔でも応用される導入方法である。

マスクを患者顔のやや離れたところから酸素と亜酸化窒素を1：2で流し，徐々にマスクを顔に近づけフィットさせる。亜酸化窒素開始後1-2分でセボフルランを開始し，ひと呼吸ごとに濃度を上昇させて，最大8％とする。セボフルラン吸入が始まると下咽頭の筋緊張が低下し，舌根部や気道閉塞が起こる。また，肋間の筋力は低下し，横隔膜の収縮は比較的保たれるため，奇異性胸郭運動（シーソー呼吸）となる。そのため，この状態となったら気道にCPAPで陽圧をかけて，気道を開存させる。また，自発に合わせて補助呼吸を行いながら麻酔深度を深くする。呼気の濃度が上昇していても，静脈路確保などの痛覚刺激で体動や筋緊張がみられることがあるため，ある程度麻酔が深くなってから，吸入濃度を3-5％程度に落とす。浅麻酔のときに気道分泌物や，外からの刺激により喉頭痙攣が誘発されることがあるため，慎重に麻酔深度を深くする。導入時の浅麻酔時には口腔内分泌物や外からの刺激で喉頭痙攣を誘発するため慎重に行う。

小児患者にセボフルランで吸入導入してから体動や，咳嗽，喉頭痙攣などなく安全に静脈ルート確保ができる時間はセボフルラン単独で導入した場合 Joshi ら[1]は3.5分，ミダゾラムの前投薬を行い亜酸化窒素併用の導入で，Kilicaslan ら[2]は2分と報告している。

年長児では好きなアニメのビデオを見ながら，あるいはポータブル

▶1) Joshi A, Lee S, Pawar D. An optimum time for intravenous cannulation after induction with sevoflurane in children. Paediatr Anaesth 2012; 22: 445-8.
▶2) Kilicaslan A, Gök F, Erol A, et al. Determination of optimum time for intravenous cannulation after induction with sevoflurane and nitrous oxide in children premedicated with midazolam. Paediatr Anaesth 2014; 24: 620-4.

3) Patel A, Schieble T, Davidson M, et al. Distraction with a hand-held video game reduces pediatric preoperative anxiety. Paediatr Anaesth 2006; 16: 1019-27.

4) Fernandez M, Lejus C, Rivault O, et al. Single-breath vital capacity rapid inhalation induction with sevoflurane: feasibility in children. Pediatr Anaesth 2005; 15: 307-13.

5) Zwass MS, Fisher DM, Welborn LG, et al. Induction and maintenance characteristics of anesthesia with desflurane and nitrous oxide in infants and children. Anesthesiology 1992; 76: 373-8.

ゲームをしながら，気をまぎらわせる手法（distraction）で吸入麻酔による導入を行うという方法も試みられ，効果的である[3]。

Single breath induction

Single breath inductionは年長児で指示に協力ができる患者で，短時間に急速に入眠させることができる方法である。覚醒時の静脈路確保が困難あるいは留置針をいやがる年長の患者を急速に入眠することができるという利点がある。具体的な方法は，準備として麻酔回路からリザーバーバッグ全体を酸素，70％亜酸化窒素ガス（亜酸化窒素をいれずに純酸素でも可能），8％セボフルランで満たしておく。患者に口のみで深呼吸の練習をしてもらい，一旦呼気で十分にはかせてから，マスクを顔に密着し，深吸気を口のみでしてもらい，吸気位で呼吸を一旦とめて，しばらくしてから通常に呼吸をしてもらうと一気に意識を失い，吸入導入が急速に可能である。7％セボフルランと酸素でsingle breath inductionを行った研究では，9歳以上の小児患者で有害事象なく，血行動態も安定して導入が可能であった[4]。

亜酸化窒素

亜酸化窒素は血液ガス分配係数が0.47と低いため作用発現時間が早く，無色，無臭のため麻酔導入時にハロゲン化吸入麻酔薬（セボフルラン）と併用される。酸素と一緒にキャリアーガスとして使用し，二次ガス効果により揮発性麻酔薬の取り込みを促進するため導入時間を短縮できる。しかし，単独では鎮痛作用が弱いため，麻酔維持には麻薬や他の麻酔薬と併用して使用される。欠点として亜酸化窒素は体内の閉鎖腔にはいりこみ容積の拡大，内圧の上昇原因となるため，気胸，先天性嚢胞性疾患，腹腔鏡手術，イレウス患者では導入時も使用しない。

デスフルランによる吸入導入

デスフルランは血液ガス分配係数が0.42とハロゲン化吸入麻酔薬の中で最も低いため，入眠までの時間と覚醒が早いという特徴がある。しかし，デスフルランは刺激の強いエーテル臭があり，導入時に喉頭痙攣，咳嗽，分泌物増多，低酸素血症を高率に引き起こすため[5]，導入には用いられず，気管挿管後の麻酔維持に使用されている。

② 静脈導入（急速導入）

静脈路が確保されている患者，あるいはマスクを嫌がる患者で行う

導入方法である．筋疾患，悪性高熱の既往や疑いのある患者で吸入麻酔薬の使用を避けたい患者で行う導入方法である[6]．静脈路確保の約30分前に，エムラクリームを留置部位に塗布し，穿刺痛を軽減する方法がある．エムラクリーム単独では針に対する恐怖感はなくならないため，好きなビデオや本を見せたり，患者と対話を上手に行い気を紛らわせながら穿刺するとより効果的である[7]．導入前にマスクで酸素を十分に投与してから導入を行う．導入時の入眠薬としてチオペンタール（チアミラール），プロポフォール，ケタミン，ミダゾラムが用いられ，麻薬や筋弛緩薬を併用して，気道確保が行われる．

チオペンタール（チアミラール）

チオペンタール，チアミラールはバルビツール酸系薬物で，ヒスタミン遊離による皮膚の紅潮，気管支平滑筋収縮による喘息の誘発に注意が必要である．喘息の既往，ポルフィン症，バルビツール酸アレルギーのある患者には使用できない．小児の投与量は5-6 mg/kgで新生児では3-4 mg/kgである．直接の心筋抑制作用と血管拡張により血圧低下を起こすので，脱水患者や心機能の不安定な患者の導入には注意が必要である．2.5％の濃度でpH 10.5の強アルカリのため，血管外への漏れあるいは誤って動脈内注入すると壊疽など重篤な組織障害を起こす．

プロポフォール

プロポフォールはフェノール骨格をもつ脂溶性薬物であり，水には溶解しない．プロポフォールの製剤には1％注射液と2％注射液があり，10％濃度の脂肪乳剤を溶媒としている．

成分として大豆油，卵黄レシチン，グリセリンなどを含む．プロポフォールは催眠薬で鎮痛作用はほとんどない．プロポフォールは，肝臓においてグルクロン酸抱合，または硫酸抱合によって速やかに代謝され，腎臓から排泄される．プロポフォールの代謝産物には活性がなく，血中から組織へ2-8分の分布半減期で急速に分布する．代謝と再分布によるβ相の半減期が25-60分ときわめて短く，長時間持続投与後も，血中濃度が速やかに低下し，鎮静作用が遷延しないことはプロポフォールのもっとも重要な特徴である．肝不全，腎不全の小児でも安全な投与が可能である．1歳から12歳までの小児では成人に比較して中心分布容積が大きいため，麻酔導入・維持に必要な体重あたりのプロポフォールの投与量が成人よりも多い．小児の導入量は2-4 mg/kgのボーラス投与で就眠が得られる．プロポフォールの導入の利点は気道の有害反射を抑制するため，喉頭痙攣[8]，気管支痙攣[9]の頻度が少なく，また制吐作用があり，術後の悪心嘔吐の頻度が少ない[10,11]．

プロポフォールの欠点の一つに血管痛がある．ボーラス投与によ

[6] Hayes J, Veyckemans F, Bissonnette B. Duchenne muscular dystrophy: an old anesthesia problem revisited. Paediatr Anaesth 2008; 18: 100-6.

[7] Yamamoto-Hanada K, Futamura M, Kitazawa H, et al. Relieving pain and distress during venipuncture: Pilot study of the Japan Environment and Children's Study（JECS）. Pediatr Int 2015; 57: 1044-7.

[8] Oberer C, von Ungern-Sternberg BS, Frei FJ, et al. Respiratory reflex responses of the larynx differ between sevoflurane and propofol in pediatric patients. Anesthesiology 2005; 103: 1142-8.

[9] Wu RSC, Wu KC, Sum DCW, et al. Comparative effects of thiopentaone and propofol on respiratory resistance after tracheal intubation. Br J Anaesth 1996; 77: 735-8.

[10] Martin TM, Nicolson SC, Bargas MS. Propofol anesthesia reduces emesis and airway obstruction in pediatric outpatients. Anesth Analg 1993; 76: 144-8.

[11] Standl T, Wilhelm S, von Knobelsdorff G, et al. Propofol reduces emesis after sufentanil supplemented anaesthesia in paediatric squint surgery. Acta Anaesthesiol Scand 1996; 40: 729-33.

12) Nyman Y, von Hofsten K, Georgiadi A, et al. Propofol injection pain in children: a prospective randomized double-blind trial of a new propofol formulation versus propofol with added lidocaine. Br J Anaesth 2005; 95: 222-5.
13) Soltész S, Silomon M, Gräf G, et al. Effect of a 0.5% dilution of propofol on pain on injection during induction of anesthesia in children. Anesthesiology 2007; 106: 80-4.
14) Bilotta F, Ferri F, Soriano SG, et al. Lidocaine pretreatment for the prevention of propofol-induced transient motor disturbances in children during anesthesia induction: a randomized controlled trial in children undergoing invasive hematologic procedures. Paediatr Anaesth 2006; 16: 1232-7.
15) Rochette A, Hocquet AF, Dadure C, et al. Avoiding propofol injection pain in children: a prospective, randomized, double-blinded, placebo-controlled study. Br J Anaesth 2008; 101: 390-4.

り，約85％の小児が血管痛を訴えるが，プロポフォール製剤中の長鎖と中鎖とのトリグリセリドの混合した製剤では血管痛を33.3％まで減らすことができる[12]。血管痛への対策として，なるべく太い血管に静脈確保して投与を行う，倍希釈して投与する[13]，0.5-1.0 mg/kgのリドカインをプロポフォール投与直前に投与する[14]，プロポフォール10 mLに対して1％リドカイン1 mL混注する[15]などの方法がある。

　プロポフォールの血圧低下作用は強い。特に循環血液量が減少した症例や，交感神経緊張によって循環を維持している症例では，ボーラス投与を行うと高度の血圧低下を起こすため，慎重な投与が必要である。血圧低下作用は直接的な血管拡張作用と心収縮力抑制の両方が関与している。プロポフォールは交感神経抑制作用を示し，血管拡張に加え，心拍数を減少させ，刺激伝導系も抑制する。

ケタミン

　ケタミンはNMDA受容体に対して非競合的拮抗作用により，視床・新皮質を機能的ならびに電気生理学的に抑制する一方，辺縁系を活性化する薬理学的特徴を持つ解離性麻酔薬である。麻酔から覚醒する際に浮遊感覚，悪夢，幻覚，せん妄状態などが出現する。鎮痛作用は麻酔作用より少ない投与量で発現する皮膚，筋肉，骨などの体性神経系の痛みに対し強い鎮痛作用がある。循環に対しては，血圧が上昇することがあるため，血圧が低く循環血液量が少ない患者の導入に用いられる。呼吸に対しては，急速に高用量を静注すると呼吸抑制や停止することがある。また，筋緊張亢進のため，呼吸が不規則になることがある。脳血流は著明に増加し，頭蓋内圧上昇作用を有する。痙攣発作の既往のある患者では禁忌となっている。投与量は1-2 mg/kgで30-60秒で意識消失し，10-20分麻酔状態が持続する。静脈路の確保困難な場合，筋注することが可能である（筋注製剤がある）。4-6 mg/kgの筋注で3-4分で麻酔状態が得られる。

ミダゾラム

　ミダゾラムは，中枢神経系における抑制系神経伝達物質であるGABAの受容体を賦活することにより鎮静効果と抗痙攣作用を発揮する。麻酔導入に使用される量は0.15 mg/kgを緩徐に静注し，必要に応じて初回量の半量〜同量を患者の状態をみながら追加投与する。プロポフォール，ラボナールに比較して血圧低下が少ないため，循環血液量が減少している患者，心機能の悪い患者の導入に用いられる。

3 迅速導入（RSI）

　RSI はフルストマックや胃食道逆流のある患者の導入時の誤嚥を予防する導入方法で，crash induction とも呼ばれている。オリジナルの方法[16]は3分以上マスクで酸素化を行い，胃内容物の吸引の後，静脈麻酔薬と筋弛緩薬を同時に投与し，マスク換気を行わずに気管挿管を行う。逆流を防ぐために，介助者が輪状軟骨部を拇指，第二指と第三指で前方から圧迫して食道を閉塞する（Sellick 法）。圧迫の程度は入眠する前には10 Newton（1 kgの圧力），入眠後30 Newton（3 kgの圧力）で圧迫する必要がある[17]。しかしこれらのデータは成人のデータで小児に関するデータはない。Walker ら[18]は全身麻酔下の小児で輪状軟骨圧迫による声門下の気道を硬性鏡で観察したところ，成人と同じ30 Newton では輪状軟骨圧迫すると50％以上気道が狭くなり，1歳以下の小児では5Newton 以下で変形狭くなることを示した。一方で輪状軟骨圧迫による Sellick 法は挿管時の喉頭展開像を悪化させるといわれている[19]。また，輪状軟骨部の外傷，頸椎損傷，頻回嘔吐，鋭利な喉頭異物は圧迫が禁忌である[20]。

　小児患者，特に乳児や幼児において，導入前のマスクによる酸素投与が不十分になりやすく，さらに機能的残気量が少ない，酸素消費量が多いという複合的理由により，マスク換気をしない RSI の原法では，酸素化が保てずに，低酸素血症，徐脈，低血圧の合併症を起こすことがある。そのため，小児患者では導入時に挿管までの間，換気せずに無呼吸とするのではなく，マスク換気を低圧で行う，Modified RSI といわれている迅速導入の変法が推奨されている。この小児における輪状軟骨圧迫手技は，マスク換気の圧が 40 cmH$_2$O で加圧しても胃内にガスを送り込むのを防ぐのに有効である[21]。

　RSI の原法ではスキサメトニウムが使用されているが，わが国においては非脱分極型筋弛緩薬のロクロニウム[22,23]およびその拮抗薬のスガマデクスの登場で，脱分極型筋弛緩薬のスキサメトニウムは小児麻酔の臨床の場において姿を消しつつある。スキサメトニウムは徐脈，悪性高熱のトリガー薬，術後筋肉痛，ミオグロビン尿による腎機能への影響，高カリウム血症やそれに伴う心停止，頭蓋内圧亢進，眼圧上昇などの重篤な副作用のためロクロニウム・スガマデクスに勝る利点がない[24]。またスキサメトニウムは胃内圧を上昇させるため，フルストマック患者の逆流を防止するのに不利である。

　Neuhaus ら[25]は1,001人のイレウスなど誤嚥のリスクのある小児患者で controlled rapid sequence induction and intubation（CRSII）法を施行し，導入時の重篤な低酸素血症（SpO$_2$＜80％）の頻度が0.3％と低く，低血圧や徐脈は認められず，1人（0.1％）で逆流を認めたが，誤嚥性肺炎とはならず安全であると報告している。Neuhaus らの CRSII 法とは，輪状軟骨圧迫は行わず，気道内圧が 12 cmH$_2$O の低圧

[16] Wylie WD. The use of muscle relaxants at the induction of anaesthesia of patients with a full stomach. Br J Anaeth 1963; 35: 168-73.

[17] Vanner RG, Asai T. Safe use of cricoid pressure. Anaesthesia 1999; 54; 1-3.
[18] Walker RW, Ravi R, Haylett K. Effect of cricoid force on airway calibre in children: a bronchoscopic assessment. Br J Anaeth 2010; 104: 71-4.

[19] Brock-Utne. Is cricoid pressure necessary? Paediatric Anaeth 2002; 12: 1-4.
[20] Landsman I. Cricoid pressure: indications and complications. Paediatr Anaesth 2004; 14: 43-7.

[21] Moynihan RJ, Brock-Utne JG, Archer JH, et al. The effect of cricoid pressure on preventing gastric insufflation in infants and children. Anesthesiology 1993; 78: 652-6.
[22] Mazurek, AJ, Rae B, Hann S, et al. Rocuronium versus succinylcholine: Are they equally effective during rapid-sequence induction of anesthesia? Anesth Analog 1998; 87: 1259-62.
[23] Cheng CAY, Aun CST, Gin T. Comparison of rocuronium and suxamethonium for rapid tracheal intubation in children. Pediatr Anesth 2002; 12: 140-5.
[24] Rawicz M, Brandom BW, Wolf A. The place of suxamethonium in pediatric anesthesia. Paediatr Anaesth 2009; 9: 561-70.

[25] Neuhaus D, Schmitz A, Gerber A, et al. Controlled rapid sequence induction and intubation-an analysis of 1001children. Paediatr Anaeth 2013; 23: 734-40.

で，セボフルラン濃度2%でマスク換気を行い，非脱分極型筋弛緩薬を投与し，筋弛緩モニターの単刺激で収縮がみられなくなったところで気管挿管している。

Sunら[26]はmodified RSI群とセボフルラン吸入，少量のプロポフォール，フェンタニル静注，局所麻酔を喉頭に噴霧し，自発呼吸を残し，気管挿管する群とをイレウスやフルストマックの逆流リスクの高い小児患者を対象にランダム化比較試験を行い，導入にともなう低酸素血症の頻度を比較したが，どちらも優位性が認められず，誤嚥は両群ともにみられなかったと報告している。

現時点で成人を含めて輪状軟骨圧迫の有用性および安全性を示すエビデンスは十分でなく，Cochraneのシステマティックレビューでは輪状軟骨圧迫は不要かもしれないとしている[27]。

肥厚性幽門狭窄症の導入

Cook-Satherら[28]のフィラデルフィア小児病院における後方視的な検討において，肥厚性幽門狭窄における導入をAwake（意識下挿管）とRSIおよびmodified RSI（気管挿管まで輪状軟骨圧迫しながらマスク換気を行う方法）を比べた結果，意識下挿管は最初の喉頭展開での成功率が63%と低く，挿管に要する時間が長いなどの欠点があり意識下挿管はすべきでないと結論づけている。Scrimgeourら[29]は肥厚性幽門狭窄症の252人の患者を導入前に経鼻胃管で胃内を吸引し，セボフルランで吸入導入をしたが，誤嚥は1例も認めなかったと報告している。

橘ら[30]が全国の小児病院を対象に行ったアンケート調査結果では，17施設から回答があり，乳児の肥厚性幽門狭窄症でフルストマック患者の導入時に気管挿管まで低圧でマスク換気する施設が53%，輪状軟骨圧迫を行っている施設はわずかに24%であった。意識下挿管で導入を行っている施設はまったくなかった。

小児の誤嚥のリスクの高いフルストマックおよび胃食道逆流のある患者の導入方法として乳幼児では特に輪状軟骨圧迫を適切に行うのは困難であり，強く圧迫しすぎると，声門下の変形狭窄化を招き，喉頭展開を困難にするなどさまざまな不利な点を考慮すると，Neuhausらの輪状軟骨圧迫を行わず，気管挿管まで低圧でマスク換気を行い，筋弛緩の効果および麻酔深度が十分になったところで気管挿管を行うcontrolled RSIIが安全かもしれないが，今後のエビデンスの蓄積が必要と思われる。

（鈴木　康之）

2 気道管理

1 小児の困難気道

　日本麻酔科学会麻酔関連偶発症例調査での心停止発生原因として，導入時気道管理不適切は薬物投与関連についで多い。また，気道管理不適切例は，死亡率と神経後遺症や植物状態の発症が多く，予後が悪いことが報告されている。さらに，米国麻酔科学会（ASA）Closed Claims Analysis の解析に関する報告でも，呼吸原性とされる死亡および重度脳障害は，気道管理を専門とする麻酔科医の対応が一定の医療水準に達していないと判断された例が多い。

　小児は成人に比して低酸素耐容能が低いため，困難気道対応時は迅速な対応が必要である。特に換気不能から心停止に至るまでの時間も成人に比して短いと考えられる。小児における心肺停止の原因は呼吸原性が多く，蘇生中の迅速かつ確実な気道確保は非常に重要である。また，小児特有の問題としての先天性解剖異常，声門下狭窄，喘息発作や窒息の対応も同時に考慮する必要性がある。

　近年，小児領域に対応できるさまざまな困難気道管理器具が開発され，報告も散見される。本項では「小児領域での間接声門視認型喉頭鏡」，「小児換気困難と新規声門上器具（supraglottic device：SGD）（挿管用声門上器具を含む）」，「気管チューブ～カフ形状の研究を中心に～」について紹介する。

2 小児領域における間接声門視認型喉頭鏡の有用性

　エアウェイスコープ®（Airway Scope：AWS），エアトラック®（Airtraq：ATQ），グライドスコープ®（Glidescope：GLD）などの間接声門視認型喉頭鏡は成人における困難気道もしくは緊急時の気道管理器具として有効性はさまざまな症例報告だけでなくランダム化臨床試験などで報告されている。しかし，小児領域における間接声門視認型喉頭鏡の歴史は浅く，症例報告が散見されるのみであり，マネキンなどのシミュレーションを用いて胸骨圧迫継続中の気道管理を検討した研究が多い。乳児や小児を模したシミュレーションによる研究から，胸骨圧迫中のAWSやATQを用いた気管挿管は，従来型喉頭鏡に比して，有意に成功率が高く，気管挿管に要する時間も短縮されたと報告されている[1]。AWSは，気管チューブがブレードに固定されており，声門，気管チューブおよびターゲットマークの3つが胸骨圧迫による患者の動きに同期し，気管チューブと声門の相対的な位置は変

▶ 1) Rodriguez-Nunez A, Oulego-Erroz I, Perez-Gay L, et al. Comparison of the GlideScope Videolaryngoscope to the standard Macintosh for intubation by pediatric residents in simulated child airway scenarios. Pediatr Emerg Care 2010; 26: 726-9.

化しない。ゆえに，間接声門視認型喉頭鏡の画面を指標とし気管挿管が迅速かつ確実に行えると考えられる。

さらに外傷性心肺停止の状況では，頸椎損傷が否定されるまでは頸椎不動化が必要である。従来型喉頭鏡による喉頭展開はしばしば頸椎への大きな負荷となる。一方，間接声門視認型喉頭鏡は，頭部後屈なしに喉頭展開可能なことから，頸椎保護状態での気管挿管器具としても有効であることが示唆されている[2]。

現在，小児領域における間接声門視認型喉頭鏡としてAWS, ATQ, GLDがわが国で使用可能であるが，間接声門視認だけでなく直視も可能なMcGRATH® MACも小児で使用されているsize2よりもより小さなサイズも導入される可能性がある[3]。今後の臨床経験蓄積と報告が期待される。

間接声門視認型喉頭鏡は，困難気道管理時における気管挿管デバイスとしての有用性が期待される。しかし，モニターを用いる間接声門視認型喉頭鏡は，自発呼吸温存下や緊急時の気管挿管時には，患者の呼気の発生や嘔吐物により視野確保困難が発生する可能性がある。さらに小児・乳児においては間接声門視認型喉頭鏡自体による損傷なども注意が必要と考えられる。また，それぞれの間接声門視認型喉頭鏡が多様なサイズと解剖を有する小児に網羅的に対応できるかどうかも検討する必要がある。シミュレーションによる研究成果を臨床における前向き二層比較試験などで評価していくことが重要である。さらに，先天的解剖異常に基づく困難気道はそれぞれ特徴があり，症例報告の蓄積も同様に重要である[4]。

③ 換気困難と小児での各種声門上器具（SGD）の有用性

小児マスク換気困難に関する3年間の前向き観察研究がモントリオールで施行された[5]。484人の患者を対象として，予期せぬマスク換気困難発生率は6.6％であった。ロジスティック回帰分析の結果からは年齢（オッズ比0.98），耳鼻咽喉科手術（OR2.92），筋弛緩剤使用（OR3.49）が独立した危険因子である。一方，上記同一集団で気管挿管困難の発生率は0.5％でありマスク換気困難との間に関連は認めなかった。

当初，ラリンジアルマスクエアウェイ（laryngeal mask airway：LMA）に代表されるSGDは，換気を容易にするため設計されたが，マスク換気，気管挿管が困難でもSGDで気道確保が可能な場合も多いため，早い段階でのSGDの使用が推奨されているため，現在では換気困難時の第一選択として米国麻酔学会を始めとしてさまざまなガイドラインで推奨されている[6]。気管挿管と異なり，挿入に声門直視の必要はない。さらに困難気道だけでなく，心肺蘇生に関する米国心臓協会ガイドライン2015でも，SGDは胸骨圧迫中断なしに挿入でき，

訓練も技術維持も比較的容易と有効性が示唆されている[7]。米国心臓協会のガイドラインにおいてSGDは，フェイスマスクによる換気よりも信頼性の高い換気方法とされ，訓練を受けた救助者は，心停止中における気道確保のために，バッグバルブマスクや気管挿管に代わる手段としてLMAを推奨している[7]。

近年，SGDも著しく多様化し，小児用サイズも開発・普及している。LMAの開発者であるDr. Brainの設計したLMA-Supreme®（Supreme）は，①挿入しやすい楕円型形状，②換気トラブルに直結するねじれ，キンク防止を行う楕円形状や側溝，③損傷防止のための門歯に位置するバイトブロック，などの構造から緊急気道確保において有用性が示唆されている。挿入の容易さと高いシール圧などから小児においても通常の麻酔管理時や緊急気道確保時の気道管理器具として有効な可能性がある[8]。0-108カ月の小児を対象としたクロスオーバー試験ではカフ圧を40，60，80 cmH_2O に設定しても3群で術中・術後の合併症に有意差を認めなかった。

緊急時に有効なSGDの特徴としてはまず「挿入しやすいこと」が考えられる。当初，SGDは直線型が主流であったが，より解剖学的なカーブを描き，挿入が容易であり，カフめくれやキンクが少ないタイプが開発された。いわゆるangle-typeのSGDとしてSupreme，air-Q laryngeal airway®（air-Q）などが開発された[9]。

緊急時気道確保において，カフ挿入に要する時間，シール圧を確保するための適度なカフ量を調整することに難渋する。近年，i-gel®（i-gel）などのカフを入れる必要性のないSGDが開発された。柔らかいゴム様物質で構成されるi-gelのマスク接触面は喉頭の解剖に適合するように作成され気密性も高いことから，小児の緊急時気道確保において有効と報告されている[10]。

小児用SGDの中で気管挿管補助機能を併せ持つのがair-Q，i-gelに代表される挿管用SGD（intubating supraglottic device：ISGD）である。蘇生中の緊急時気道確保の当初の目標が肺の酸素化であり，SGDは迅速に換気が確立できる点から有用と考えられる。そして，有効な換気を確立した後に，内腔を気管チューブの導管として利用し確実な気管挿管を行うことができる[11]。

小児SGD使用時の重大な合併症の一つとして喉頭痙攣がある。Miharaら[12]は9研究，787人を対象にメタアナリシスを行った。リドカイン投与が喉頭痙攣予防に有効であることが示され，サブグループ解析で静脈投与，局所投与ともに有効であることが示された。

小児の緊急時気道確保におけるSGDの課題を下記に記す。小児の気道確保におけるSGDのサイズ選択は複雑であり，緊急時はより困難になると考えられる。また，挿入直後に換気が可能であっても，その後位置異常が発生し，換気不良となる可能性もある。さらに，口腔内に吐物や血液がある場合は，使用が難しい。そして，乳児や新生児ではSGDの通常使用におけるエビデンスが比較的少ない。また，臨床

▶7) de Caen AR, Berg MD, Chameides L, et al. Part 12: Pediatric Advanced Life Support: 2015 American Heart Association Guidelines Update for Cardiopulmonary Resuscitation and Emergency Cardiovascular Care. Circulation 2015; 132: S526-42.

▶8) Jagannathan N, Sommers K, Sohn LE, et al. A randomized equivalence trial comparing the i-gel and laryngeal mask airway Supreme in children. Paediatr Anaesth 2013; 23: 127-33.

▶9) Komasawa N, Ueki R, Yamamoto N, et al. Comparison of air-Q® and Soft Seal® laryngeal mask for airway management by novice doctors during infant chest compression: A manikin study. Resuscitation 2012; 83: 365-8.

▶10) Maitra S, Baidya DK, Bhattacharjee S, et al. Evaluation of i-gel™ airway in children: a meta-analysis. Paediatr Anaesth 2014; 24: 1072-9.

▶11) Jagannathan N, Kozlowski RJ, Sohn LE, et al. A clinical evaluation of the intubating laryngeal airway as a conduit for tracheal intubation in children. Anesth Analg 2011; 112: 176-82.
▶12) Mihara T, Uchimoto K, Morita S, et al. The efficacy of lidocaine to prevent laryngospasm in children: a systematic review and meta-analysis. Anaesthesia 2014; 69: 1388-96.

試験においてリーク圧などの有意差があることが緊急時における有効性に必ずしも直結しないためさまざまな種類のSGDに熟練することが有効と考えられる[13]。本項で紹介した以外にも多彩な特徴を有する小児用が開発されており，今後の臨床評価が期待される。

④ 小児における気管チューブ～カフ形状の研究を中心に～

近年，小児領域でもカフ付き気管チューブの使用が一般的になってきている[14]。8歳未満の小児に気管挿管を行う際に伝統的にカフなし気管チューブが使用されてきた。カフ付き気管チューブを用いることで，カフと気管が密着でき，換気効率の改善や呼気二酸化炭素濃度の信頼性上昇，さらには手術室内の麻酔ガス汚染を回避することができる。さらに小児の気管チューブにカフ付きを用いるさらなる利点として誤嚥予防も考えられる[15]。しかし，過剰なカフ圧は気管粘膜の物理的損傷，血流低下および壊死，瘢痕形成を引き起こす可能性がある[16,17]。

カフ形状に関しては成人で紡錘形のテーパーガード型カフが，リーク量の減少や人工呼吸器関連肺炎の予防に有効であると報告されている。現在のところ，テーパーガード型カフは内径5.0 mmまで臨床使用されている。Komasawaら[15]は乳児気道モデルを用いたシミュレーションで，小児カフ付き気管チューブのリーク量を検討した。内径5.0 mmの紡錘型のテーパーガード型カフは大容量・低圧カフ，中容量・低圧カフ，プロフィル型カフに対するリーク量を検討した。テーパーガード型カフを有するは大容量・低圧カフ，プロフィル型カフ，中容量・低圧カフに比してリーク量も少ないため気道保護の観点から有効な可能性がある。

さらに，頭と頸の相対的位置変化により気管チューブカフ圧が変化することが報告されている[18]。頭を正面に向けた状態でカフ圧を測定した後に，頭を左右前後に傾けたところ，68%でカフ圧が上昇し，19%で低下した。Kakoらは小児における気道管理でカフ内圧の持続的測定もしくは，頸の位置を変化させるごとにカフ圧を測定することを推奨している。

小児の気管チューブ研究は各施設により気管チューブ固定法や筋弛緩薬の使用の有無などが異なるため，エビデンスの評価やメタアナリシスには注意を要すると考えられる。

⑤ 小児気道管理研究の今後の展開

本項ではさまざまな気道管理器具の紹介を施行したが，間接声門視認型喉頭鏡や新規声門上器具は小児用に作成されたものではなく，成

[13] Jagannathan N, von Ungern-Sternberg BS. Airway device research in pediatric anesthesia: More than just Device A vs Device B? Paediatr Anaesth 2016; 26: 335-6.

[14] 柴崎雅志, 中嶋康文, 志馬伸朗, ほか. 小児用カフ付き気管チューブ. 麻酔 2012; 61: 1023-9.

[15] Komasawa N, Fujiwara S, Miyazaki S, et al. Comparison of fluid leakage from four different cuffed pediatric endotracheal tubes using a pediatric airway simulation model. Pediatr Int 2014; 56: 634-6.

[16] Weiss M, Dullenkopf A. Cuffed tracheal tubes in children: past, present and future. Expert Rev Med Devices 2007; 4: 73-82.

[17] Weiss M, Dullenkopf A, Fischer JE, et al. Prospective randomized controlled multi-centre trial of cuffed or uncuffed endotracheal tubes in small children. Br J Anaesth 2009; 103: 867-73.

[18] Kako H, Alkhatib O, Krishna SG, et al. Changes in intracuff pressure of a cuffed endotracheal tube during surgery for congenital heart disease using cardiopulmonary bypass. Paediatr Anaesth 2015; 25: 705-10.

人用を基本としてデザインされたものがほとんどである。ゆえに，これらの気道管理器具の小児症例での再評価とエビデンスの構築が大切である[19,20]。さらに先天性疾患による困難気道や成人の意識下挿管のように患者の協力を得ることがほぼ不可能という制限がある。

このような小児領域の気道管理安全向上には，①新規気道管理器具のわが国での使用成績の評価，②さまざまな小児困難気道管理の症例報告やデータベース蓄積，③さまざまなサイズを揃えた困難気道管理カートの準備，④低酸素に対する耐容能が低い小児の困難気道管理の限定された時間で適切に対応するためのメディカルスタッフを含めた周術期チームトレーニングが必要である。新たな気道管理デバイスを「評価し，効果的に使用する」ことが小児気道管理安全向上につながると考えられる。

また，小児の術前気道評価に関してはほとんど研究が行われていない。超音波技術の発達とともに，術前気道評価に関する新たな研究が進んでいく可能性がある[21]。特に小児領域の困難気道で注意すべき病態が声門下狭窄であり，超音波技術により予測・評価が可能になることが期待される。

困難気道という概念は一般に，「トレーニングを積んだ麻酔科医がマスク換気か気管挿管，あるいは両者の困難をきたす臨床状況」と定義される。しかし，困難気道は麻酔科医に起因するのみならず，広義には，「周囲環境や状況に影響される気道管理困難」も含まれる[22]。小児緊急時気道確保は，成人と同じく気管挿管へのアプローチが行いやすい救急部門や手術室のベッド以外の場所で発生することが多い。病棟ベッドや廊下，さらには災害現場などの空間的に制限のある場所の可能性もある。また，嘔吐物や血液の付着により声門視認が困難であること，綿密な気道評価を行う時間が限定されることなど症例蓄積が必要である。

（駒澤　伸泰）

▶19) Stafrace S, Engelhardt T, Teoh WH, et al. Essential ultrasound techniques of the pediatric airway. Paediatr Anaesth 2016; 26: 122-31.

▶20) Goyal R. Small is the new big: An overview of newer supraglottic airways for children. J Anaesthesiol Clin Pharmacol 2015; 31: 440-9.

▶21) Huang AS, Hajduk J, Jagannathan N. Advances in supraglottic airway devices for the management of difficult airways in children. Expert Rev Med Devices 2016; 13: 157-69.

▶22) Bonafide CP, Localio AR, Roberts KE, et al. Impact of rapid response system implementation on critical deterioration events in children. JAMA Pediatr 2014; 168: 25-33.

3 術中人工呼吸管理

1 背景

近年の麻酔器-人工呼吸器の有する機能の向上によって，小児麻酔管理における術中人工呼吸管理に対する従来の考え方が徐々に変わってきたといえるのかもしれない。同じ小児を対象として，麻酔中と集中治療中（PICU，NICU）では，その管理期間や管理形態，人工呼吸機器の違いから重要とされる観点は異なるであろう。成人ICU領域での呼吸管理は小児ICU領域（PICU）においては当てはまらないと考えられがちだが，近年のPICU領域の研究発表[1,2]から，成人ICU領域での肺虚脱予防や肺損傷予防として推奨される人工呼吸管理手法[3]はPICUにおいても有用ではないかとされている。さらに低換気量換気の推奨は成人ICU領域のみならず，成人での術中呼吸管理においても広く用いられている。

一般的に小児では成人に比し，機能的残気量（functional residual capacity：FRC）が少ないといわれている。このFRCは安静呼吸をしている状態で，呼気終末になお肺内に残存している肺容量のことであり，呼気時に肺が内側に縮もうとする力と胸壁によって肺が外側に広がろうとする力の平衡状態での肺容量ともいえる。呼吸生理上の特徴として，成人と比較し乳幼児では，酸素需要が大きいにも関わらず，このFRCが少ないため，低酸素血症になりやすい。特に新生児（生後28日未満）の酸素消費量は6-8 mL/kg/minで，成人の2-3 mL/kg/minに比べ3倍となっている。さらに肺胞換気量は，新生児200 mL/kg/min，乳児125 mL/kg/min，幼児100 mL/kg/min，成人60 mL/kg/minと成長するにつれ低下し，FRCは新生児，乳児においては27 mL/kg，幼児37 mL/kg，成人42 mL/kgとされており[4]，特に乳幼児では，また側臥位手術では低酸素血症になりやすいことが知られている。解剖学的特徴として小児は，気管は狭く，肺，胸郭コンプライアンスの低いことから，人工呼吸器の陽圧換気は容易に気道内圧を上昇させ，肺損傷を生じる一因とされた。

生理学的1回換気量（Vt）は，5-7 mL/kg IBW（理想体重）とされている[5]。2013年Futierら[6]は，成人における腹部手術中の人工呼吸器設定は，従来のVt 12 mL/kgで設定したVCVよりも，Vt 6-8 mL/kgと呼気終末陽圧（positive end expiratory pressure：PEEP），そしてリクルートメント手技を行うVCVの設定の方が肺保護の観点からも好ましいと報告した。

では，小児における術中呼吸管理についてはどうなのだろうか。小児の特徴をふまえ，麻酔中における呼吸器設定について述べていく。

▶1) Erickson S, Schibler A, Numa A, et al. Acute lung injury in pediatric intensive care in Australia and New Zealand: a prospective, multicenter, observational study. Pediatr Crit Care Med 2007; 8: 317.e23.
▶2) Turner DA, Arnold JH. Insights in pediatric ventilation: timing of intubation, ventilatory strategies, and weaning. Curr Opin Crit Care 2007; 13: 57-63.
▶3) The Acute Respiratory Distress SyndromeNetwork. Ventilation with lower tidal volumes as compared with traditional tidal volumes for acute lung injury and the acute respiratory distress syndrome. N Engl J Med 2000; 342: 1301-8.

▶4) 中川聡．第1章 呼吸・循環 小児の生理学的特徴．堀本洋編．実践小児麻酔．東京：真興交易医書出版部；2003, p.14-21.

▶5) Stahl WR. Scaling of respiratory variables in mammals. J Appl Physiol 1967; 22: 453.e60.
▶6) Futier E, Constantin J-M, Paugam-Burtz C, et al. A trial of intraoperative low-tidal-volume ventilation in abdominal surgery. N Engl J Med 2013; 369: 428-37.

② 換気モード

気管挿管後，設定する換気モード：従量式（volume controlled：VCV），従圧式（pressure controlled：PCV）においては，従来，小児においては前に述べたその生理学的特性をふまえ，PCV が推奨されてきた。平均気道内圧に着目した考えである。

そもそも，人工呼吸器の設定に関しては，1954年 Radford ら[7]が換気所要量を理論的に求め，その有効性を確認し発表した"ラドフォードのノモグラム"が知られている。体重から必要な1回換気量と呼吸数の組合せを算出するものであったが，間もなく二酸化炭素電極の開発，また P_{CO_2} を pH 電極だけで測定するアストラップ法の開発後，$PaCO_2$ が直接モニターできるようになり，呼気終末二酸化炭素モニター（$ETCO_2$）も普及して，このノモグラムの役割はほとんどない。しかし，今日においても，小児における Vt の設定は，前述のように mL/kg を基準としても間違いではない。

Kim ら[8]は腹腔鏡下虫垂切除術を受けた3-14歳の34人の小児を，VCV 17人，PCV 17人（どちらの群も PEEP は 5 cmH₂O）の2群にわけ，10分ごとに測定した循環呼吸のパラメータによって気腹前と気腹後30分の各々の換気モードの効果を比較検討している。2群とも気腹前より気腹後30分の方が平均気道内圧は上昇し，PCV 群で有意に高く，ピーク圧は VCV 群で有意に高かった。動的コンプライアンスは気腹前と気腹後30分では低下していたが，気腹後30分では PCV 群の方が高かった。SpO_2 や循環動態の変動において2群間に有意差はなく，VCV，PCV のどちらの換気モードも腹腔鏡下手術中の呼吸管理において安全であると報告している。

PCV の中でも近年は，換気量目標型従圧式換気モードが備わっている器種がある。Pressure control ventilation-volume guaranteed（PCV-VG）と称される場合もある。小児では主に，PCV が推奨されてきた。カフなしチューブを使用しても，気道内圧の一定化をはかり，呼吸数で分時換気量を保つという考えである。一方，新生児の肺コンプライアンス，胸郭コンプライアンスが低い特徴と barotrauma を防ぐ目的で，volume-limitted の考えを基本とした PCV 呼吸管理が報告されている[9]。成人での RCT 研究の報告[10]，Feldman ら[11]の推奨をふまえ，Kneyber[12]は以下のような小児の術中呼吸管理を勧めている。

① 1回換気量（TV）6-10 mL/kg 以内とし，呼気終末時の TV 測定を行う。

　特に 10-15 kg 未満の小児には呼気終末時の TV 測定が重要となる。VCV よりも PCV が好ましく TV を維持する換気を行う。

② Delta pressure 10 cm H₂O 以内とする

　（Delta pressure：plateau pressure と PEEP の差）

③ PCV-VG が設定できる場合は使用する

▶ 7) Radford EP Jr, Ferris BG Jr, Kriete BC. Clinical use of a nomogram to estimate proper ventilation during artificial respiration. N. Engl J Med. 1954; 251: 877-84.

▶ 8) Kim JY, Shin CS, Lee KC, et al. Effect of pressure- versus volume-controlled ventilation on the ventilatory and hemodynamic parameters during laparoscopic appendectomy in children: a prospective, randomized study. J Laparoendosc Adv Surg Tech A 2011; 21: 655-8.

▶ 9) Wheeler K, Klingenberg C, McCallion N, et al. Volume-targeted versus pressure-limited ventilation in the neonate. Cochrane Database Syst Rev 2010; 11: CD003666.

▶ 10) PROVE Network Investigators for the Clinical Trial Network of the European Society of Anaesthesiology, Hemmes SN, Gama de Abreu M, et al. High versus low positive end-expiratory pressure during general anaesthesia for open abdominal surgery（PROVHILO trial）: a multicentre randomised controlled trial. Lancet 2014; 384: 495. e503.

▶ 11) Feldman JM. Optimal ventilation of the anesthetized pediatric patient. Anesth Analg 2015 Jan; 120: 165-75.

▶ 12) Kneyber MC. Intraoperative mechanical ventilation for the pediatric patient. Best Pract Res Clin Anaesthesiol 2015; 29: 371-9.

④PEEP は 5-6 cm H_2O としているが，急性呼吸促迫症候群（acute respiratory distress syndrome：ARDS）など肺障害を持つ患児はこの限りではない。

⑤リクルートメント手技（術中および抜管前）を行い，無気肺の予防を心がける。

これらは現時点での推奨される呼吸管理の一つと考えられている。

小児における開胸，開腹手術，腹腔鏡下などの鏡視下手術や，長時間手術の場合はこれらにあてはまるが，体表手術や耳鼻科，眼科手術，短時間手術などでは，PEEP 0 cmH_2O のいわゆる ZEEP での PCV 管理が多く用いられているが，導入 5 分後の CT では背側の無気肺の発生を指摘する報告[13]がされており，PEEP の必要性については後述する。

3 麻酔回路からみた加湿方法

現在の小児麻酔に用いられる麻酔回路はシンプル，軽量であることが望ましく，加湿や PEEP 設定が不十分な場合や，正確な 1 回換気量のモニターができないことも多いとされる[14]。

手術室での人工呼吸器では小児用人工鼻吸入ガスの温度，絶対湿度に関しては，AARC（American Association for Respiratory Care）で各々 30℃ 以上，30 mg/L 以上を推奨値としている[15]。10 種類の小児用人工鼻の加湿性能と気管チューブのリークの程度の関連性を研究した報告[16]では，10 種類中 8 種類の小児用人工鼻で，気管チューブにリークを認めない場合は絶対湿度 30 mg/L 以上が保たれていたが，気管チューブにリークを認める場合は，この絶対湿度 30 mg/L 以下となり加湿が不十分であるとされている。Schiffmann ら[17]は人工呼吸管理をされている 40 人の新生児，小児に対して，6 時間以内であれば人工鼻は加温加湿器と比較し加湿に差はなく有効であると報告し，Luchetti ら[18]は麻酔管理を行った 10 kg 未満（3.2-8.7 kg）乳児 10 人と 10 kg 以上（14-33 kg）小児 8 人の 2 群では，人工鼻の加温加湿の性能に差はなく良好であると述べている。Chandler[19]は成人用 7 種類，小児用 5 種類の人工鼻の加温加湿性能を報告し両者同様の効能であると評している。人工鼻の使用は 2,500 g 未満の児に対して安全性は確立していない[20]，死腔増加などの合併症の点から少なくとも 3 kg 以上の児に対しての使用が推奨される[21]。

小児における挿管チューブは，カフなしチューブ，カフありチューブの両方が使われているが，近年，内径 3.0 からカフありチューブが販売使用されている。カフ圧のモニターは必要であるものの，カフ性状，チューブでのカフ位置は考慮されており，カフリークを来すことなく換気可能であることは利点である。

[13] Serafini G, Cornara G, Cavalloro F, et al. Pulmonary atelectasis during paediatric anaesthesia: CT scan evaluation and effect of positive endexpiratory pressure (PEEP). Paediatr Anaesth 1999; 9: 225-8.

[14] 橘 一也，竹内宗之．小児麻酔中の人工呼吸器を再考する．日本臨床麻酔学会誌 2015；35：344-50．

[15] AARC clinical practice guideline. Humidification during mechanical ventilation. American Association for Respiratory Care. Respir Care 1992; 37: 887-90.

[16] Chikata Y, Sumida C, Oto J, et al. Humidification performance of heat and moisture exchangers for pediatric use. Crit Care Res Pract 2012; 2012: 439267.

[17] Schiffmann H, Rathgeber J, Singer D, et al. Airway humidification in mechanically ventilated neonates and infants: a comparative study of a heat and moisture exchanger vs. a heated humidifier using a new fast-response capacitive humidity sensor. Crit Care Med 1997; 25: 1755-60.

[18] Luchetti M, Pigna A, Gentili A, et al. Evaluation of the efficiency of heat and moisture exchangers during paediatric anaesthesia. Paediatr Anaesth 1999; 9: 39-45.

[19] Chandler M. Measurement of heat and moisture exchanger efficiency. Anaesthesia 2013; 68: 953-60.

[20] Schiffmann H. Humidification of respired gases in neonates and infants. Respir Care Clin N Am 2006; 12: 321-36.

[21] Wilkes AR. Heat and moisture exchangers and breathing system filters: their use in anaesthesia and intensive care. Part 2- practical use, including problems, and their use with paediatric patients. Anaesthesia 2011; 66: 40-51.

④ PEEPの必要性

　成人と小児における呼吸生理上の違いによって，人工呼吸器による肺損傷の警鐘がなされた2000年早期において，麻酔中の呼吸管理でVCVにおけるTVと肺保護換気（lung-protective ventilation：LPV）の概念は，成人における集中治療，および麻酔管理において浸透していたが，同時に忘れてはならないのはPEEPの必要性である。

　Scohyら[22]は，先天性心疾患をもつ3カ月から11歳の小児20症例の心臓外科手術の呼吸器管理について検討している。人工心肺中に8 cmH_2OのPEEPにて管理し，人工心肺離脱後も8 cmH_2O PEEPと最大気道内圧40 cmH_2O　5呼吸の肺リクルート法（alveolar recruitment strategy：ARS）を行い，術後ICUにてPEEPを用いなかった0 cmH_2O PEEP群，8 cmH_2O PEEPのみで管理した群，8 cmH_2O PEEP＋ARSで管理した群を比較すると，8 cmH_2O PEEP＋ARSで管理した群は肺コンプライアンスが高く酸素化が良好であったと報告している。またPulitanoら[23]の報告は，頭蓋内腫瘍に対する手術において21人（1-14歳）の小児に対するPICUでの呼吸管理において，PEEP（0 cmH_2O，4 cmH_2O，8 cmH_2O）の違う3群において，循環，呼吸状態，頭蓋内圧（intracranial pressure：ICP），脳循環を観察したところ，PEEP 8 cmH_2Oの群は，CVP上昇や肺コンプライアンスの上昇を認めるが，循環呼吸管理全体を通じて安全に管理可能であり，術後の肺の回復への影響を考えると有効ではないかと報告している。

　麻酔中の人工呼吸器設定においてPEEPを設定するか，またどのくらいであれば安全かつ有効であるのかについては，患児の状態はもとより，患児のうける手術内容によっても調節が必要である。側臥位での手術をうける2-6歳の小児において全身麻酔導入後のFRCの変化をみた研究[24]では，導入後の筋弛緩投与後，ベースラインより有意にFRCの低下を認めたが，PEEP 6 cmH_2Oを用いることにより，FRCは筋弛緩投与前のレベルに回復したとしている。この研究では，導入後よりPEEP 3 cmH_2O，体位変換後にPEEP 6 cmH_2Oとして管理を行っている。

　成人の呼吸管理におけるPEEP設定に関しては幾つかの論文が報告されており，成人における研究では，5-6 cmH_2OのPEEPを設定することは術中無気肺の発生予防としても有意義であると考えられる。

　腹腔鏡下手術や，長時間に及ぶ手術など，PEEP設定や，術中，覚醒前，抜管時のリクルートメント手技は全身麻酔中の無気肺の予防として行われると同時に肺保護，肺損傷予防の観点からも重要な手技であると考えられ，積極的に考慮されるべきである。

　注意すべき点として，気管チューブにリークを認める場合PEEP 5 cmH_2Oでは，ET_{CO_2}モニター上，波形，値が検出されない，不正確な場合がある[14]。この場合は一旦PEEP 0 cmH_2Oにし，波形，値の確認

[22] Scohy TV, Bikker IG, Hofland J, et al. Alveolar recruitment strategy and PEEP improve oxygenation, dynamic compliance of respiratory system and end-expiratory lung volume in pediatric patients undergoing cardiac surgery for congenital heart disease. Paediatr Anaesth 2009; 19: 1207-12.

[23] Pulitanò S, Mancino A, Pietrini D, et al. Effects of positive end expiratory pressure (PEEP) on intracranial and cerebral perfusion pressure in pediatric neurosurgical patients. J Neurosurg Anesthesiol 2013; 25: 330-4.

[24] von Ungern-Sternberg BS, Regli A, Frei FJ, et al. Decrease in functional residual capacity and ventilation homogeneity after neuromuscular blockade in anesthetized preschool children in the lateral position. Pediatric Anesthesia 2007; 17: 841-5.

⑤ 声門上器具を使用した場合の人工呼吸管理

▶25) von Goedecke A, Brimacombe J, Hormann C, et al. Pressure support ventilation versus con- tinuous positive airway pressure ventilation with the ProSeal laryngeal mask airway: a randomized crossover study of anes-thetized pediatric patients. Anesth Analg 2005; 100: 357-60.

▶26) Bordes M, Semjen F, Degryse C, et al. Pressure-controlled ventilation is superior to volume-controlled ventilation with a laryngeal mask airway in children. Acta Anaesthesiol Scand 2007; 51: 82-5.

　これまで述べてきた呼吸器設定について，あくまでも気管挿管（カフあり，なし）をされた患児に対する見解である。今日，数多くのラリンジアルマスク（laryngeal mask airway：LMA）が開発され，小児用として単にサイズダウンしただけでなく，小児の特徴を生かしたLMAも存在する。これらLMAを用いて気道確保を行った場合の人工呼吸器設定，また自発呼吸を温存した補助呼吸下での麻酔中の人工呼吸器管理においては十分留意が必要である。PCVだけでなくpressure support ventilation（PSV）を用いた管理を行った報告も散見される[25,26]。

おわりに

　小児における術中人工呼吸器設定においては，強いエビデンスをもって推奨される点はないといっても過言ではない。小児においても，ARDSなどの肺障害を有する者とそうでない者では個人個人の障害の程度も異なり，さらに強く推奨する呼吸器設定は現時点ではないと考える。健常肺をもつ小児の術中呼吸器設定において，これまで掲げた点が日々の臨床への参考になれば幸いである。

〈谷口　由枝〉

4 分離肺換気

1 背景

　小児領域でも低侵襲内視鏡手術の有用性が認識され，多くの小児外科術式に胸腔鏡手術が導入されている[1,2]。患者の体格が小さく手術手技の難易度が高い小児の胸腔鏡手術では，分離肺換気によって胸腔内の操作空間を確保し，手術操作を容易にすることが求められる。小児の胸腔鏡手術では，視野がとれないことを理由に開胸手術に移行する事例も報告されており[3]，小児患者に適切な分離肺換気を施行することは低侵襲治療を完遂するうえで重要である。小児の分離肺換気は，小児用の気管支鏡や気道確保関連器具の開発と症例報告の蓄積により方法が確立してきたが[4,5]，症例の集積に伴い，安全性や生理学的変化を検討した研究も行われている。また，煩雑な手技を少しでも容易にすべく，小児の分離肺換気に関するさまざまな工夫も報告されている。

▶1) Blinman T, Ponsky T. Pediatric minimally invasive surgery: laparoscopy and thoracoscopy in infants and children. Pediatrics 2012; 130: 539-49.
▶2) Dingemann C, Ure B, Dingemann J. Thoracoscopic procedures in pediatric surgery: what is the evidence? Eur J Pediatr Surg 2014; 24: 14-9.
▶3) Bataineh ZA, Zoeller C, Dingemann C, et al. Our experience with single lung ventilation in thoracoscopic paediatric surgery. Eur J Pediatr Surg 2012; 22: 17-20.
▶4) Hammer G, Hall S, Davis PJ. Chapter 23- Anesthesia for General Abdominal, Thoracic, Urologic, and Bariatric Surgery. Eighth Edi. Smith's Anesthesia for Infants and Children. Elsevier: Philadelphia; 2011. p.745-85.
▶5) Hammer GB. 13- Anesthesia for Thoracic Surgery. Fifth Edit. A Practice of Anesthesia for Infants and Children. Elsevier: Philadelphia; 2013. p.277-90.

2 小児の分離肺換気の安全性

　酸素化予備能が低く，使用できる器具が限られる小児の分離肺換気は，成人の分離肺換気と比べて難易度が高い。近年，小児の分離肺換気の安全性を検討した研究結果が報告されている。
　Dingemannら[6]は，小児の胸腔鏡下肺切除術114症例において，両肺換気群（62症例）と分離肺換気群（52症例）で合併症の発生率を比較する後向き観察研究を行った。分離肺換気の方法は患児の年齢に応じて，6歳以下は選択的気管支挿管，6-12歳はユニベント®気管内チューブ，12歳以上はユニベント®気管内チューブ，気管支ブロッカー，ダブルルーメンチューブのいずれかを選択した。両群間（両肺換気群 vs. 分離肺換気群）で，開胸手術への変更頻度（8.1% vs. 6.1%），手術直後に抜管した症例の割合（50% vs. 34.6%），平均の集中治療室滞在期間（4日間 vs. 3.3日間），術後の無気肺の頻度（35.5% vs. 25%）に有意差は認められなかった。また両群とも，輸血を要する出血や術後肺炎，心血管イベントなどの有害事象は発生しなかった。Dingemannらは，患者の体重や心肺機能，手術部位，疾患の種類をもとに，分離肺換気を施行する症例の選択基準を設けており，これらに該当する症例であれば小児の分離肺換気は安全に施行できると述べている。
　Byonら[7]は，分離肺換気で管理した小児胸腔鏡手術52症例を後向きに調査し，高年齢群（22症例，10-16歳）と低年齢群（30症例，10

▶6) Dingemann C, Zoeller C, Bataineh Z, et al. Single- and double-lung ventilation in infants and children undergoing thoracoscopic lung resection. Eur J Pediatr Surg 2013; 23: 48-52.

▶7) Byon HJ, Lee JW, Kim JK, et al. Anesthetic management of video-assisted thoracoscopic surgery (VATS) in pediatric patients: the issue of safety in infant and younger children. Korean J Anesthesiol 2010; 59: 99-103.

歳未満）で術中の呼吸関連パラメータを比較した。分離肺換気の方法は，高年齢群ではダブルルーメンチューブを用い，低年齢群では選択的気管支挿管や気管支ブロッカーを選択した。低年齢群の方が，経皮的酸素飽和度が90％を下回る低酸素血症の頻度（40％ vs. 0％）や呼気二酸化炭素分圧が50 mmHgを越える高二酸化炭素血症の頻度（40％ vs. 0％）が高いことが示された。低年齢の患者にも分離肺換気は施行できるが，注意深い監視とトラブルが生じた際に迅速な対処が求められる。

Suttonらは，10 kg以下の小児12症例を対象に分離肺換気中の血液ガス所見を検討した。分離肺換気中には酸素化は保たれていたが，呼吸性アシドーシス（pH 7.17-7.38, $PaCO_2$ 36-69 mmHg）が生じていることが示された。Suttonら[8]は，小児患者の分離肺換気中は呼気二酸化炭素分圧による換気の評価が困難となるため（同12症例で計測した$EtCO_2$ 12-39 mmHg），血液ガス分析によって動脈血二酸化炭素分圧や酸塩基平衡を評価することを推奨している。特に二酸化炭素送気を併用する場合には動脈血二酸化炭素分圧が高くなるため注意が必要である[7]。一方，分離肺換気で管理した12症例の胸腔鏡下動脈管閉鎖術を検討した研究では，動脈血二酸化炭素分圧を50-70 mmHg程度に保つことで，心拍出量や中心静脈酸素飽和度，動脈血酸素飽和度が上昇することが示されている[9]。酸素化や循環動態が保たれる範囲での高二酸化炭素血症は許容できると考えられる。

小児の分離肺換気では，無気肺を予防し低酸素血症を防ぐため，比較的高い圧での陽圧換気と呼気終末陽圧を要する。手術中は胸腔内への二酸化炭素送気圧が加わるため，胸腔内圧の上昇により静脈還流量および心拍出量が低下する。小児患者を模した豚の実験では，分離肺換気と二酸化炭素送気により心拍出量が19.4％低下することが示されている。（3.6→2.9 L/min/m²）[10]。手術操作に伴う心臓や大血管の圧迫が加わると，さらに循環動態が不安定となる可能性がある。乳幼児の体重あたりの心拍出量は成人の1.5-2倍であり，心拍出量の減少は臓器灌流に大きく影響する。分離肺換気中に低血圧を来し昇圧薬を必要とすることもある。特定の心血管作動薬を推奨する根拠はないが，フェニレフリンは血管収縮作用により低酸素性肺血管収縮を増強し，酸素化の改善に有利に働く可能性がある[11]。低血圧と低酸素血症をきたす症例では，血管内容量の低下を補正したうえで，フェニレフリンの使用を考慮してもよいかもしれない。

[8] Sutton CJ, Naguib A, Puri S, et al. One-lung ventilation in infants and small children: blood gas values. J Anesth 2012; 26: 670-4.

[9] Mukhtar AM, Obayah GM, Elmasry A, et al. The therapeutic potential of intraoperative hypercapnia during video-assisted thoracoscopy in pediatric patients. Anesth Analg 2008; 106: 84-8.

[10] Witt L, Osthaus WA, Schröder T, et al. Single-lung ventilation with carbon dioxide hemipneumothorax: hemodynamic and respiratory effects in piglets. Paediatr Anaesth 2012; 22: 793-8.

[11] Schloss B, Martin D, Beebe A, et al. Phenylephrine to Treat Hypoxemia during One-Lung Ventilation in a Pediatric Patient. Thorac Cardiovasc Surg Reports 2013; 2: 16-8.

③ 小児の分離肺換気の実際

麻酔方法と麻酔関連薬物

小児の胸部手術では吸入麻酔薬が用いられてきたが，プロポフォー

ルなどの短時間作用型の静脈麻酔薬や超短時間作用型オピオイドのレミフェンタニルの普及に伴い，静脈麻酔で麻酔を維持することも可能となっている。小児を対象とした分離肺換気症例の麻酔法に関する比較研究は行われていないが，成人の分離肺換気症例において静脈麻酔と吸入麻酔を比較したCochrane Libraryのシステマティックレビューでは，麻酔方法の違いが患者予後に与える影響は認められないと記されている[12]。小児の分離肺換気症例では，気管支ブロッカーや気管支鏡操作などで換気状態が不安定となりやすく，吸入麻酔では麻酔深度が変動する可能性がある。また，吸入麻酔薬は低濃度であれば低酸素性肺血管収縮への影響は少ないとされるが，小児では最小肺胞濃度が大きく比較的高濃度で維持する必要があるため，低酸素性肺血管収縮を抑制してしまうことが懸念される。一方，気道過敏性が亢進している場合は気管支拡張作用のある吸入麻酔薬が有利となる場合もある[4]。現時点では吸入麻酔と静脈麻酔の各々の利点と欠点を考慮し，症例に応じて麻酔法を選択することが望ましい。

分離肺換気では，虚血再灌流や機械的ストレスにより肺傷害を来す可能性が示唆されている[13]。Therouxら[14]は分離肺換気を施行する小児28症例を対象に前向きランダム化比較試験を行い，メチルプレドニゾロン2 mg/kgの予防的投与が炎症マーカーや呼吸機能に与える影響を検討した。メチルプレドニゾロンの予防的投与群ではプラセボを投与した対照群と比較し，血中の炎症性サイトカインIL-6の上昇が抑制され，抗炎症性サイトカインIL-10が高値となり，術後の気道抵抗が低値を示した。しかし，炎症性サイトカインの抑制が必ずしも患者アウトカムを改善するとは限らず，予防的なステロイド投与の是非を判断するにはさらなる研究報告を待つべきである[15]。

呼吸循環管理

小児の分離肺換気において，特定の換気方法を支持するデータはないが，低めの1回換気量で気道内圧の過度な上昇を防ぎ，呼吸回数を増やすことで分時換気量を保つ方法が用いられる。具体的には，圧制御モードで1回換気量8-10 mL/kgとし，動脈血二酸化炭素分圧が45-60 mmHgとなるように呼吸回数を調整する[5]。また，小児患者は酸素化予備能が低いため，分離肺換気を開始する時には吸入酸素濃度は100%とし，酸素化が維持できるようであれば40%程度を下限として適宜漸減する。

小児患者は胸郭が柔らかいため，側臥位で下側になった胸郭の形状を保持しにくく，換気側の機能的残気量が低下しやすい[16]。機能的残気量が減少した状態では肺内シャントが増加し，低酸素血症を来してしまうため，換気側に呼気終末陽圧をかけ，無気肺を防ぐ必要がある。一方で，過度な呼気終末陽圧は換気側の気道内圧上昇により，血流が非換気側へシフトし，肺内シャントが増加してしまう。適正な呼気終

▶12) Módolo NS, Módolo MP, Marton MA, et al. Intravenous versus inhalation anaesthesia for one-lung ventilation. Cochrane Database Syste Rev 2013; CD006313.

▶13) Lohser J, Slinger P. Lung Injury After One-Lung Ventilation: A Review of the Pathophysiologic Mechanisms Affecting the Ventilated and the Collapsed Lung. Anesth Analg 2015; 121: 302-18.

▶14) Theroux MC, Fisher AO, Rodriguez ME, et al. Prophylactic methylprednisolone to reduce inflammation and improve outcomes from one lung ventilation in children: a randomized clinical trial. Paediatr Anaesth 2015; 25: 587-94.

▶15) Li Y, Zhang Y, Zhou Y, et al. The effect of prophylactic methylprednisolone need more evidences on postoperative outcomes. Paediatr Anaesth 2015; 25: 649-50.

▶16) Golianu B, Hammer GB. Pediatric thoracic anesthesia. Curr Opin Anaesthesiol 2005; 18: 5-11.

末陽圧を決める方法は確立していないが，著者らは低めの呼気終末陽圧（5 cmH$_2$O）で開始し，無気肺が疑われる場合には，適宜リクルートメント手技を行い，低酸素血症を回避している。

　成人では，胸部手術での過剰輸液は肺合併症を増加させるため，輸液量を制限することが一般的であるが，現在のところ，小児患者における制限的輸液戦略の有用性を示した研究報告はない。小児の分離肺換気では，手術操作や胸腔内二酸化炭素送気による静脈還流量の低下により心拍出量が低下するため，比較的多めの輸液が必要となる場合がある。ただし，小児でも過剰輸液は肺内シャントを増加させて低酸素血症を助長し，術後の肺水腫の原因となる可能性があるので注意が必要である。現時点では，手術の侵襲度や体重を考慮した古典的な計算方法に基づき輸液を行い，血圧低下時には膠質液のボーラス投与やカテコラミンを使用することで循環動態を維持するのが妥当と考える。循環動態の変動しやすい胸部手術においては，成人ではすでに研究されつつある動的循環動態モニターを用いた輸液最適化など，小児患者への新たな輸液指標の開発が待たれる[17]。

器具の選択

　年長児でダブルルーメンチューブを挿管できる場合には，ダブルルーメンチューブによる分離肺換気が第一選択となる[18]。26 Fr ダブルルーメンチューブが最小サイズであり 8 歳以上の患児に適応となるが，わが国では 28 Fr が最細である。また，海外では 2.0 mm から 3.5 mm の細いカフなしチューブを 2 つ連結した年少時用のダブルルーメンチューブ（Marraro Paediatric Endobronchial Bilumen tube）を用いて 3 歳以下の患児に分離肺換気を行った報告もある[19]。

　体格が小さくダブルルーメンチューブを用いることができない小児患者では，シングルルーメンチューブによる選択的気管支挿管[20,21]や気管支ブロッカー[22〜24]，ユニベント®気管内チューブ[3]が用いられる。ユニベント®気管内チューブはわが国では内径 6.0 mm（外径 10.0/11.0 mm）が最細であり年少時に用いることができないが，海外では内径 3.5 mm（外径 7.5/8.0 mm）が販売されており，6 歳から使用できる。また，海外では先端が 2 つに分枝した気管支ブロッカー（EZ-blocker）の使用例も報告されている[25]。両側の胸腔鏡下交感神経節切除術など，術中に虚脱する肺が入れ替わる手術に有用である[26]。肺胞蛋白症の患者の肺胞洗浄時には，洗浄用と換気用にそれぞれ気管チューブを挿入し，肺胞洗浄液が換気側肺に流入しないような管理が必要となる[27]。

　分離肺換気に用いる器具は，気管支鏡による観察下で適切な位置に留置する。器具や気管支鏡操作の時には換気が不十分となりやすく注意が必要である。短時間で低酸素血症を来すなど気管支鏡操作に耐えられない場合や，分泌物で良好な気管支鏡の視野が得られない場合に

▶17) Arya VK. Basics of fluid and blood transfusion therapy in paediatric surgical patients. Indian J Anaesth 2012; 56: 454-62.
▶18) Seefelder C. Use of the 26-French double-lumen tube for lung isolation in children. J Cardiothorac Vasc Anesth 2014; 28: e19-21.
▶19) Garg R. Airway management techniques for one lung ventilation in children- what else! Indian J Anaesth 2014; 58: 100-1.
▶20) Huang C, Liu Y, Cai H, et al. Single lung ventilation with an endotracheal tube in a small child undergoing right thoracotomy. Paediatr Anaesth 2010; 20: 903-4.
▶21) Lahori VU, Aggarwal S, Simick P, et al. Foreign body removal with repair of iatrogenic tracheo-bronchial tear repair: An anesthetic challenge. J Anaesthesiol Clin Pharmacol 2011; 27: 534-6.
▶22) Cerchia E, Ferrero L, Molinaro F, et al. Pediatric Thoracoscopy and Bronchial Blockers: The Continued Search for the Ideal One-Lung Ventilation. J Laparoendosc Adv Surg Tech 2015; 26: 153-6.
▶23) Disma N, Mameli L, Pini-Prato A, et al. One lung ventilation with Arndt pediatric bronchial blocker for thoracoscopic surgery in children: a unicentric experience. Paediatr Anaesth 2011; 21: 465-7.
▶24) Seok JH, Kim EJ, Ban JS, et al. Severe desaturation while attempting one-lung ventilation for congenital cystic adenomatoid malformation with respiratory distress syndrome in neonate-A case report-. Korean J Anesthesiol 2013; 65: 80-4.
▶25) Piccioni F, Vecchi I, Spinelli E, et al. Extraluminal EZ-blocker Placement for One-lung Ventilation in Pediatric Thoracic Surgery. J Cardiothorac Vasc Anesth 2015; 29: e71-3.
▶26) Isil CT, Temel U, Oba S. Paediatric application of the EZ-Blocker for thoracoscopic sympathectomy. Br J Anaesth 2013; 111: 845-6.
▶27) Wilson CA, Wilmshurst SL, Black AE. Anesthetic techniques to facilitate lung lavage for pulmonary alveolar proteinosis in children-new airway techniques and a review of the literature. Paediatr Anaesth 2015; 25: 546-53.

は，気管支鏡の代わりにX線透視を用いて器具の位置を確認することもできる[28,29]。分離肺換気の成否は聴診により確認することが一般的であるが，肺の動きを胸壁超音波で観察して分離肺換気の成否を確認する方法も報告されている[30]。

新生児や乳児の分離肺換気

4.5 mm以上の気管チューブを挿管できる乳児期を過ぎた患児には，気管支ブロッカーを用いることができるが，乳児以下の患児へ分離肺換気を行うには手技に工夫を要する。開胸手術では術野で直接肺を圧迫し視野を確保できるため，分離肺換気を行わなくても手術を完遂できる。胸腔鏡手術の場合は分離肺換気を要するが，気管チューブの内腔を気管支鏡と気管支ブロッカーを同時に通過させながら留置することは困難である。選択的気管支挿管や気管支ブロッカーを気管チューブの外側に留置して分離肺換気を行う方法が用いられる[19,31〜33]。患児の気管支に対して気管支ブロッカーが太すぎる場合には，肺動脈圧カテーテルや動脈塞栓除去用カテーテルを気管支ブロッカーの代わりに使用する[34]。

小児分離肺換気の工夫

小児の分離肺換気では，酸素化の維持のために非換気側肺への持続気道陽圧を加えることが有用である[35,36]。Sasanoら[37]は，三方活栓と酸素供給源を接続した回路を作成し，気管支ブロッカーの先端孔を通して非換気側の肺に持続気道陽圧をかける方法を報告している。三方活栓が圧開放弁としての役割を果たし，酸素流量を調整することで圧を制御できるため，肺胞圧損傷の危険が少ない。10 cmH$_2$O程度までの持続気道陽圧であれば，肺の膨張や術野の妨げになることは通常ないが[5]，術者とコミュニケーションをとりつつ，至適な圧を調整するのが現実的である。

小児では気管チューブの内腔が狭いため，気管支鏡や気管支ブロッカーの操作に難渋することがある。気管チューブとスリップジョイントの接続部がもっとも狭い箇所であるが，従来のスリップジョイントを外した気管チューブに，3サイズ上（内径で1.5 mm増）のスリップジョイントを外側からはめ込むことで，チューブ内腔の太さを最大限に活かすことが可能となる[23]。

また，小児では体格や成長の程度，基礎疾患などにより，気道の解剖学的構造や大きさが患者ごとに異なる。術前のコンピュータ断層撮影や核磁気共鳴画像などの検査所見をもとに使用する器具や分離肺換気の方法を検討する必要があるが，準備した方法を計画通りに遂行できないことがある。Wilsonら[38]は，近年医療分野にも応用されている3Dプリンターを用いて，患者の気道解剖を再現した立体モデルを作

▶28) Cohen DE, McCloskey JJ, Motas D, et al. Fluoroscopic-assisted endobronchial intubation for single-lung ventilation in infants. Paediatr Anaesth 2011; 21: 681-4.
▶29) Kattato DF. A modified approach to intubation and single-lung ventilation for lobectomy in a 2-year-old child: a case report. AANA J 2010; 78: 24-7.
▶30) Nam J-S, Park I, Seo H, et al. The use of lung ultrasonography to confirm lung isolation in an infant who underwent emergent video-assisted thoracoscopic surgery: a case report. Korean J Anesthesiol 2015; 68: 411-4.
▶31) Seefelder C. Use of bronchial blockers for single-lung ventilation in infants and children. Eur J Pediatr Surg Off J Austrian Assoc Pediatr Surg 2013; 23: 331.
▶32) Stephenson LL, Seefelder C. Routine extraluminal use of the 5F Arndt Endobronchial Blocker for one-lung ventilation in children up to 24 months of age. J Cardiothorac Vasc Anesth 2011; 25: 683-6.
▶33) Concha MR, Mertz VF. Single-lung ventilation for resection of a giant bronchogenic cyst in a 5-month-old patient. Paediatr Anaesth 2012; 22: 939-40.
▶34) Fabila TS, Menghraj SJ. One lung ventilation strategies for infants and children undergoing video assisted thoracoscopic surgery. Indian J Anaesth 2013; 57: 339-44.
▶35) Karzai W, Schwarzkopf K. Hypoxemia during one-lung ventilation: prediction, prevention, and treatment. Anesthesiology 2009; 110: 1402-11.
▶36) Brassard CL, Lohser J, Donati F, et al. Step-by-step clinical management of one-lung ventilation: continuing professional development. Can J Anaesth 2014; 61: 1103-21.
▶37) Sasano H, Sasano N, Ito S, et al. A simple, lightweight CPAP-delivery device, composed of a three-way stopcock, for the nondependent lung. J Anesth 2009; 23: 93-8.
▶38) Wilson CA, Arthurs OJ, Black AE, et al. Printed three-dimensional airway model assists planning of single-lung ventilation in a small child. Br J Anaesth 2015; 115: 616-20.

成し,分離肺換気の術前シミュレーションを行った症例を報告している。3次元的に解剖構造を再現できるメリットは大きく,麻酔計画の妥当性や手技に際しての問題点を事前に検証することができる。

(出野　智史)

3 循環管理

1 循環血液量測定

1 背景

　循環管理の目標は心拍出量（cardiac output：CO）を適正に保ち，臓器への酸素運搬を維持することである。このうちCOの測定は周術期・集中治療分野に携わる多くの臨床医にとって重要視される。COを適正に維持することを組み込んだ目標指向型療法の有用性は成人を対象に検証され，周術期合併症の減少や在院日数の短縮といった予後の改善に寄与することが示されている[1]。しかし，小児においてはこのような臨床研究が非常に少ない。その理由は，小児において連続的に測定でき，かつ信頼に足る簡便な測定方法が確立されていないためである[2]。正確な心拍出量モニターは小児においてはいまだ発展途上にある。

　また，心収縮力が低下していない条件下では，循環血液量を適正化することで十分なCOを維持できると予測される。これまで多くの指標が循環血液量の推定に利用され，10年ほど前からは陽圧換気に伴う呼吸性変動を数値化した脈圧変動（pulse pressure variation：PPV）や1回拍出量変動（stroke volume variation：SVV）などの動的指標が臨床に用いられ始めてきた。しかし，小児における検証は十分ではない。

▶1) Pestaña D, Espinosa E, Eden A, et al. Perioperative goal-directed hemodynamic optimization using noninvasive cardiac output monitoring in major abdominal surgery: a prospective, randomized, multicenter, pragmatic trial: POEMAS Study (Peri Operative goal-directed therapy in Major Abdominal Surgery). Anesth Analg 2014; 119: 579-87.
▶2) Schloss B, Tobias JD. Cardiac output assessment in children: playing catch-up. Paediatr Anaesth 2015; 25: 113-4.

2 心拍出量モニター

熱希釈法，経肺熱希釈法，超音波速度希釈法

　成人では肺動脈カテーテル（pulmonary artery catheter：PAC）による熱希釈法を利用した連続的測定は心拍出量モニターのgold standardとされているが，小児においてはそのサイズと合併症の問題から適応が限られる。

　PACよりも低侵襲な測定方法であるPiCCO™は，中心静脈カテーテルと専用のカテーテルを大腿動脈に留置し，経肺熱希釈法による

キャリブレーションを行うことで動脈圧波形からCOを連続的に算出することができる。侵襲性と体格による制限という欠点は有するが，成人だけでなく小児においてもPACによる熱希釈法やFick法との互換性は十分とされている[3]。

一方，COstatus™は温度変化ではなく血液の超音波速度変化を利用する超音波速度希釈法によってCOを算出する。PiCCO™と同様に，中心静脈カテーテルと動脈ラインの留置を行い，生理食塩水の注入によるキャリブレーションを行うことで連続的な測定が可能となる。測定値の正確性は成人と同様に小児でも示されているが[4,5]，生後11日から7カ月の新生児から乳児を対象にした研究ではその信頼性に疑問が呈されており[6]，今後の検証が必要である。また，PiCOO™と同様に心内短絡路が存在する場合には正確な測定は難しいと考えられている。

低侵襲的デバイス

大腿動脈や橈骨動脈など末梢動脈に動脈ラインを留置し，得られる動脈圧波形からキャリブレーションを行わずにCOを算出するデバイスとして，わが国でも普及しているFloTrac/Vigileo™，LiDCOrapid™やMostCare™が挙げられる。成人においてはPACやPiCCO™と比較した多くの研究でその正確性が報告されているが，小児においては否定的な研究結果が多く現時点ではこれらのデバイスで測定したCOは信頼できない。

8カ月から16歳の小児を対象に熱希釈法とFloTrac/Vigileo™を比較した研究では，percentage error（PE）は体表面積（body surface area：BSA）が1 m^2 以上の比較的大きな小児（BSA＝1 m^2，10歳相当）でさえも80％と大きく，BSAが1 m^2 以下の小児では熱希釈法の約2倍の値を示した[7]。一方で，MostCare™はFloTrac/Vigileo™と異なり患者情報を必要とせず波形解析のみでCOを算出できるため小児への適応が期待されるが，Urbanoらは低年齢（＜12カ月），低体重（＜10 kg）の小児における過大評価傾向とカテーテル挿入部位による誤差を示しており[8]，その正確性に関してはさらなる検証が必要である。

食道ドップラー法はさらに低侵襲であり，わずかに熱希釈法に比べて低値を示す傾向を有するものの，成人においては熱希釈法とほぼ同等の信頼性が報告されている[9]。しかし，小児においては，その信頼性が示されているとはいえない[10,11]。このデバイスは経胸壁心エコー検査（transthoracic echocardiography：TTE）や経食道心エコー検査（transesophageal echocardiography：TEE）とは異なり盲目的にプローブの位置を調整しなければならず，体位による影響を受けやすい欠点を有する。

▶3) Sakka SG, Reuter DA, Perel A. The transpulmonary thermodilution technique. J Clin Monit Comput 2012; 26: 347-53.
▶4) Boehne M, Baustert M, Paetzel V, et al. Determination of cardiac output by ultrasound dilution technique in infants and children: a validation study against direct Fick principle. Br J Anaesth 2014; 112: 469-76.
▶5) Galstyan G, Bychinin M, Alexanyan M, et al. Comparison of cardiac output and blood volumes in intrathoracic compartments measured by ultrasound dilution and transpulmonary thermodilution methods. Intensive Care Med 2010; 36: 2140-4.
▶6) Floh AA, La Rotta G, Wermelt JZ, et al. Validation of a new method based on ultrasound velocity dilution to measure cardiac output in paediatric patients. Intensive Care Med 2013; 39: 926-33.
▶7) Teng S, Kaufman J, Pan Z, et al. Continuous arterial pressure waveform monitoring in pediatric cardiac transplant, cardiomyopathy and pulmonary hypertension patients. Intensive Care Med 2011; 37: 1297-301.
▶8) Urbano J, López J, González R, et al. Measurement of cardiac output in children by pressure-recording analytical method. Pediatr Cardiol 2015; 36: 358-64.
▶9) Thiele RH, Bartels K, Gan TJ. Cardiac output monitoring: a contemporary assessment and review. Crit Care Med 2015; 43: 177-85.
▶10) Suehiro K, Joosten A, Murphy LS, et al. Accuracy and precision of minimally-invasive cardiac output monitoring in children: a systematic review and meta-analysis. J Clin Monit Comput 2015; 29: 1-18.
▶11) Knirsch W, Kretschmar O, Tomaske M, et al. Comparison of cardiac output measurement using the CardioQP oesophageal Doppler with cardiac output measurement using thermodilution technique in children during heart catheterisation. Anaesthesia 2008; 63: 851-5.

非侵襲的デバイス

近年注目されているのが、NICOM™（Starling™SV）とICON™（AESCULON™）に代表される動脈ラインの留置さえ不要な非侵襲的デバイスである。どちらのデバイスも主に胸部に貼付したプローブを用いて測定するため、末梢血管抵抗による影響を受けないとされる。

NICOM™は4つのプローブを胸部に貼付しBioreactance™Technologyを用いて心係数を算出する。小児を対象にデザインされているわけではないため、特に新生児や乳児などでは貼付する位置が問題となる。これまでNICOM™の報告は複数存在するが、その小児における有用性に関しては結論が出ていない。術後に6カ月から6歳の小児を対象にTEEによる測定値と比較した研究では、PEは35％と大きいが、高い相関（r＝0.91）があることを示した[12]。NICU入室中の新生児を対象にTTEと比較した研究でもほぼ同様の結果（r＝0.95）が報告されている[13]。さらに、Vergnaudらは術後の小児を対象とした研究で、同様にPEは過大であるが輸液負荷によって生じるCOの変化を正確に追従できたことを報告している[14]。しかし一方で、5歳以下の先天性心疾患に対して手術を受ける5歳以下の小児を対象に、胸骨閉鎖後にNICOM™による測定値とTEEで測定した心係数とを比較した研究では、有意な相関は示されていない（r＝0.107、P＝0.43）[15]。また、その他の研究では、特により小さい小児における測定値の信頼性の低さが指摘されている[16]。このように相反する結果が示されている原因として、貼付するプローブの大きさと体格の問題に加えて、胸腔内容量の変化[17]や貧血（鉄イオンの減少）による影響[18]が考えられる。上腹部操作が加わった場合に測定値が変化することは成人でも報告されており[17]、特に胸腹部の手術における正確性は今後検証が必要と考えられる。

ICON™は新生児にも適応があるデバイスで、大動脈を流れる赤血球の配向変化を電気的に検出することでCOを算出する。生後1日の新生児から19歳までの372人の小児を対象に術中の計測結果を解析した研究では、術中の循環変動を正確に追従できたことが示されている[19]。さらに、Noroziら[20]は生後11日から18歳の先天性心疾患に対して心臓カテーテル検査を受ける小児を対象にした研究で、Fick法による測定値との良好な相関関係（r^2＝0.94）を報告した。一方で、PACやTTEと比較し測定値は正確でないとする研究結果もあるが、その研究の中でも高い相関関係は示されている[21,22]。欠点としては測定が1分ごと、手術操作によるノイズが避けられないという点が挙げられるが、ヘモグロビン値や心内短絡路による明確な影響が認められなかった[20]という報告もあり、他の非侵襲的モニターよりも今後に期待されている[2]。

- [12] Lee JY, Kim JY, Choi CH, et al. The ability of stroke volume variation measured by a noninvasive cardiac output monitor to predict fluid responsiveness in mechanically ventilated children. Pediatr Cardiol 2014; 35: 289-94.
- [13] Weisz DE, Jain A, McNamara PJ, et al. Non-invasive cardiac output monitoring in neonates using bioreactance: a comparison with echocardiography. Neonatology 2012; 102: 61-7.
- [14] Vergnaud E, Vidal C, Verchere JM, et al. Noninvasive cardiac output measurement using bioreactance in postoperative pediatric patients. Paediatr Anaesth 2015; 25: 160-6.
- [15] Lee JH, No HJ, Song IK, et al. Prediction of fluid responsiveness using a non-invasive cardiac output monitor in children undergoing cardiac surgery. Br J Anaesth 2015; 115: 38-44.
- [16] Ballestero Y, López-Herce J, Urbano J, et al. Measurement of cardiac output in children by bioreactance. Pediatr Cardiol 2011; 32: 469-72.
- [17] Huang L, Critchley LA, Zhang J. Major Upper Abdominal Surgery Alters the Calibration of Bioreactance Cardiac Output Readings, the NICOM, When Comparisons Are Made Against Suprasternal and Esophageal Doppler Intraoperatively. Anesth Analg 2015; 121: 936-45.
- [18] Kupersztych-Hagege E, Teboul JL, Artigas A, et al. Bioreactance is not reliable for estimating cardiac output and the effects of passive leg raising in critically ill patients. Br J Anaesth 2013; 111: 961-6.
- [19] Coté CJ, Sui J, Anderson TA, et al. Continuous noninvasive cardiac output in children: is this the next generation of operating room monitors? Initial experience in 402 pediatric patients. Paediatr Anaesth 2015; 25: 150-9.
- [20] Norozi K, Beck C, Osthaus WA, et al. Electrical velocimetry for measuring cardiac output in children with congenital heart disease. Br J Anaesth 2008; 100: 88-94.
- [21] Tomaske M, Knirsch W, Kretschmar O, et al. Cardiac output measurement in children: comparison of Aesculon cardiac output monitor and thermodilution. Br J Anaesth 2008; 100: 517-20.
- [22] Schubert S, Schmitz T, Weiss M, et al. Continuous, non-invasive techniques to determine cardiac output in children after cardiac surgery: evaluation of transesophageal Doppler and electric velocimetry. J Clin Monit Comput 2008; 22: 299-307.

3 循環血液量の推定，輸液反応性の指標

静的指標と動的指標

　CO の測定とは異なった視点として，循環血液量の推定も循環管理をする上で重要である．過去には循環血液量，つまり心臓前負荷の指標として，心拍数（HR）や血圧（BP），そして中心静脈圧（CVP）といった静的指標が用いられてきた．しかし成人と同様に小児においても，これらのパラメータは前負荷の評価には不適切であることがこれまで報告されている[23〜25]．動的指標は陽圧換気によって生じる動脈圧や 1 回心拍出量などの呼吸性変動を解析して算出され，これまで主に動脈圧変化としての systolic pressure variation（SPV）と PPV，1 回心拍出量の変化としての SVV，さらにはパルスオキシメータによる plethysmograph variable index（PVI）や，超音波装置を用いて測定する aortic blood flow peak velocity variation（ΔVpeak）に関する研究が多くなされている．これらの動的指標は原則として，現在の心臓前負荷が Starling-Curve のどの位置にあるかを推測する助けとなる．

循環血液量の推定：循環血液量減少の早期発見

　循環血液量の減少は，心拍出量の減少から臓器灌流圧の低下につながり予後を増悪させる[26,27]．そのため，循環血液量の減少を鋭敏に反映するような指標は臨床的に有用である．

　これまで，動的指標が HR，BP や CVP などのパラメータよりも循環血液量の減少を早期に検出できることは動物実験や成人を対象とした多くの研究で報告されている．Kungys ら[28]は成人を対象に，15% の循環血液量の減少とその後の輸液負荷によって HR と平均血圧（MBP）は有意な変化を示さなかった一方で，FloTrac/Vigileo™ で測定した SVV（SVV$_{FloTrac}$）は有意な変化を示したと報告した．また，肝臓移植手術中の成人を対象とした研究は，SVV は CVP や肺動脈楔入圧に比べて右室拡張末期容量係数と高い相関を示した[24,29]．

　一方で，2-7 歳の小児を対象とした研究は，希釈式自己血輸血に伴う 10 mL/kg の循環血液量減少の予測能を ROC 曲線下面積（AUC）を算出して比較を行い，SVV$_{FloTrac}$ は HR や大腿静脈圧（FVP）よりも正確な指標であることを示した（AUC：SVV 0.99，HR 0.71，MBP 0.86，FVP 0.57）[25]．また，SVV$_{FloTrac}$（≦10%）と CVP（≧10 mmHg）を生体肝移植術における管理指標として比較した研究では，合併症や乳酸値などの予後の比較は行っていないものの，再灌流後の血圧変動は SVV$_{FloTrac}$ を指標にした方が小さかったと報告している[30]．このように，小児においても循環血液量の減少に伴って動的指標が変化するこ

▶23) Stricker PA, Lin EE, Fiadjoe JE, et al. Evaluation of central venous pressure monitoring in children undergoing craniofacial reconstruction surgery. Anesth Analg 2013; 116: 411-9.
▶24) Su BC, Tsai YF, Cheng CW, et al. Stroke volume variation derived by arterial pulse contour analysis is a good indicator for preload estimation during liver transplantation. Transplant Proc 2012; 44: 429-32.
▶25) Tadokoro T, Kakinohana M, Fukumoto C, et al. Usefulness of stroke volume variation to assess blood volume during blood removal for autologous blood transfusion in pediatric patients. Paediatr Anaesth 2016; 26: 300-6.

▶26) Mandee S, Butmangkun W, Aroonpruksakul N, et al. Effects of a restrictive fluid regimen in pediatric patients undergoing major abdominal surgery. Paediatr Anaesth 2015; 25: 530-7.
▶27) Carcillo JA, Kuch BA, Han YY, et al. Mortality and functional morbidity after use of PALS/APLS by community physicians. Pediatrics 2009; 124: 500-8.
▶28) Kungys G, Rose DD, Fleming NW. Stroke volume variation during acute normovolemic hemodilution. Anesth Analg 2009; 109: 1823-30.

▶29) Kim SH, Hwang GS, Kim SO, et al. Is stroke volume variation a useful preload index in liver transplant recipients? A retrospective analysis. Int J Med Sci 2013; 10: 751-7.

▶30) Kasagi Y, Hashimoto M, Kasuya S, et al. Usefulness of monitoring stroke volume variations for fluid management during pediatric living-donor liver transplantation. Open J Anesth 2012; 4: 146-9.

とは確からしいが，新生児期から幼児期にかけて胸壁や動脈壁コンプライアンスなど生理的な変化が大きく，特に小さい小児では動的指標の正常値が異なる可能性が考えられる。値の変化から傾向としての情報を得ることは可能だが，現時点では動的指標の値のみから循環血液量が不足しているのかどうかを判断することは難しい。

輸液反応性の指標：過剰輸液を未然に避ける

循環血液量の指標としての動的指標には大きな欠点がある。それは，循環血液量過剰を推測できないことである。2004年にFujitaらはイヌを対象に循環血液量を増減させ，循環血液量が過剰な状態においてSVV_{PiCCO}は不正確であると報告している[31]。過剰な心臓前負荷もまた有害であることは心臓手術後[32]，および非心臓手術後[33]を対象とした研究で成人と同様に小児でも示されている。しかし現在，周術期を通して循環血液量の過剰を鋭敏に反映するような指標は確立されているとはいえない。

これまで動的指標に関しては，輸液反応性の予測能についての研究が多く報告されている。輸液反応性の予測とは輸液負荷をする前に，ある程度以上の心拍出量の増加が見込めるかどうか予測することである。正確な予測の結果，不必要な輸液負荷を避けることができ過剰輸液に陥ることを未然に防ぐことができる。

成人において，末梢動脈で測定する動的指標（PPVやSVVなど）は輸液反応性の指標として高い信頼性が報告されている。しかし，Byonら[34]は7カ月から14歳の小児を対象とした研究で，SPVとPPVは術中の輸液反応性の指標として信頼性が低いことを報告し，また執刀前に検証した研究[35]やICU入室中の小児を対象にした研究[36]においても同様の結果が示された。これらの報告から，小児における末梢動脈で測定される動的指標の輸液反応性の指標としての信頼性は低いと考えられ，2013年にGanらの報告したシステマティックレビューでは，大動脈弁輪部で測定したΔVpeakのみが信頼できる指標であると結論付けられている[37]。ΔVpeakは測定が連続的には行えないことや，検査施行者の技術に影響を受けやすいといった欠点を有しているが，現時点では小児においてもっとも信頼性の高い輸液反応性の指標といえる。

動的指標における小児と成人の差異

小児において末梢動脈で測定する動的指標の有用性が示されていない主な原因として，動脈壁コンプライアンスが高いために呼吸性変動を正確に検出できないこと，また年齢層ごとの閾値が異なることによる影響が考えられる。

脈圧は1回心拍出量と動脈壁の弾性に依存するため，コンプライア

▶31) Fujita Y, Yamamoto T, Sano I, et al. A comparison of changes in cardiac preload variables during graded hypovolemia and hypervolemia in mechanically ventilated dogs. Anesth Analg 2004; 99: 1780-6.
▶32) Rizza A, Romagnoli S, Ricci Z. Fluid Status Assessment and Management During the Perioperative Phase in Pediatric Cardiac Surgery Patients. J Cardiothorac Vasc Anesth 2016; 30: 1076-84.
▶33) Foland JA, Fortenberry JD, Warshaw BL, et al. Fluid overload before continuous hemofiltration and survival in critically ill children: a retrospective analysis. Crit Care Med 2004; 32: 1771-6.

▶34) Byon HJ, Lim CW, Lee JH, et al. Prediction of fluid responsiveness in mechanically ventilated children undergoing neurosurgery. Br J Anaesth 2013; 110: 586-91.
▶35) Pereira de Souza Neto E, Grousson S, Duflo F, et al. Predicting fluid responsiveness in mechanically ventilated children under general anaesthesia using dynamic parameters and transthoracic echocardiography. Br J Anaesth 2011; 106: 856-64.
▶36) Durand P, Chevret L, Essouri S, et al. Respiratory variations in aortic blood flow predict fluid responsiveness in ventilated children. Intensive Care Med 2008; 34: 888-94.
▶37) Gan H, Cannesson M, Chandler JR, et al. Predicting fluid responsiveness in children: a systematic review. Anesth Analg 2013; 117: 1380-92.

ンスの低い動脈ほど1回心拍出量の変化を正確に反映することができる[38]。これまで小児の動脈構造の特性が何歳頃になれば成人と同等になるかは明らかにされていないが，6カ月から20歳までの小児を対象とした研究では，動脈壁コンプライアンスは出生後から加齢に伴い低下することが示された[39]。またブタを年齢が異なる2群に分けてPPVを比較した研究では，未成熟な群（体重10-15 kg）の方が成熟したブタ（15-30 kg）よりもPPVの値が小さく，輸液反応性の閾値をそれぞれ10.9％，15.9％と算出した[40]。これらの研究から，末梢動脈で測定する動的指標は低年齢児ほど値が小さくなると推察される。

また，動的指標は胸壁コンプライアンスによっても影響を受ける。1995年に報告された研究において，新生児から1歳未満では胸壁コンプライアンスが肺コンプライアンスを大きく上回るが，加齢に伴って胸壁の剛性が増し，1歳から2歳ごろには成人と同様に胸壁と肺のコンプライアンスが同等になることが示された[41]。胸壁コンプライアンスが高くなれば動的指標の値が小さくなることは成人を対象とした研究で示されており[42]，特に1歳以下の新生児や乳児では動的指標の値が成人に比して低値を示すと予想される。

さらに，小児ではHRと呼吸回数（RR）の比が成人と異なり，Flemingら[43]の示したデータを元に計算すると，12歳の小児におけるHR/RR比は4.5であるのに対して，2歳では3.7，生後1カ月では3.4となる。Backerら[44]は成人を対象に，HR/RR比の低下に伴いPPVが小さくなることを示し，その比が3.6よりも低い場合にはPPVは10％以下まで減少することを報告した。

このように低年齢児（特に2歳以下）と学童とでは，胸壁および肺コンプライアンス，HRとRRに明らかな生理的な差異が存在するため，仮にΔVpeakやSVV$_{NICOM}$など末梢動脈壁コンプライアンスによる影響を受けないとされる指標であっても，その閾値を成人のように画一的に定めることは難しいと考えられる。実際に，4カ月から12歳の小児を対象とした研究において3歳を境にサブグループ解析が行われ，PPVとSVV$_{NICOM}$は3歳以上の症例では高い信頼性を示したのに対して（AUC PPV：0.81，SVV$_{NICOM}$：0.97），3歳以下では示されなかった（0.60，0.57）[45]。

おわりに

結論としては，現時点で小児患者における心拍出量モニターのゴールドスタンダードは確立されていない。心拍出量モニターにとって，測定値の絶対値が正確であることも重要であるが，その変化を正確に反映することも臨床現場における方針決定に大きく影響を及ぼす。そのため，Bland-Altman分析による互換性の検証だけでなく，値の変化を正確に追従できたかどうか（4-qadrant plot，ROC曲線分析など）にも注目する必要がある[46]。

重症患者に敢えて非侵襲的なモニターを適応する意義に関しては疑

38) Lamia B, Teboul JL, Monnet X, et al. Contribution of arterial stiffness and stroke volume to peripheral pulse pressure in ICU patients: an arterial tonometry study. Intensive Care Med 2007; 33: 1931-7.

39) Senzaki H, Akagi M, Hishi T, et al. Age-associated changes in arterial elastic properties in children. Eur J Pediatr 2002; 161: 547-51.

40) Graham MR, McCrea K, Girling LG. Pulse pressure variability during hemorrhage and reinfusion in piglets: effects of age and tidal volume. Can J Anaesth 2014; 61: 533-42.

41) Papastamelos C, Panitch HB, England SE, et al. Developmental changes in chest wall compliance in infancy and early childhood. J Appl Physiol 1995; 78: 179-84.

42) Rex S, Schälte G, Schroth S, et al. Limitations of arterial pulse pressure variation and left ventricular stroke volume variation in estimating cardiac preload during open heart surgery. Acta Anaesthesiol Scand 2007; 51: 1258-67.

43) Fleming S, Thompson M, Stevens R, et al. Normal ranges of heart rate and respiratory rate in children from birth to 18 years of age: a systematic review of observational studies. Lancet 2011; 377: 1011-8.

44) De Backer D, Taccone FS, Holsten R, et al. Influence of respiratory rate on stroke volume variation in mechanically ventilated patients. Anesthesiology 2009; 110: 1092-7.

45) Vergnaud E, Vidal C, Verchère J, et al. Stroke volume variation and indexed stroke volume measured using bioreactance predict fluid responsiveness in postoperative children. Br J Anaesth 2015; 114: 103-9.

46) Marik PE. Noninvasive cardiac output monitors: a state-of the-art review. J Cardiothorac Vasc Anesth 2013; 27: 121-34.

問が呈されている[47]が，そもそも小児ではPACが心拍出量モニターのゴールドスタンダードとなり得ず，動脈ラインの留置を伴う低侵襲的デバイスによる測定値の信頼性も不十分である．そのため，NICOM™やICON™のような非侵襲的なデバイスの臨床適応は成人と同一に考えるべきではないかもしれない．加えて，成人においてゴールドスタンダードとされるPACによる測定値も，これまで考えられているよりも誤差が大きいことが動物実験で示されている[48]．将来，非侵襲的デバイスがゴールドスタンダードになる可能性は否定できず，今後の研究結果を十分に注視したい．

また，末梢動脈で測定される動的指標が小児においても成人と同様に前負荷の変化を反映することは確からしい．しかし，輸液反応性の閾値に関しては，層別化を行い各年齢層における最適な閾値を求めることが必要かもしれない．

（田所　貴弘，垣花　学）

▶47) Cannesson M, Manach YL. Non-invasive hemodynamic monitoring: no high heels on the farm; no clogs to the opera. Anesthesiology 2012; 117: 937-9.

▶48) Yang XX, Critchley LA, Rowlands DK, et al. Systematic error of cardiac output measured by bolus thermodilution with a pulmonary artery catheter compared with that measured by an aortic flow probe in a pig model. J Cardiothorac Vasc Anesth 2013; 27: 1133-9.

2 経食道心エコー

1 小児TEEの普及：プローブ小型化・臨床使用

1990年代初頭に，プローブの小型化により経食道心エコー（transesophageal echocardiography：TEE）は小児患者にも臨床応用されるに至った[1]。その後のさらなるプローブ小型化・高性能化と相俟って，現在では新生児を含めた小児患者にまで広くTEEは普及している。最細径のプローブはシャフト径が4 mmのシングルプレーンプローブであり，著者らの施設では体重2 kg以上を目安に使用しているが，最小では体重1.3 kgの児で呼吸・循環のパラメータに影響を与えることなく使用することができた。バイプレーンプローブおよびマルチプレーンプローブはシャフト径6.7 mmで，先端サイズの小さいバイプレーンでは体重3 kg以上，やや先端サイズの大きいマルチプレーンプローブでは体重6 kg以上を目安に使用している。近年さらに小型化されたマルチプレーンマイクロプローブはシャフト径5.2 mm，先端部の幅7.5 mm，厚み5.5 mmとそれ以前のマルチプレーンプローブに比較して格段に小型化されている（図1）。Zyblewskiら[2]はこれを体重5 kg未満の新生児および乳児42人の心臓手術中に使用した。うち16人は体重3.5 kg未満で最小は1.7 kgであったが，呼吸・循環のパラメータの有意な変動や合併症の発生なしに使用でき，6人に再修復（revision）を要する異常所見を検出しえたことを報告している。プローブの小型化に並行して，画質の向上は勿論のこと，使用しうるモード・機能の充実が図られてきたことにより，単に低体重児への適

1) Muhiudeen Russell IA, Miller-Hance WC, Silverman NH. Intraoperative transesophageal echocardiography for pediatric patients with congenital heart disease. Anesth Analg 1998; 87: 1058-76.

2) Zyblewski SC, Shirali GS, Forbus GA, et al. Initial experience with a miniaturized multiplane transesophageal probe in small infants undergoing cardiac operations. Ann Thorac Surg 2010; 89: 1990-4.

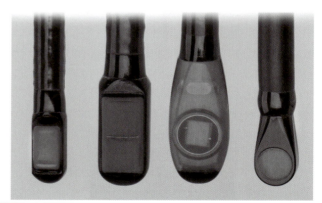

製造元	Hitachi	Hitachi	Hitachi	Philips
探触子 適応体重	single ≧2 kg	biplane ≧3 kg	multiplane ≧6 kg	multiplane ≧2.5 kg

図1　小児用各種プローブ

応が拡大するだけでなく，診断能力も向上している．小児における TEE 使用は後述するように合併症の発生に細心の注意を払う必要があり，さらに技術・知識の習得が非常に困難なことから，麻酔科医のあいだでは成人領域ほどの拡がりこそないが，プローブの小型化・高性能化は小児領域における TEE の有用性を確固たるものにしている．

② 心臓麻酔における有用性

小児 TEE は主に心臓手術や心臓カテーテル治療の評価やガイドとして用いられている．TEE に求められる役割には，体外循環を使用した心臓手術の場合，体外循環前には①術前診断の確認および②未診断病変の検出があり，体外循環離脱時から手術終了までには③遺残病変の評価，④循環管理のガイドおよび⑤未診断であった病変の新たな検出が挙げられる．

術前診断の確認・未診断病変の検出

体外循環前に術前診断との相違や未診断の病変を検出した場合には，手術術式に変更あるいは追加が必要になる可能性があるため，心臓手術中にこれらを確認することはとても重要である．Eltzschig ら[3]は単一施設での連続する 12,500 例余りの体外循環を使用した心臓手術を対象に，術中 TEE が手術方針に及ぼす影響を後向きに調査した．体外循環前の TEE 所見に基づいた方針変更は全体では 7.0％で，術式別では冠動脈バイパス術単独では 5.4％，僧帽弁単独手術では 6.6％，冠動脈バイパスと大動脈弁同時手術では 7.1％，冠動脈バイパス術と僧帽弁同時手術では 17.3％にまで及んだ．そのほとんどは弁機能評価の相違による弁手術の追加もしくは撤回で，次いで心房間交通の有無による閉鎖手技の追加もしくは撤回であった．同様に Minhaj ら[4]はやはり単一施設での連続する 283 例を対象に前向き調査を行った．このうち 31％のケースで新たな所見を検出し，25％で方針変更に至った．三尖弁修復術の追加，僧帽弁手術の追加・撤回や術式変更が方針変更の 80％を占めた．成人心臓手術においては，弁手術方針を術中 TEE 所見も踏まえて最終判断することが多いことを示唆する結果と考えられる．

先天性心疾患を対象とした小児心臓手術においても術中 TEE の手術方針に及ぼす影響が調査されている．Bettex ら[5]によれば，2 施設 865 例での検討で方針変更は 2.1％と前述の成人での報告に比較して頻度は格段に低かった．しかし，心室サイズや冠動脈異常から根治術を回避せざるをえないなど大きな方針変更を余儀なくされるケースが散見された．Sheil ら[6]の報告でも 200 例のうち 6.8％に術前診断と TEE 所見に解離が認められたが，ほとんどが心房間交通など軽微な解離で

▶3) Eltzschig HK, Rosenberger P, Löffler M, et al. Impact of intraoperative transesophageal echocardiography on surgical decisions in 12,566 patients undergoing cardiac surgery. Ann Thorac Surg 2008; 85: 845-52.

▶4) Minhaj M, Patel K, Muzic D, et al. Effect of routine intraoperative transesophageal echocardiography on surgical management. J Cardiothorac Vasc Anesth 2007; 21: 800-4.

▶5) Bettex DA, Schmidlin D, Bernath MA, et al. Intraoperative transesophageal echocardiography in pediatric congenital cardiac surgery: a two-center observational study. Anesth Analg 2003; 97: 1275-82.

▶6) Sheil ML, Baines DB. Intraoperative transesophageal echocardiography for pediatric cardiac surgery—an audit of 200 cases. Anaesth Intensive Care 1999; 27: 591-5.

あった。しかし，この報告でも二室性修復を断念しフォンタン手術へと治療戦略を変更せざるをえない大きな心室中隔欠損（ventricular septal defect：VSD）を新たに検出した例も含まれていた。小児心臓手術では，成人と比較して術中 TEE 所見に基づいて術式変更に至る頻度こそ少ないが，根本的な治療戦略に影響を及ぼしうる未診断病変の検出が含まれうることに十分注意して評価をする必要がある。

遺残病変の評価

手術の完遂性評価は小児心臓手術中の TEE の役割としてもっとも重要と考えられる。遺残病変の検出は古くから報告されており，報告にもよるが再修復を要する異常が 5-15% 程度のケースで検出される[6〜10]。遺残異常の内訳はさまざまであるが，遺残短絡，遺残狭窄，弁機能異常がほとんどを占める[6〜9]。内訳の判明している遺残異常を集計すると遺残 VSD と遺残流出路狭窄がそれぞれ 20% 余りを占め，これらの遺残異常による再修復が必要になるケースはそれぞれ全小児心手術の約 2% に及ぶ。先天性心疾患において検出頻度が高くかつ再修復の適応の方針決定が必要になる代表的な遺残異常が閉鎖術後 VSD リーク，遺残右室流出路狭窄である。以下に術中 TEE によるこれらの診断・評価の要点について記載する。

VSD リーク

VSD リークの評価は，リークの有無，リークが存在する場合にはリーク部位およびその程度を評価する必要がある。リークの有無はカラードプラモードでのリークジェットの検出により判断され，検出は比較的容易である。しかし，カテコラミンの使用，パッチの存在などに伴い，右室流出路内に乱流が起こることはまれではなく，さらにパッチによる音響陰影がこれに重なるとリークジェット検出が困難になったり，あるいは乱流の一部がジェットに見誤られる可能性があり診断には注意を要する。

VSD 閉鎖術後にリークが検出される頻度は 20-30% 余りと高い[11〜13]。さらに VSD 単独の場合とファロー四徴症（tetralogy of Fallot：TOF）や房室中隔欠損症などの疾患の一部としての VSD ではリーク発生率も異なる。前者の発生率が 25-40% 程度[11〜13]であるのに対して後者は 17-30% 弱[11,12]と報告され，両者を比較可能な報告ではいずれも前者が高い。これは TOF や房室中隔欠損症では遺残右室流出路狭窄や肺高血圧症などで体外循環離脱直後に右室圧が高値である場合も多く，この時期に圧較差が小さいことに由来して遺残ジェットが目立たないことが一因と考えられる。VSD 単独の場合においても肺高血圧症を合併している場合では同様に VSD リークが目立たない可能性があることに留意して診断する必要がある。Dodge-Khatami らの報

7) Muhiudeen IA, Silverman NH, Anderson RH. Transesophageal transgastric echocardiography in infants and children: the subcostal view equivalent. J Am Soc Echocardiogr 1995; 8: 231-44.

8) Stevenson JG, Sorensen GK, Gartman DM, et al. Transesophageal echocardiography during repair of congenital cardiac defects: identification of residual problems necessitating reoperation. J Am Soc Echocardiogr 1993; 6: 356-65.

9) Galli KK, Gaynor JW, DeCampli WM. The impact of intraoperative transesophageal echocardiography on reinstitution of cardiopulmonary bypass following surgery for congenital heart disease. Cardiol Young 2001; 11: 76.

10) Mavroudis C, Kohr LM, Backer CL. Intraoperative transesophageal echocardiography for congenital heart surgery. Cardiol Young 2001; 11: 300. S.

11) Dodge-Khatami A, Knirsch W, Tomaske M, et al. Spontaneous closure of small residual ventricular septal defects after surgical repair. Ann Thorac Surg 2007; 83: 902-5.

12) Yang SG, Novello R, Nicolson S, et al. Evaluation of ventricular septal defect repair using intraoperative transesophageal echocardiography: frequency and significance of residual defects in infants and children. Echocardiography 2000; 17: 681-4.

13) Kurokawa S, Honma T, Taneoka M, et al. Can intraoperative TEE correctly measure residual shunt after surgical repair of ventricular septal defects? J Anesth 2010; 24: 343-50.

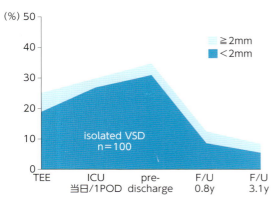

表1 VSD leakage jet サイズに基づく再修復方針決定

jet サイズ	方針	注意点
≧4 mm	ただちに再修復	
2-4 mm	血行動態と併せて評価	oximetry で Qp/Qs 評価
<2 mm	自然閉鎖を期待	過小評価の可能性を考慮

図2 VSD leakage 検出率の時間経過
(Dodge-Khatami A, Knirsch W, Tomaske M, et al. Spontaneous closure of small residual ventricular septal defects after surgical repair. Ann Thorac Surg 2007; 83: 902-5 より作成)

告[11]では，術中 TEE と術当日もしくは翌日に施行された経胸壁心エコーによる検出率は，VSD 単独の場合においても 25％から 30％と上昇したが（図2），TOF 根治後では 15％から 46％へと，房室中隔欠損症術後では 20％から 30％へと大幅に上昇した。この原因としてパッチによる音響陰影や右室流出路の乱流発生に起因してリークを見落とす偽陰性とともにパッチ周辺の浮腫軽減や右室圧低下により術後時間経過とともにリークが生じる真陰性の可能性が指摘されている。著者らの経験においても VSD 単独では退院前までに 30％から 10％余りまで低下した[13]一方で，TOF では若干の増加を認めており[14]，診断時には血行動態を考慮に入れることを忘れてはならない。

部位の診断は複数の断面を組み合わせてパッチ辺縁を詳細に観察して診断する。視野展開が困難になること，房室ブロックを回避する目的で運針間隔が大きくなりやすいことから，パッチ上縁と三尖弁中隔尖直下はリークの好発部位に成りうる[15]。また膜様部中隔欠損に合併するポーチ形成や術式として直接閉鎖が遺残を起こしやすい要因[11]とする報告がある。

リークの重症度は再修復の適応を決定するうえで非常に重要な情報になる。重症度評価には，Dodge-Khatami ら[11]および Yang ら[12]の報告に基づいたリークジェットの幅による評価が有用と考えられる。幅 4 mm 以上ではただちに再修復が考慮されるべきであり，幅 2 mm 未満では自然閉鎖が期待できる（図2, 表1）。この間では血液サンプリングを行いオキシメトリーにより算出される肺体血流比も同時に参考にしながら治療方針を決定することが妥当であると考えられる。勿論，前述した右室圧高値ではジェットサイズおよび肺体血流比にも影響を及ぼすため，ここでも血行動態を考慮した判断が求められる。肺動脈主幹部および左室流出路における血流量算出により肺体血流比も算出しうるが，VSD 術直後の TEE による計測は不正確となり，残念ながら参考にすることは難しい[13]。

▶14) 黒川 智. ファロー四徴症根治術の術中評価における TEE の役割. Cardiovascular Anesthesia 2003；7：75-82.

▶15) Gaynor JW, O'Brien JE Jr, Rychik J, et al. Outcome following tricuspid valve detachment for ventricular septal defects closure. Eur J Cardiothorac Surg 2001; 19: 279-82.

右室流出路狭窄

　先天性心疾患では右室流出路の再建を要する疾患は比較的多く，再建された流出路の狭窄について評価する機会は多い．術中TEEでの評価の要点は，狭窄部位，重症度およびメカニズムの評価である．特にメカニズムの評価は再修復の適応を決めるうえで重要な情報となる．狭窄の有無はカラードプラ画像でモザイク状の乱流とその発生部位を同定することで比較的容易にできる．VSD閉鎖を伴う術式ではパッチによる音響陰影に伴い流出路全体を描出できない場合もある．

　部位診断では狭窄箇所が必ずしも1カ所に留まらない可能性を念頭に評価すべきである．同時に狭窄が局所に留まらず長い病変として起こることも考える必要がある．Bモードで体外循環前の所見と比較して形態的に開大しているか比較しながら評価する．

　重症度評価は狭窄部の血流プロフィールを取得して圧較差を評価すること，あるいは三尖弁逆流波形から右室圧を算出し右室左室圧比で行う．狭窄部血流の描出では，狭窄箇所によって右室流出路内の狭窄部血流をできる限り超音波方向に一致できる断面を選択して評価することが重要である．また，狭窄箇所が1カ所に留まらないケースや距離の長い狭窄病変では簡易ベルヌーイの式の適用はできない．いずれにしても重症度評価には術野での穿刺による直接マノメトリーによる狭窄部位前後の圧評価の併用が有用である．重症度評価からは右室左室圧比が0.7もしくは0.8以上，もしくはこれに相当する右室流出路圧較差がある場合に再修復の適応とされる．しかし，TOF根治術後の右室圧は術直後には低下しないことが知られている．Goorら[16]はTOF根治術後の17例で右室左室圧比の自然経過を調べた．手術終了時の圧比は0.85で中には体血圧を凌駕するケースも含まれていたが，24時間後には0.48まで低下した．一部の症例では4時間後にも測定されたが，この時点での圧比はすでに0.6に低下していた（**図3A**）．圧較差は90％が右室流出路内で起こっており，術直後の高い圧比へのダイナミックな狭窄の関与が示唆された．Kaushalら[17]はTOF根治術166例で狭窄メカニズム評価の重要性を検討した．右室流出路圧較差40 mmHg以上を右室流出路狭窄と定義し，58例に狭窄を検出した．狭窄を形態が固定された固定性狭窄と収縮期に開大する動的狭窄に分け，固定性狭窄のみを対象に再修復を施行した．再修復後に固定性狭窄は認めず，体外循環離脱直後の圧較差は動的狭窄群における体外循環離脱直後と同様で50 mmHg程度であった．この圧較差は退院前には30 mmHg程度，フォローアップ時には20 mmHg程度と術後経過中に自然低下した（**図3B**）．動的狭窄では圧較差は自然経過で解消されることが期待でき，固定性狭窄に対して再修復を考慮すべきであることが示された．前述したように右室左室圧比をもとに再修復の適応が考慮されるが，再修復の適応を最終決定するにはTEEにより狭窄のメカニズムをあわせて評価する必要がある．

▶16) Goor DA, Smolinksy A, Mohr R, et al. The drop of residual right ventricular pressure 24 hours after conservative infundibulectomy in repair of tetralogy of Fallot. J Thorac Cardiovasc Surg 1981; 81: 897-905.

▶17) Kaushal SK, Radhakrishanan S, Dagar KS, et al. Significant intraoperative right ventricular outflow gradients after repair for tetralogy of Fallot: to revise or not to revise? Ann Thorac Surg 1999; 68: 1705-12.

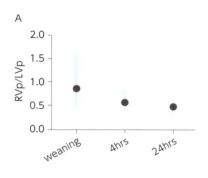
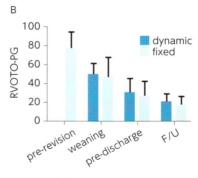

図3　遺残右室流出路狭窄の経過

A：TOF根治術後右室圧低下の時間経過（Goor DA, Smolinksy A, Mohr R, et al. The drop of residual right ventricular pressure 24 hours after conservative infundibulectomy in repair of tetralogy of Fallot. J Thorac Cardiovasc Surg 1981; 81: 897-905 より作成）

B：dynamic RVOTO 圧較差の時間経過（Kaushal SK, Radhakrishanan S, Dagar KS, et al. Significant intraoperative right ventricular outflow gradients after repair for tetralogy of Fallot: to revise or not to revise? Ann Thorac Surg 1999; 68: 1705-12 より作成）

体外循環後の未診断病変の検出

　術前検査・体外循環前TEEを通じて診断されていなかった欠損が術野での視診で明らかになる場合もまれに存在する。2%のケースで部分肺静脈還流異常症や僧帽弁裂隙などが術野での視診で見つかったとする報告もある[6]。

　さらに術野での観察でも気付かなかった未診断の病変が体外循環離脱後に検出されることもごくまれに起こる。著者らの経験では動脈スイッチ術後に有意な短絡血流を有するスイスチーズ様多発性VSDを検出したケースがあった[18]。このケースでは，TEEによる高肺血流を制御しうる遺残肺動脈狭窄の診断，さらに心室ペーシングに伴う短絡方向変化の診断がその後の循環管理に不可欠な情報であった。右室圧高値を伴った心尖部筋性VSDはこの時期に検出される未診断病変としてもっとも可能性のある病変の一つといえる。

▶18) Kurokawa S, Taneoka M, Imai H, et al. Transesophageal echocardiography detection of undiagnosed multiple muscular ventricular septal defects with alteration of shunt flow by right ventricular pacing after an arterial switch operation in a neonate. Anesth Analg 2011; 113: 233-5.

③ TEE習得のためのトレーニング

　Stevensonら[19]により，小児心臓手術において手術方針決定に影響を及ぼすような所見を術中TEEで正確に検出するには，十分なトレーニングを行った術者が術中に果たす義務として麻酔管理と両方でなくTEEのみを担当した場合に可能になることが報告された。しかし，小児心臓麻酔フェローシッププログラムはアメリカにおいてもわずか2つに留まり，さらにこのうちTEEをトレーニングに明記しているのは1つであり[20]，麻酔科領域で系統だって小児TEEを習得する環境がいかに不十分であるかが窺われる。小児循環器領域の非侵襲的画像診断のフェローシッププログラム[21]においてもTEEはコアトレーニングでは必須ではなく，3年間に及ぶコアトレーニング終了後

▶19) Stevenson JG. Adherence to physician training guidelines for pediatric transesophageal echocardiography affects the outcome of patients undergoing repair of congenital cardiac defects. J Am Soc Echocardiogr 1999; 12: 165-72.

▶20) DiNardo JA, Andropoulos DB, Baum VC. A proposal for training in pediatric cardiac anesthesia. Anesth Analg 2010; 110: 1121-5.

▶21) Srivastava S, Printz BF, Geva T, et al. Task force 2: Pediatric cardiology fellowship training in noninvasive cardiac imaging: endorsed by the American Society of Echocardiography and the Society of Pediatric Echocardiography. J Am Soc Echocardiogr 2015; 28: 1009-19.

のアドバンストトレーニングに含まれる。いずれにしても小児心臓手術の術中 TEE 評価には，先天性心疾患の治療戦略や手術術式について十分に理解していること，TEE の知識や扱いに慣れていることが求められる。

④ 小児 TEE の合併症

▶22) Stevenson JG. Incidence of complications in pediatric transesophageal echocardiography: experience in 1650 cases. J Am Soc Echocardiogr 1999; 12: 527-32.
▶23) Sutherland GR, Stümper OF. Transoesophageal echocardiography in congenital heart disease. Acta Paediatr Suppl 1995; 410: 15-22.
▶24) Hilberath JN, Oakes DA, Shernan SK, et al. Safety of transesophageal echocardiography J Am Soc Echocardiogr 2010; 23: 1115-27.
▶25) Kallmeyer IJ, Collard CD, Fox JA, et al. The safety of intraoperative transesophageal echocardiography: a case series of 7200 cardiac surgical patients. Anesth Analg 2001; 92: 1126-30.
▶26) Daniel WG, Erbel R, Kasper W, et al. Safety of transesophageal echocardiography. A multicenter survey of 10,419 examinations. Circulation. 1991; 83: 817-21.
▶27) Mishra M, Chauhan R, Sharma KK, et al. Real-time intraoperative transesophageal echocardiography--how useful? Experience of 5,016 cases. J Cardiothorac Vasc Anesth 1998; 12: 625-32.
▶28) Andropoulos DB, Stayer SA, Bent ST, et al. The effects of transesophageal echocardiography on hemodynamic variables in small infants undergoing cardiac surgery. J Cardiothorac Vasc Anesth 2000; 14: 133-5.
▶29) Greene MA, Alexander JA, Knauf DG, et al. Endoscopic evaluation of the esophagus in infants and children immediately following intraoperative use of transesophageal echocardiography. Chest 1999; 116: 1247-50.
▶30) Muhiudeen-Russell IA, Miller-Hance WC, Silverman NH. Unrecognized esophageal perforation in a neonate during transesophageal echocardiography. J Am Soc Echocardiogr 2001; 14: 747-9.
▶31) Sasaki T, Culham G, Gandhi SK. Conservative management of iatrogenic esophageal perforation during neonatal cardiac surgery. World J Pediatr Congenit Heart Surg. 2012; 3: 528-30.
▶32) Kumar G, Provenzano S, Alphonso N, et al. Esophageal perforation associated with fontan operation: a complication of transesophageal echocardiography. World J Pediatr Congenit Heart Surg 2013; 4: 293-5.
▶33) Gander JW, Berdon WE, Cowles RA. Iatrogenic esophageal perforation in children. Pediatr Surg Int 2009; 25: 395-401.

　小児 TEE による合併症発生率は報告により 1-20% とまちまちである[6,7,10,22〜24]。約 20% と突出した発生率を報告した研究[7]ではプローブの強い前屈操作を加えたことの影響が強く疑われ，全体を集計すると 3-5% 程度と考えられる。成人における合併症発生率は 0.1-0.9% で，覚醒下の手技による苦痛・検査続行不能を除外し集計すると 0.3% 程度となる[24〜27]。したがって小児における発生率は成人に比較しておよそ 10 倍と合併症のリスクが非常に高いことがわかる。合併症の内訳ではプローブ操作中止や抜去でただちに改善されるような軽微な血行動態変動や換気障害が大半を占め，食道損傷や治療を要する出血などの重篤なものはきわめてまれであった。換気に及ぼす影響については，Andropoulos ら[28]が体重 2-5 kg の乳児 22 人を対象にプローブ挿入・抜去前後で換気の各種パラメータや血液ガス所見に有意な変化がなかったことを示し，換気障害を危惧するあまり TEE 使用を躊躇すべきでないとしている。

　一方で食道粘膜に及ぼす影響については，Greene ら[29]は新生児および乳児 16 例を含む 50 例で，心臓手術終了直後に内視鏡により食道粘膜を観察し，明らかな TEE 合併症がなかったにもかかわらず，発赤 54%，浮腫 24% を含む何らかの異常所見を 64% に見出し，プローブ操作に細心の注意が必要であることを強調した。実際，TEE に起因する食道損傷の症例報告は近年も散見される[30〜32]。医原性食道損傷は咽頭食道接合部，胸部食道，食道胃接合部とあらゆる部位に起こりうるが，新生児では咽頭食道接合部に多いとされる[24,33,34]。輪状咽頭筋近位部が好発部位でこの部位はキリアン三角とも呼ばれる。縦走する咽頭筋と輪状咽頭筋の移行部にあたり筋組織が裏打ちしておらず組織が脆弱なため損傷のリスクが高くなる。新生児の食道損傷の 2 症例はいずれもこの部位での損傷が確認あるいは示唆された。プローブが胃に進入せず経胃画像が取得できなかったことが両症例に共通しており，プローブ挿入時の強い抵抗やその後の胃内進入不可に遭遇した際には食道損傷の可能性を疑う必要があるかもしれない。医原性食道損傷では広範な損傷や胸腔へのリークなどを除いて多くは絶飲食と抗生剤投与により保存的に治療される[33,34]が，TEE を操作する者は食道損傷発生の危険を念頭に，早期発見できるような注意深い観察をすべきであるとともに，診断・治療についても知識を持つべきである。プローブの小型化は合併症回避のために望ましいが，シャフト剛性が高

いとプローブ先端部での粘膜面へのストレスは大きくなる可能性が考えられ，咽頭食道接合部の通過ではより慎重で愛護的な操作を心掛けるべきかもしれない。

　成人心臓手術後の嚥下障害の発生率は 3-4% と報告され[35,36]，挿管期間とともに術中 TEE 使用が predictor として同定された。嚥下障害は誤嚥を誘発し，肺炎発生率上昇，ICU 滞在期間および入院期間の延長につながる。Kohr ら[37]は 16 人の新生児および乳児を含んだ 50 人の小児患者で開心術後の嚥下障害発生率を調査した。実に 9 例（18%）と非常に高率に嚥下障害を認めた。うち 7 例が体重 5 kg 以下で，嚥下障害発生への体格とプローブサイズのミスマッチの関与が強く疑われた。嚥下障害は術後管理で問題となるため，術後管理を担当するスタッフにそのリスクについて注意喚起するとともに十分な観察をしてもらう必要がある。

（黒川　智）

34) Garey CL, Laituri CA, Kaye AJ, et al. Esophageal perforation in children: a review of one institution's experience. J Surg Res 2010; 164: 13-7.

35) Hogue CW Jr, Lappas GD, Creswell LL, et al. Swallowing dysfunction after cardiac operations. Associated adverse outcomes and risk factors including intraoperative transesophageal echocardiography. J Thorac Cardiovasc Surg 1995; 110: 517-22.

36) Rousou JA, Tighe DA, Garb JL, et al. Risk of dysphagia after transesophageal echocardiography during cardiac operations. Ann Thorac Surg 2000; 69: 486-9.

37) Kohr LM, Dargan M, Hague A, et al. The incidence of dysphagia in pediatric patients after open heart procedures with transesophageal echocardiography. Ann Thorac Surg 2003; 76: 1450-6.

4 モニタリング

1 麻酔深度

1 背景

　現代の麻酔は「鎮静」「鎮痛」「無動化」という3つのコンポーネントによって成り立っており「麻酔深度」という一次元の尺度は存在しない。ここで扱う「麻酔深度」は「鎮静度」と考えていただきたい。「麻酔深度」という用語はかつてのエーテル麻酔のように一つの麻酔薬によってすべての麻酔の目的を達成しようとしていた時代の名残である。

　かつてはMAC（minimum alveolar concentration），つまり侵害刺激に対する体動の抑制という事象に関する麻酔薬のED_{50}を基準に麻酔の調節をすることが推奨されていた。しかし，1990年代にMACを決定しているのは脳ではなく脊髄であることが明らかとなり，麻酔の目標である無意識や無記憶といった麻酔薬の脳への作用とは関連しないことが示された。そして麻酔薬の効果を判定するためには直接脳をモニタリングする必要があることが判明し，脳波や誘発電位を元にしたモニターが開発され臨床応用されるようになってきた。

　具体的にはBISモニターや脳波エントロピーモニター，SEDLineなどの脳波モニターや聴性誘発電位を元にしたaepEXモニターなどがある。

　これらの脳波や誘発電位を元にしたモニターは基本的に成人を対象に作成され用いられてきた。もちろん，これらを小児にも用いる試みもなされている。しかしながら，これらのモニターを小児で使用するためには，小児における脳の発達，脳の生理学を理解しておく必要がある。ヒトの脳は出生後も急速に発達し，15-20歳程度で完成する。以後は徐々に老化が進んでいくといってよい。脳の発達に伴い，脳波や誘発電位も変化する。脳波や誘発電位を元にしたモニターは，覚醒状態と比較して麻酔薬によりこれらがどのように変化するかを元にして麻酔薬の効果を判定している。したがって適切に麻酔薬の効果を判定するには年齢つまり脳の発達の程度を考慮しなければならない。

2　成人の麻酔中の脳波

揮発性麻酔薬やプロポフォールなど$GABA_A$レセプターの作用を増強させる麻酔薬では，濃度依存性の脳波変化は徐波睡眠のそれに類似しておりほぼ共通している。浅い麻酔レベルでは低振幅の速波が主体であるが，麻酔薬濃度の上昇とともに高振幅徐波化する。臨床麻酔レベルでは睡眠紡錘波（spindle波）と呼ばれる10Hz前後の波形が優位となり，やがてシータ波やデルタ波といった徐波が優位となる[1]。さらに深いレベルでは脳波はburst and suppression（高振幅速波と平坦脳波が繰り返し出現する）パターンを経て最終的には平坦脳波となる[1]。ただし，睡眠では深麻酔に相当する波形は見られない。

ケタミンや亜酸化窒素，Xe（ゼノン）などの麻酔薬はNMDAレセプターに拮抗することで麻酔作用を発揮するとされている。これらの麻酔薬による脳波は揮発性麻酔薬などとは大きく異なり特異的である。ケタミンによる麻酔では場合によってはデルタ波やシータ波が出現することもあるが，通常の麻酔レベルではベータ波よりもさらに周波数の速い低振幅速波が主体となり，臨床麻酔レベルでもBIS値は高値を示す。また，これらの薬剤と揮発性麻酔薬やプロポフォールを併用した場合の脳波変化も組み合わせにより複雑な変化を示すため，脳波から麻酔効果を判定することが困難であることが多い。

▶1）大熊輝雄．臨床脳波学 第5版．東京：医学書院，1999．

3　小児の麻酔中の脳波

新生児の脳の発達は修正週数（在胎週数＋出生後週数）で規定されるので，新生児の脳波を観察するときには出生後の日数よりも修正週数を基準にする。新生児では覚醒時でも徐波が主体である。胎生36-37週では成人の深麻酔時に認められるburst and suppressionに類似した高振幅部分と低振幅部分が交互に出現するtracé alternant（トラセアルテルナン）と呼ばれる波形が睡眠時に認められる。このパターンは胎生44-46週で認められなくなる。麻酔中の脳波は年齢により異なる。新生児期では麻酔中の脳波はほとんどがデルタ波であり，特に早産児などでは0.5-1.0％程度のセボフルランでもトラセアルテルナン様の波形からほぼ平坦脳波となる。トラセアルテルナンが成人におけるburst and suppressionに相当する波形と考えれば，麻酔中のこの波形の出現は深い麻酔を意味することになる。つまり新生児では1.0％未満のセボフルランで管理できることを示唆している。近年未熟脳への麻酔薬の影響について議論があるが，必要な麻酔薬濃度という観点では新生児に関しては低濃度で維持できるのであり，脳への影響も最小限に留められると考えている。なお，新生児でも痛覚系は十分に発達しているので，オピオイドなどの鎮痛薬は別途必要であること

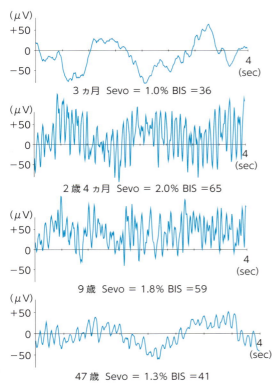

図1 年齢による臨床麻酔レベルでの脳波波形の違い

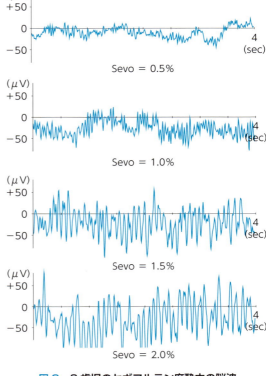

図2 9歳児のセボフルラン麻酔中の脳波

はいうまでもない。修正週数で45週程度までは無呼吸発作が生じる危険性を考慮してオピオイドの使用を控える麻酔科医も存在するが，現在では超短時間作用性のレミフェンタニルも使用可能であるから適切な鎮痛を目指すべきと著者は考えている。一般に小児は体重当たりにして成人の2倍程度のオピオイドが必要である。術後適切な監視が行える態勢である場合にはオピオイドの使用を躊躇する理由はない。もちろん神経ブロックや局所浸潤麻酔も併用するとよいが，1歳未満では局所麻酔薬中毒に注意しなければならない。

　生後6カ月ごろまでの麻酔中の脳波はやはりシータ波やデルタ波が主体であり，脳波から麻酔薬の必要濃度を推定することは容易ではない。セボフルラン1％程度でもBIS値は40未満となる。6カ月を超えてくると，麻酔中の脳波にはspindle波に類似した波形が認められるようになる。2歳前後からは臨床麻酔レベルと考えられる麻酔薬濃度ではspindle波と考えられる波形が優位となる。ただし，このspindle波は成人のそれよりも基本周波数が速く，また振幅も成人のそれの2-3倍にもなる。Spindle波は視床網様核および視床-皮質-視床の反響回路によって形成される。基本周波数が速い理由は反響回路の長さの問題であるのか，神経伝達の速度の違いによるのかは不明である。Spindle波の振幅が大きい理由は，小児の方が上記のリズムに同期する皮質の錐体細胞の数が多いからと推定している。2-3歳以降では成

長とともに少しずつ成人のパターンに近づいてゆく（図1）。

　BISモニターは成人の脳波データベースの解析結果を元に鎮静度を推定している。このため小児や高齢者では適切な鎮静度が示される保証はない。実際のところ上述のような年齢に応じて脳波波形が異なるため，BISモニターの算出するBIS値もその意味が異なる。一般にBIS値は脳波の基本周波数が速いと高値となり，また振幅が大きいと低くなりやすい。周波数と振幅を比べた場合，周波数の方が影響は大きい。したがって小児では適切と考えられる麻酔レベルではBIS値は成人より高値を示す。これまでの著者の解析結果と生理学的な知見を元に考えた場合，臨床麻酔レベルにおいてspindle波の活動性は最大となる。成人においてはこのことを示すデータを著者は集めてきた。麻酔中にみられるspindle波やデルタ波の脳波のリズムは視床網様核および視床-皮質-視床の反響回路で生成されることがSteriadeら[2～4]の研究から示されている。さらにこのリズムは視床-皮質投射ニューロンの膜電位により決定される。膜電位が-55～-65 mVの時にはspindle波，-65～-90 mVの時にはデルタ波のリズムになる。-90 mV以下ではburst and suppressionとなる。麻酔薬は$GABA_A$性入力を増強させることで視床-皮質投射ニューロンの膜電位を濃度依存性に低下させ，これが麻酔薬濃度上昇時の脳波の変化として観察されると著者は考えている。麻酔薬の効果がこの膜電位の低下によって示されるならば，この濃度依存性の脳波変化から各患者の麻酔薬の効果を詳細に判定できることになる。これを小児応用してみたところではおおよそ小児での適切な麻酔におけるBIS値は次のようになる。まず，6カ月未満ではBIS値を基準にするのは困難である。自我が目覚める2-3歳から6歳未満までは60-65，7-10歳では55-60，11-14歳では50-55程度と考えている。セボフルランの維持時の呼気濃度でいえば，2-6歳では1.8-2.0％，7-10歳では1.7-1.9％，11-14歳では1.6-1.8％程度になる。思春期から若年成人（30歳未満程度）では，個々人の発達の速度に相当の違いがあるためか基準値を作りにくい。脳波波形からみて，小児のように振幅が大きく周波数も早い場合にはBIS値は本来よりも高く示される。一方で周波数は遅くなっているがspindle波が明瞭で振幅も大きな場合には，比較的浅い麻酔レベルからBIS値が35-40程度を示すようになり，それ以上麻酔薬濃度を上昇させてもBIS値が40前後に留まるという現象がみられる。このような症例ではBIS値が40未満だからといって安心していると非常に浅い麻酔であることもある。この意味でも脳波波形に注意しておかなければならない。

　著者がこれまで集積したデータからみると，成人よりも小児の方が脳波波形の個人差は少なく，また麻酔薬濃度に依存した脳波振幅の変化も成人のそれの2倍以上あるために脳波振幅を参考にするのが簡便であると考えている（図2）。ただし，脳波振幅は鎮痛が不十分な状態で侵害刺激が加えられた時にも低下するため十分な鎮痛を得ておくことが重要である。基本的に脳波振幅が15-20 μV 以上あれば，ある程

▶2) Steriade M, Contreras D, Dossi RC, et al. The slow (＜1 Hz) oscillation in reticular thalamic and thalamocortical neurons: Scenario of sleep rhythm generation in interacting thalamic and neocortical networks. J Neurosci 1993; 13: 3284-99.
▶3) Nuñez A, Dossi CC, Contreras D, et al. Intracellular evidence for incompatibility between spindle and delta oscillations in thalamocortical neurons of cat. Neuroscience 1992; 48: 75-85.
▶4) Steriade M, Amzica F, Contretas D. Cortical and thalamic cellular correlates of electroencephalographic burst-suppression. Electroenceph clin Neurophysiol 1994; 90: 1-16.

度以上の麻酔状態であると考えてよい。ここでいう振幅は極大値と極小値の差の 1/2 の平均である。

著者は小児の方が脳波はわかりやすく，少しの経験で脳波を元に適切な麻酔が行えるようになると考えている。手術終了後の麻酔薬を中止してからの脳波変化を観察するようにすれば短期間で，脳波が麻酔によってどのように変化するかを実感できると思われるのでぜひ観察していただきたい。

特異的な状況としてセボフルランによる緩徐導入時や，チオペンタールもしくはプロポフォールによる急速導入時には意識消失後間もなく振幅が 100-500 μV にも及ぶような巨大デルタ波が一過性に出現する。このような波形が出現すると BIS 値は 10-20，時には 1 桁の値を示すようになる。このような状況はあくまで一過性であり特殊な状況を除けば麻酔中に出現することはない。おそらくは麻酔薬の脳波分布が不均一であるためにこのような波形が出現するのではないかと推測している。

4 成人の麻酔中の誘発電位

種々の感覚刺激に対する皮質の応答を誘発電位と呼ぶ。誘発電位は脳波よりもさらに振幅が小さいため，通常は感覚刺激を基準にして脳波を 250-1,000 回程度加算してノイズを除くことで計測される[1]。

臨床で麻酔モニターとして用いられている感覚性誘発電位は聴性誘発電位（auditory evoked potential：AEP）のみである。誘発電位はその潜時によって短潜時，中潜時，長潜時のように分類される。短潜時の AEP は BAER（brainstem auditory evoked response）と呼ばれ，BAER の消失が脳死判定の一つの補助診断手段とされている。一方，麻酔薬の効果判定に用いられるのは ML-AEP（中潜時聴性誘発電位）である[5]。ML-AEP は潜時が 10-50 msec 程度の部分であり，聴法線から一次聴覚野に由来する。通常陽性（下向き）のピークとして P0，Pa，Pb が，陰性のピークとして Na，Nb が認められる。このうち P0 は鼓膜張筋の筋紡錘由来とされている[1]。一般に大脳皮質起源の各種誘発電位は麻酔薬によって潜時が延長しその振幅が小さくなり，臨床麻酔レベルではほぼ平坦になる。

AEP モニターは，このような誘発電位の波形変化を aepEX というパラメータとして算出している。英国の Kenny GNC らが開発したこのモニターは 20-80 msec の MLAEP のその波の長さの近似値を元に aepEX を算出している[6]。aepEX は覚醒時には 80-90 程度であり，臨床麻酔レベルでは 35-40 程度になる。BIS モニターなどの脳波モニターの場合にはケタミンなどの NMDA レセプターに拮抗する麻酔薬の場合には適切な鎮静度を示さないが，aepEX の場合にはいくらかの差はあるものの意識レベルの低下とともに aepEX も低下する。オピ

▶5) Banoub M, Tetzlaff JE, Schubert A. Pharmacologic and physiologic influences affecting sensory evoked potentials. Implications for perioperative monitoring. Anesthesiology 2003; 99: 713-37.

▶6) Kurita T, Doi M, Katoh T, et al. Auditory evoked potential index predicts the depth of sedation and movement in response to skin incision during sevoflurane anesthesia. Anesthesiology 2001; 95: 364-70.

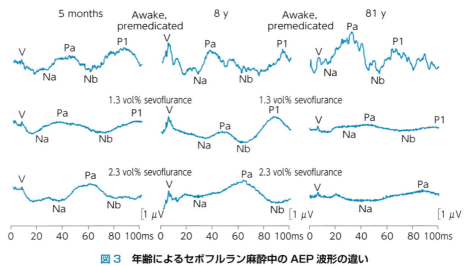

図3 年齢によるセボフルラン麻酔中のAEP波形の違い
(Feuerecker M, Lenk M, Flake G, et al. Effects of increasing sevoflurane MAC level on mid-latency auditory evoked potentials in infants, schoolchildren, and elderly. Br J Anaesth 2011 ; 107 : 726-34より引用)

オイドに関しては用量依存性にMLAEPを部分的に抑制するが，NaやPaへの影響は高用量でもごくわずかである。10-50 μg/kgのフェンタニル投与でもNaの潜時やNa/Pa，Pa/Nbの振幅は影響を受けない。0.4 MACのイソフルランと0.2 μg/kg/min程度のレミフェンタニルの組み合わせではPaとNbの振幅が20％程度増加し，0.5 μg/kg/min程度の高用量ではPaとNbの振幅は逆に10-20％程度減少するという報告がある。通常使用量のオピオイドは脳波と同じく誘発電位に大きな影響を及ぼさないといえる。

　AEPは脳波と異なり覚醒時に振幅が最大であることから浅い鎮静レベルの評価に有用であると考えている。このレベルでは脳波の振幅は小さく，ノイズの影響を受けやすい。浅い鎮静レベルでは筋電図（electromyography：EMG）が混入すると適切な判定は困難となる。もちろんAEPもEMGの影響を受けるという点では同様である。

5　小児の麻酔中の誘発電位

　ここでは麻酔のモニターとして用いられているAEPについて述べる。

　AEPの潜時は新生児，小児，成人と加齢とともに短縮するとされている。乳幼児や10歳以下の小児ではAEPの出現閾値がやや高いが30-40 dBのクリック音に対してはほとんど全例がAEPを示す。Feuereckerら[7]は2カ月-3歳，6-14歳，および75-89歳のセボフルラン麻酔中のAEPについて検討している。これらすべての被験者でAEPを観察できており，麻酔薬によって振幅の減少および潜時の増加が生じている（**図3**）。また，Kuhnleら[8]は4-16歳の小児に対してプ

▶7) Feuerecker M, Lenk M, Flake G, et al. Effects of increasing sevoflurane MAC level on mid-latency auditory evoked potentials in infants, schoolchildren, and elderly. Br J Anaesth 2011; 107: 726-34.
▶8) Kuhnle GE, Hornuss C, Lenk M, et al. Impact of propofol on mid-latency auditory evoked potentials in children. Br J Anaesth 2013; 110: 1001-9.

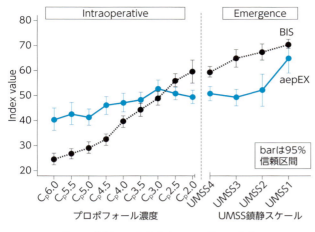

図4 小児でのTIVA中のaepEXの変化
(Cheung YM, Scoones GP, Hoeks SE, et al. Evaluation of the aepEX™ monitor of hypnotic depth in pediatric patients receiving propofol-remifentanil anesthesia. Pediatr anesth. 2013 ; 23 : 891-97 より引用)

ロポフォール麻酔におけるAEPの変化を報告している。プロポフォールの場合も同様の変化を示している。したがって刺激の強度を調整する必要があるかもしれないが，AEPモニターは小児でも麻酔のモニターとして使用できると考えられる。実際のところCheungら[9]は1-16歳の小児をTIVAで管理した際のaepEXの変化について報告している。彼らの結果では臨床麻酔レベルでのaepEXの値は40-50程度であり，覚醒時には60-70程度であった（**図4**）。またvan Oud-Alblasら[10]は10-20歳の側湾症の矯正術でのプロポフォールとレミフェンタニルの麻酔においてDanmeter社のAEPモニター（わが国では使用できない）が算出するAAIが成人と同様の変化を示したことを報告している。したがって術中覚醒の検出には小児においてもaepEXは有用であると思われる。しかし，成人の項でも述べたようにAEPは臨床麻酔レベルではほぼ平坦化するため，AEPから算出される指標を麻酔薬の調節の指標として利用することは難しい。

おわりに

小児では年齢に応じて麻酔薬による脳波波形が異なるため，それを踏まえたうえで利用することが重要である。小児では脳波の振幅が参考になるが，6カ月未満では脳波を参考にすることは難しい。成人を基準にした脳波パラメータをそのままの基準で用いることはできない。一方，AEPは乳児期から利用できると考えられるが，意識消失前後の変化に関してはさらに研究が必要であると思われる。

（萩平　哲）

▶9) Cheung YM, Scoones GP, Hoeks SE, et al. Evaluation of the aepEX™ monitor of hypnotic depth in pediatric patients receiving propofol-remifentanil anesthesia. Pediatr Anesth 2013; 23: 891-97.

▶10) Blussé van Oud-Alblas HJ, Peters JWB, de Leeuw TG, et al. A comparison in adolescents of composite auditory evoked potential index and bispectral index during propofol-remifentanil anesthesia for scoliosis surgery with intraoperative wake-up test. Anesth Analg 2008; 107: 1683-8.

2 パルスオキシメータ

1 測定原理

1) Caboot JB, Jawad AF, McDonough JM, et al. Non-invasive measurements of carboxyhemoglobin and methemoglobin in children with sickle cell disease. Pediatr Pulmonol 2012; 47: 808-15.

2) Sola A, Chow L, Rogido M. Pulse oximetry in neonatal care in 2005. A comprehensive state of the art review. An Pediatr（Barc）2005; 62: 266-81.

酸素化ヘモグロビン（oxy-Hb）は赤外光 940 nm を吸収し，赤色光 660 nm の吸収は少ない（**図1**）[1]。還元 Hb（deoxy-Hb）は波長が短いほど吸収が減少する。経皮的に 940 nm と 660 nm 付近の光を照射し，Lambert-Beer の法則にて，組織，静脈血，動脈血の酸素化 Hb と還元 Hb 濃度を測定できる。連続測定を行うと動脈血の拍動とともに値が変動する（**図2**）[2]。吸光全体から非拍動成分を除くと動脈血吸光成分が残る。500 回/秒以上で測定し，5-10 秒で平均化して SpO_2 を表示する。

2 SpO_2

平均化時間が即時性に影響する。血流低下，静脈拍動，皮膚表面の異常，体動，色素注入，プローブへの周囲光入射，異常 Hb（メト Hb：Met-Hb，一酸化炭素 Hb：CO-Hb）は測定異常の原因となる。

3 脈拍数

吸光の変動成分から算出される。不整脈が重症であると心拍と脈拍の乖離が大きい。脈波波形（プレシスモグラフ）の大きさは末梢循環

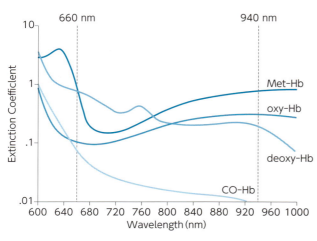

図1　各種ヘモグロビンの吸光曲線

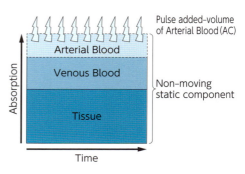

図2　吸光成分の拍動成分と非拍動成分の模式図

の指標になる。

④ 新しいパラメータ

灌流指標（perfusion index：PI）
[Masimo Rainbow SET，日本光電 BSM3000，6000，CSM1000]

（拍動成分）/（無拍動成分）×100（％）で算出。PI値は指尖血流量の変化と相関する。新生児のPI値はリスク判別の指標となる[3]。成人ではPI値1.4％以下は末梢循環不全とされる[4]。32週未満の早期産児311人のPI値の観察では生後12-18時間はPI＝0.5％程度ともっとも低く、その後漸増した[5]。新生児のPI＜0.7％は動脈管開存の可能性があり、PI＜0.5％は循環不全の可能性がある[6]。新生児呼吸窮迫症候群にサーファクタント投与後、PI＜0.7％は予後が悪いとされる[7]。早期産児への輸血でPIが改善し心拍出量は減少した[8]。仙骨ブロックの効果発現の指標として足趾のPI上昇が有用であった[9]。PI＜1.4％は低灌流を、PI＜0.7％は心疾患を疑うべきかもしれない。

脈波変動指標（pleth variability index：PVI）
[Masimo Rainbow SET]

PIの呼吸性変動から（PImax-PImin）/PImax×100（％）で算出。PVIは輸液反応性の動的指標として、pulse pressure variation（PPV），systolic pressure variation（SPV），Stroke Volume Variation（SVV）とともに信頼性が高い（図3）[10,11]。手術中、新生児のPVI≧18％[12]，乳児のPVI≧11％[13]，0-6歳のPVI≧10％，6-12歳のPVI≧15％[14]は輸液反応性低血圧（輸液負荷で平均血圧上昇≧10％の低血圧）とする報告がある。正常新生児242人の生後1日目のPVIは睡眠時20，啼泣時は約35で，PIは睡眠時約2.0と報告された[15]。PVIは人工呼吸の有無、齢と患者状態の影響が大きい指標で、輸液負荷による変化やトレンドがより重要であろう。

総Hb濃度（SpHb），経皮的酸素含量（Spoc）
[Masimo Radical 7]

Hb濃度は測定部位や動静脈で変化する。SpHbセンサーは12波長の光を用いて動脈血中Hb濃度（SpHb）を測定し、SpHbとSpO$_2$からSpocを算出する。2カ月-17歳の手術患者46人のSpHbと採血Hbの相関はr＝0.76，1/3の症例で採血値と2 g/dLの差があり、SpHbはHb変化に追従した（Software 7621 & 7801，Sensor Rev E）[16]。3-50

▶3) De Felice C, Latini G, Vacca P, et al. The pulse oximeter perfusion index as a predictor for high illness severity in neonates. Eur J Pediatr 2002; 161: 561-2.
▶4) Lima AP, Beelen P, Bakker J. Use of a peripheral perfusion index derived from the pulse oximetry signal as a non-invasive indicator of perfusion. Crit Care Med 2002; 30: 1210-3.
▶5) Alderliesten T, Lemmers PM, Baerts W, et al. Perfusion index in preterm infants during the first 3 days of life: reference values and relation with clinical variables. Neonatology 2015; 107: 258-65.
▶6) Granelli AD, Ostman-Smith I. Noninvasive peripheral perfusion index as a possible tool for screening for critical left heart obstruction. Acta Paediatr 2007; 96: 1455-9.
▶7) Karadag N, Dilli D, Zenciroglu A, et al. Perfusion index variability in preterm infants treated with two different natural surfactants for respiratory distress syndrome. Am J Perinatol 2014; 31: 1015-22.
▶8) Kanmaz HG, Sarikabadayi YU, Canpolat E, et al. Effects of red cell transfusion on cardiac output and perfusion index in preterm infants. Early Hum Dev 2013; 89: 683-6.
▶9) Xu Z, Zhang J, Shen H, et al. Assessment of pulse oximeter perfusion index in pediatric caudal block under basal ketamine anesthesia. ScientificWorldJournal 2013; 2013: 183493.
▶10) Cannesson M, Delannoy B, Morand A, et al. Does the Pleth variability index indicate the respiratory-induced variation in the plethysmogram and arterial pressure waveforms? Anesth Analg 2008; 106: 1189-94.
▶11) Cannesson M, Desebbe O, Rosamel P, et al. Pleth variability index to monitor the respiratory variations in the pulse oximeter plethysmographic waveform amplitude and predict fluid responsiveness in the operating theatre. Br J Anaesth 2008; 101: 200-6.
▶12) Bagci S, Müller N, Müller A, et al. A pilot study of the pleth variability index as an indicator of volume-responsive hypotension in newborn infants during surgery. J Anesth 2013; 27: 192-8.
▶13) Byon HJ, Lim CW, Lee JH, et al. Prediction of fluid responsiveness in mechanically ventilated children undergoing neurosurgery. Br J Anaesth 2013; 110: 586-91.
▶14) Pereira de Souza Neto E, Grousson S, Duflo F, et al. Predicting fluid responsiveness in mechanically ventilated children under general anaesthesia using dynamic parameters and transthoracic echocardiography. Br J Anaesth 2011; 106: 856-64.

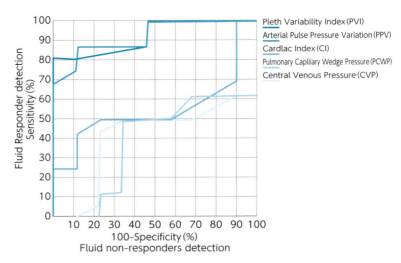

図3 輸液反応性指標の感度と特異度（Masimo 社提供）

15) Latini G, Dipaola L, De Felice C. First day of life reference values for pleth variability index in spontaneously breathing term newborns. Neonatology 2012; 101: 179-82.
16) Patino M, Schultz L, Hossain M, et al. Trending and accuracy of noninvasive hemoglobin monitoring in pediatric perioperative patients. Anesth Analg 2014; 119: 920-5.
17) Dewhirst E, Naguib A, Winch P, et al. Accuracy of noninvasive and continuous hemoglobin measurement by pulse co-oximetry during preoperative phlebotomy. J Intensive Care Med 2014; 29: 238-42.
18) Park YH, Lee JH, Song HG, et al. The accuracy of noninvasive hemoglobin monitoring using the radical-7 pulse CO-Oximeter in children undergoing neurosurgery. Anesth Analg 2012; 115: 1302-7.

歳の先天性心疾患根治術 45 人の SpHb は採血値と 1.2 g/dL の差を認めたが Hb 変化に追従した（Software 7621, Sensor Rev E）[17]。小児の脳外科手術 20 人の SpHb の絶対値は r＝0.53 で誤差は 0.9 g/dL（95% CI）で，容量負荷後の絶対値は r＝0.58 で誤差は 1.18 g/dL（95% CI），変化は r＝0.87 の相関を認め，Hb≧11 g/dL での誤差は －0.03 g/dL で，Hb＜11 g/dL での誤差 1.17-1.24 g/dL に比べ小さかった（Software 7611, Sensor Rev E）[18]。SpHb の絶対値は Hb 濃度が高く末梢循環がよい場合に相関が高い。SpHb は Hb 濃度のトレンドを反映するが，単独で輸血の判断に用いるには時期尚早かもしれない。

メトヘモグロビン濃度（SpMet）
[Masimo Rainbow SET]

19) Feiner JR, Bickler PE, Mannheimer PD. Accuracy of methemoglobin detection by pulse CO-oximetry during hypoxia. Anesth Analg 2010; 111: 143-8.
20) Feiner JR, Bickler PE. Improved accuracy of methemoglobin detection by pulse CO-oximetry during hypoxia. Anesth Analg 2010; 111: 1160-7.
21) Gutenberg LL, Chen JW, Trapp L. Methemoglobin levels in generally anesthetized pediatric dental patients receiving prilocaine versus lidocaine. Anesth Prog 2013; 60: 99-108.
22) Caboot JB, Jawad AF, McDonough JM, et al. Non-invasive measurements of carboxyhemoglobin and methemoglobin in children with sickle cell disease. Pediatr Pulmonol 2012; 47: 808-15.

通常，血液中のメトヘモグロビン（Met-Hb）濃度は総 Hb の 2% 未満で，Met-Hb 増加により酸素運搬は減少する。治療は酸素療法，メチレンブルー投与，輸血である。健常ボランティア 14 人の研究では SaO_2 が低下すると SpMet は過大表示する方向に精度が悪化した[19]。その後の研究では SaO_2 74-100%，Met-Hb 0.4-14.4% で SpMet のバイアスは 0.16-0.83% であった[20]。3-6 歳の全身麻酔下歯科手術患者の SpMet は，4% プリロカイン 5 mg/kg 投与群で 3.55%，2% アドレナリン添加リドカイン 2.5 mg/kg 投与群で 1.6% に上昇した[21]。鎌状赤血球症小児 50 人の SpMet は，0.1-1.1% の範囲で誤差は ±0.33% であったが低めに表示する傾向があった[22]。NO 吸入，亜硝酸剤や局所麻酔薬使用，救急外来で呼吸困難を示す患者に SpMet は有用であろう。

カルボキシヘモグロビン濃度（Spco）
[Masimo Rainbow SET]

　健常ボランティア20人に一酸化炭素（CO）吸入か亜硝酸ナトリウム投与を行った研究ではSpcoが0-15%の範囲で±2%の精度であった[23]。健常ボランティア9人にCO+NO+Heのガスを吸入させた研究ではSpcoの誤差は−6%〜+4%（95%CI）でSpco≧15%はCO中毒を疑うべきと報告した[24]。救急外来1,578人を対象にした研究では17人がCO中毒でありSpco≧6.6%であった[25]。1,363人を対象にした研究ではSpco高値の症例で偽陽性が9%，偽陰性が18%あり，注意が必要と報告した[26]。救急外来に頭痛で来院した483人のSpcoを測定し，Spco≧10%の38人に採血を行い，31人がCOHb≧10%であった[27]。揮発性麻酔薬が乾燥したCO_2吸収剤を通過するとCOが発生する可能性があり（Monday morning phenomenon）CO中毒の危険性がある[28]。手術室や救急外来ではSpcoが有用と考えられる。

呼吸数 respiration rate system（RRoxi）
[Nellcor PM1000N, RR≦40で使用可]

　脈波波形より，ベースライン変動（呼吸による静脈還流変化により静脈床が変化して脈波のベースラインが変動する），脈波振幅変動（左室駆出量の呼吸性変動により脈波の高さが変動する），脈拍間隔変動（吸気時に脈拍が速く呼気時に遅くなる呼吸性の洞性不整脈）の3つの呼吸性変動をとらえ呼吸回数を測定する。閉塞性無呼吸や不整脈時に測定値が不正確になりうる。

Oxygen reserve index（ORI）
[Masimo Root+Radical 7]

　ORIはSpO_2=99-100と表示されるPaO_2=80-200 mmHgの高酸素状態の酸素化をリアルタイムで表示する。0.00-1.00の値をとる相対指標で静脈成分からSvO_2の変化を検出して算出する。平均年齢7.6歳の小児25症例を対象に，気管挿管時に換気を中断（ORI=0.73, SpO_2=100%），5.9分後（ORI=0.37, SpO_2=100%）にアラームが鳴った。6.6分後（ORI=0, SpO_2=98%），7.5分後に（ORI=0, SpO_2=90%）となったところで換気を再開した。結局SpO_2=88%まで低下し，8分後90%，8.3分後98%に回復した[29]。ORI≧0.24でPaO_2>100 mmHg，ORI≧0.54でほぼPaO_2>150 mmHgであるとする研究がある[30]。F_IO_2設定やSpO_2低下までの時間の推測に有用であろう。

▶ 23) Barker SJ, Curry J, Redford D, et al. Measurement of carboxyhemoglobin and methemoglobin by pulse oximetry: a human volunteer study. Anesthesiology 2006; 105: 892-7.
▶ 24) Zaouter C, Zavorsky GS. The measurement of carboxyhemoglobin and methemoglobin using a non-invasive pulse CO-oximeter. Respir Physiol Neurobiol 2012; 182: 88-92.
▶ 25) Roth D, Herkner H, Schreiber W, et al. Accuracy of noninvasive multiwave pulse oximetry compared with carboxyhemoglobin from blood gas analysis in unselected emergency department patients. Ann Emerg Med 2011; 58: 74-9.
▶ 26) Weaver LK, Churchill SK, Deru K, et al. False positive rate of carbon monoxide saturation by pulse oximetry of emergency department patients. Respir Care 2013; 58: 232-40.
▶ 27) Zorbalar N, Yesilaras N, Aksay E. Carbon monoxide poisoning in patients presenting to the emergency department with a headache in winter months. Emerg Med J 2014; 31: e66-70.
▶ 28) Fang ZX, Eger EI 2nd, Laster MJ, et al. Carbon monoxide production from degradation of desflurane, enflurane, isoflurane, halothane, and sevoflurane by soda lime and Baralyme. Anesth Analg 1995; 80: 1187-93.
▶ 29) Szmuk P, Steiner JW, Olomu PN, et al. Oxigen Reserve Index: a novel noninvasive measure of oxygen reseve-a pilot study. Anesthesiology 2016; 124: 779-84.
▶ 30) Perel A. Non-invasive monitoring of oxygen delivery in acutely ill patients: new frontiers. Ann Intensive Care 2015; 5: 24.

その他の応用技術

- **Dual-SpO₂モニタリング［日本光電 BSM1700，6000，CSM1000］**
  下肢（postductal）と右上肢のSpO₂の差を計測する。新生児遷延性肺高血圧症（persistent pulmonary hypertension of newborn：PPHN）の診断・治療効果確認，大動脈離断・縮窄症のスクリーニング，動脈管結紮術の施行時期決定に有用である[31,32]。

- **SatSeconds［Nellcor］**
  瞬間的なSpO₂低下ではなく，低下が軽度でも長時間の場合にアラームを発動する。（下限アラーム設定値-低下SpO₂（%））×時間（秒）により低酸素血症を定量化し，この積算値が規定値に達すると警告する。このアラームは上限値でも設定可能で，高いSpO₂の持続を防止し未熟児網膜症の予防に役立つ可能性がある。

- **脈波伝播時間（pulse wave transit time：PWTT）［日本光電］**
  初回非観血的血圧（non invasive blood pressure：NIBP）測定時に心電図のR波発生からプレチスモグラフの最高点までの時間（PWTT）を記録する。その後PWTT測定を継続し，PWTTの変化量が設定を超えるとNIBPを測定する。急激な血圧変化を予測してNIBPを自動測定する機能である。

- **Pulse Dye-Densitometry［日本光電 DDGアナライザ］**
  インドシアニングリーン（ICG）による色素希釈法で，ICG血漿消失率（K値），ICG 15分停滞率（R15），心拍出量，循環血液量を測定する。体重20 kg以上に使用可能。測定開始時にHb濃度が必要であるが，以後の採血は必要ない。成人日本人の循環血液量測定[33]，心臓手術患者の術前肝機能評価[34]，生体肝移植ドナーの肝機能測定[35]に用いた報告がある。

- **RRa［Masimo Radical 7，Rad-87］**
  集積化音響トランスデューサー内蔵の粘着式センサーを患者頸部に装着し，非侵襲的・連続的に呼吸数を測定する。小児術後患者（平均7.4歳，体重10-50 kg）40人のRRaをネーザルカヌラからのカプノグラフィと比較した研究では，忍容性（97.5%）はカプノグラフィ（62.5%）よりも良好で同等の正確性を認めた[36]。

5 今後期待される機能

ビリルビン濃度，胎児Hb（FHb）濃度，グルコース濃度等を経皮的に測定する機種や，胎児Hb濃度と成人Hb濃度を測定し，適切なHbとPaO₂の管理目標値を表示する機能が登場するかもしれない。

（外山　裕章）

3 呼気ガスモニター

① 呼気二酸化炭素

測定原理

呼気二酸化炭素の測定法としては質量分析法，Raman ガス分析法，比色法，赤外線吸収法がある。その中で医療用モニターには赤外線吸収法が最もよく使われている。比色法は病院外などの環境で気管挿管の確認をするのに用いられる。

測定方法

カプノメータの種類には二酸化炭素センサーの配置する位置によりメインストリーム方式とサイドストリーム方式がある。メインストリーム方式は呼吸回路内の患者の近くにセンサーを配置して測定する。応答が速く，加湿時にも安定した測定ができるという特徴がある。センサーが大きく重いため気管チューブが折れ曲がったりしやすく，呼吸回路内が分泌物などにより汚染されると測定誤差が生じやすく，非挿管患者には適応しにくいという欠点がある。小型軽量化されたカプノメータとそれを装着できるフェイスマスクが開発され，非挿管患者でもメインストリーム方式で測定できるようになった[1]。サイドストリーム方式は呼吸回路からサンプリングチューブを介して 50-250 mL/min の速度でガスを機械に引き込んで測定を行う。口元が軽く，非挿管患者にも使いやすく，二酸化炭素以外に麻酔ガスも測定可能という特徴がある。水や分泌物によりサンプリングチューブが詰まると測定できなくなることと，サンプリングラインの径や長さ，サンプリング量により二酸化炭素フライトタイムといわれる 1 秒から 5 秒程度のタイムラグが生じることがあることなどに注意が必要である。また，呼気流量の少ない未熟児や新生児ではサンプリング流量が呼気流量を上回ることがあり，サンプリングに新鮮ガスが混入して呼気二酸化炭素分圧が低く出てしまう可能性がある。自発呼吸下で両方式の呼気二酸化炭素分圧と動脈血二酸化炭素分圧を比較したところ，メインストリーム方式ではよい相関が得られたがサイドストリーム方式では酸素投与量が増えるに従い両者の格差が広がった[1]。

▶1) 尾頭希代子，桑迫勇登，遠井健司，ほか．自発呼吸下での呼気二酸化炭素分圧モニターの有用性―メインストリーム式とサイドストリーム式の比較―．ICU と CCU 2006；30：579-84．

測定項目

カプノグラフでは終末呼気二酸化炭素分圧，カプノグラフの波形，

▶2) Kodali BS. Capnography outside the operating rooms. Anesthesiology 2013; 118: 192-201.

終末呼気二酸化炭素分圧と動脈血二酸化炭素分圧の差を観察する[2]。

● 終末呼気二酸化炭素分圧

呼気から吸気に移行する直前の二酸化炭素分圧を終末呼気二酸化炭素分圧といい，動脈血二酸化炭素分圧と非常に高い相関を示す。動脈血二酸化炭素分圧は正常では 35-45 mmHg であるが，代謝，呼吸，循環などの病態により変化する。呼気二酸化炭素分圧はさらにそれらに加え測定機器の影響により値が修飾されることがある。半閉鎖式麻酔回路で二酸化炭素吸収剤の消耗や呼気・吸気弁の異常などにより再呼吸が起こった場合には二酸化炭素分圧は上昇する。サイドストリーム方式でのサンプリングチューブの閉塞や接続のはずれ，新生児など呼気流量が少なくサンプリング量が多い場合に呼気二酸化炭素分圧は低値を示す。また，非挿管患者での使用では呼気ガスが周りの空気で希釈されるため呼気二酸化炭素分圧は低値を示す。

● カプノグラフの波形

カプノグラフの波形は呼気二酸化炭素分圧を時間軸に沿って経時的に表示したもので時間カプノグラフとも呼ばれる。吸気の 0 相と呼気の Ⅰ～Ⅳ 相に分けられる。Ⅰ相は呼気の始まりの解剖学的死腔からの呼気の部分で呼気二酸化炭素分圧は 0 である。Ⅱ相は死腔と肺胞の移行部で呼気二酸化炭素分圧が急激に上昇する部分である。Ⅲ相は肺胞内の呼気が呼出される部分で二酸化炭素分圧はほぼ一定のプラトーを示すが正確には正常でもなだらかに上昇している。Ⅳ相は呼気終末に二酸化炭素分圧が上昇する部分で必ずしも観察されるものではないが，肥満患者や妊婦などで 1 回換気量を多く，呼吸回数を少なくしたときに出現する。換気が不良な肺胞が閉塞した後に二酸化炭素分圧の高い呼気が呼出されるためだといわれている。小児でもⅣ相が見られることもある。Ⅲ相の終わりの呼気終末から吸気の始まるⅠ相の始まりまでは吸気の時相で 0 相といわれる。

カプノグラフの波形によりさまざまな病態であることを評価することができる。換気の有無・換気回数，0 相の値，Ⅱ相・Ⅲ相の傾きや形などを連続的に評価する。

● 呼気二酸化炭素分圧と動脈血二酸化炭素分圧の関係

通常では呼気二酸化炭素分圧は動脈血二酸化炭素分圧より 2-5 mmHg 低い値を示す。無気肺や肺内シャントなど換気血流比の異常が生じるような場合にその差は大きくなる。妊婦，肥満患者，小児，1 回換気量が多くて呼吸回数が少ないときなどⅣ相が出現するようなときにはまれに呼気二酸化炭素分圧が動脈血二酸化炭素分圧より高値を示すことがある。

手術外での適応

カプノグラフは手術室で呼吸管理が必要な患者にはすべて使用されるべき麻酔に必須のモニターであるが，手術室外でも使用する場面は

多数存在する。

●鎮静に対するカプノグラフ

　心臓カテーテル検査，CT，MRIなどの画像診断，消化器内視鏡検査・治療などに対して手術室外で鎮静が行われる頻度が近年増加してきている。日本小児科学会，日本小児麻酔学会，日本小児放射線学会より出されたMRI検査時の鎮静に関する共同提言では換気の状態を監視するため，MRI対応のカプノメータを準備することが望ましいとし，MRI更新時には導入することを強く推奨している[3]。ASAのガイドラインでは中等度鎮静から深鎮静の患者に対し，換気に関しては持続的に呼気二酸化炭素分圧のモニタリングをすることを推奨している。1999年から2005年の米国の調査で全身麻酔による死亡率は8.2人/100万人であったのに対し，胃内視鏡検査の鎮静による死亡率は8人/10万人と約10倍高く[4]，鎮静中の安全性を高める必要がある。

　プロポフォールによる鎮静でカプノグラフの有用性を調べた研究ではカプノグラフを用いることで低酸素検出が100％になり，低酸素の頻度が低下した[5]。また，鎮静中に胸郭の動きをみた群とそれにカプノグラフを加えてモニターした群を比較したメタ解析では，カプノグラフを用いた群が17倍も呼吸抑制を検知することができた[6]。胃内視鏡検査に対しカプノグラフの有用性を比較した研究では，高度低酸素の発生がカプノグラフを用いた群で半分であった[7]。

　しかしながら，鎮静に対しパルスオキシメータのみの群とカプノグラフを加えてモニターした群を比較した研究では，低酸素の発症頻度は変わりなかったがカプノグラフを用いると体位変換による気道確保の必要性が増し低血圧が多く出現したことから，この研究では鎮静にカプノグラフは勧められないと結論している[8]。また，カプノグラフを鎮静のモニターとして用いると低酸素の頻度を下げるかどうかを検討したメタ解析では，成人に対しプロポフォールを用いた鎮静ではカプノグラフは有用であったが他の薬物を用いた小児に対してはカプノグラフの有用性がみられなかった[9]。プロポフォールによる鎮静を麻酔科医以外が行った検討では，低酸素の頻度にカプノグラフの使用の有無が関係しなかった[10]。

　鎮静患者に対するカプノグラフの有用性に対する結論はまだ出ていないが，鎮静中カプノグラフを用いるときには呼気終末二酸化炭素分圧，カプノグラフの波形の変化，呼吸回数の変化を観察する。呼気終末二酸化炭素分圧が高いときには動脈血二酸化炭素分圧が高いと考えてよいが，低いときには動脈血二酸化炭素分圧が低い場合，動脈血二酸化炭素分圧と呼気終末二酸化炭素分圧に乖離がある場合，測定した呼気終末二酸化炭素分圧が実際の呼気終末二酸化炭素分圧より低い場合の3通りの場合を考える必要がある。3番目の場合には周囲の空気も併せてサンプリングすることにより呼気二酸化炭素が希釈されたり，サンプリングする位置がずれたりすることにより，呼気終末二酸化炭素分圧とカプノグラフの測定値の差が生じる。

▶3) 日本小児科学会，日本小児麻酔学会，日本小児放射線学会．MRI検査時の鎮静に関する共同提言．日本小児麻酔学会誌 2013；19：159-95.

▶4) Li G, Warner M, Lang BH, et al. Epidemiology of Anesthesia-related Mortality in the United States, 1999-2005. Anesthesiology 2009; 110: 759-65.

▶5) Deitch K, Miner J, Chudnofsky CR, et al. Does end tidal CO_2 monitoring during emergency department procedural sedation and analgesia with propofol decrease the incidence of hypoxic event? A randomized, controlled trial. Ann Emerg Med 2009; 55: 258-64.

▶6) Waugh JB, Epps CA, Khodneva YA. Capnography enhances surveillance events during procedural sedation: A meta-analysis. J Clin Anesth 2011; 23: 189-96.

▶7) Beitz A, Piphaus A, Meing A, et al. Capnographic monitoring reduces the incidence of arterial oxygen desaturation and hypoxemia during propofol sedation for colonoscopy: a randomized, controlled study (ColoCap Study). Am J Gastroentelogy 2012; 107: 1205-12.

▶8) Campbell SG, Magee KD, Zed PJ, et al. End-tidal capnometry during emergency department procedure sedation and analgesia: a randomized, controlled study. World J Emerg Med 2016; 7: 13-8.

▶9) Conway A, Douglas C, Sutherland R. A systematic review of capnography for sedation. Anaesthesia 2016; 71: 450-4.

▶10) Loon KV, Rheineck Leyssuis AT, van Zaane B, et al. Capnography during deep sedation with propofol by non-anesthesiologists: a randomized controlled trial. Anesth Analg 2014; 119: 49-55.

● 救急救命処置時のカプノグラフ

　救急蘇生ガイドライン2015では気管挿管の確認や胸骨圧迫の質の評価にカプノグラフの有用性が示されている[11]。カプノグラフによる気管挿管の確認は特異度が非常に高いとされるが，CPAが遷延する症例では感度が低下する。カプノグラフによる気管挿管の確認の擬陽性は炭酸の入った飲料を摂取した後の食道挿管などで起こり，偽陰性は肺梗塞，高度低血圧，高度気管狭窄などで起こりうる。有効な胸骨圧迫がなされていると呼気二酸化炭素は検知され胸骨圧迫の質の評価に用いられる。また自己心拍が再開すればその値は急激に上昇する。CPRを20分以上行っても呼気終末二酸化炭素分圧が10 mmHg以下のときには蘇生の可能性は低く，20 mmHg以上を示すときには生存退院の予測因子となる。ただ，特定の呼気終末二酸化炭素分圧を単一のCPR中止の指標にはせず，ほかの予後予測因子の一つとして考えることが推奨されている。小児に関しては呼気終末二酸化炭素分圧による予後予測のデータはなく，CPR中止の指標にはならない[12]。

● 新生児蘇生でのカプノグラフ

　新生児の気管挿管時にはカプノグラフがもっとも正確に確認でき，確認に要する時間も短かった[13]。新生児期は肺血管抵抗が高く機能的残気量は少ないので，呼気終末二酸化炭素分圧の絶対値は信頼できず，数値の出現や変化の様子を見て判断する[14]。

● ICUでのカプノグラフ

　集中治療医はカプノグラフの重要性は認識しているがICUでのルーティンのカプノグラフの使用は少なく22-64%である。気道が原因での死亡は手術室が1/18000であるのに対しICUでは1/2700であり，そのうちの74%はカプノグラフを用いられていれば避けられたものであった[15]。ICUの人工呼吸管理においてルーティンでカプノグラフを使用することの直接的な価値を評価したというエビデンスはないが，重症患者の呼吸管理には必須のモニターである。

● 患者搬送時のカプノグラフ

　人工呼吸管理をされている患者は院内の搬送でも病院間の搬送でもカプノグラフでモニターされるべきである。カプノグラフの波形で気道と換気の観察を行う。換気条件が変わらなければ，呼気終末二酸化炭素分圧は循環のモニターにもなる[16]。

● 麻薬による鎮痛管理を行っている患者に対するカプノグラフ

　術後麻薬による呼吸抑制は1-40%の頻度で発生する[17]。パルスオキシメータは酸素化のモニターであり換気のモニターではないので，麻薬による呼吸抑制では酸素投与中では気づくのが遅くなることがある。そういう場合には換気のモニターであるカプノグラフがより有用になる[18]。ただ，カプノグラフは装着時の刺激や不快感があることなどから小児では長時間装着をさせることが困難なことがある[19]。

② 呼気酸素

　酸素の測定は磁気圧式分析法が用いられている。呼気酸素濃度を測定することは患者の病態を評価するのにあまり意味はない。麻酔導入時の脱窒素をモニタリングするのには有用で，吸気と呼気の酸素濃度の差が10％以下になりプラトーに達したら脱窒素を行えたと判断できる。また，低流量麻酔時の麻酔回路内の酸素濃度の設定に有用な情報になりうる。

③ 呼気麻酔ガス

　麻酔ガスはサイドストリームサンプリングによる赤外線吸収法を用いて測定する。呼気終末の麻酔薬濃度は血中濃度と近似するため，麻酔薬濃度のモニタリングとして用いる。また，吸気と呼気の麻酔薬濃度の差は体内への麻酔薬の取り込みの指標になる。呼気麻酔薬濃度と呼気酸素濃度を設定することにより吸入気麻酔薬濃度と酸素濃度を自動的に制御する麻酔器もあり，より早く目的とする麻酔薬濃度に達し，より経済的な麻酔管理が可能になった[20]。

▶20) Sinaravelu S, Barclay B. Automated control of end-tidal inhalation anesthetic concentration using the GE Aisys Carestation^{TM}. Br J Anaesth 2013; 110: 561-6.

④ 呼気一酸化炭素

　一酸化炭素濃度は非分散形赤外線吸収法や定電位電解法で測定するが，前者は主に環境での一酸化炭素濃度測定，後者が医療量の呼気一酸化炭素濃度測定に用いられる。一酸化炭素濃度測定はニコチン依存症患者の喫煙レベルの把握に利用されることもある。炎症・虚血再灌流などの酸化ストレスによりヘムオキシゲナーゼ1が誘導されヘムを分解し一酸化炭素，鉄，ビリベルジンを生成する。呼気一酸化炭素の測定はヘムオキシゲナーゼの酵素活性の変化とともに酸化ストレスの指標になる[21]。早期産の慢性肺疾患[22]や症候性動脈管開存[23]と呼気一酸化炭素濃度に相関が見られた。また，早期産の出生早期には心理学的ストレスが活性酸素を産生し酸化ストレスや炎症反応を惹起するため，生後1日目の呼気一酸化炭素濃度が神経学的予後予測因子になる[24]。

（多田　文彦）

▶21) 高橋徹，森松博史．呼気COガスは産科ストレスの指標か？ Medical Gases 2013；15：17-9.
▶22) May C, Patel S, Peacock J, et al. End-tidal carbon monoxide levels in prematurely born infants developing bronchopulmonary dysplasia. Pediatr Res 2007; 61: 474-8.
▶23) Dix LML, Blok CA, Lemmers PMA, et al. Early end-tidal monoxide levels, Patency of the ductus arteriosus and regional cerebral oxygenation in preterm infants. Neonatology 2014; 105: 161-5.
▶24) Blik CA, Krediet TG, Kavelaars A, et al. Early end-tidal carbon monoxide levels and neurodevelopmental outcome at 3 years 6 months of age in preterm infants. Dev Med Child Neurol 2011; 53: 1113-8.

4 筋弛緩モニター

1 背景

　筋弛緩モニタリングは運動神経を電気刺激して発生する筋反応によって筋弛緩の状態を評価するモニタリング方法である．筋弛緩モニタリングを行うためには，電気刺激によって生じた筋反応を定量的に測定する必要があるが，定量的に測定する装置には力感知型筋弛緩モニター，電位感知型筋弛緩モニター，加速度感知型モニター，音感知型モニター，動作感知型モニターなどがある．それぞれ長所や短所を持つが，わが国では測定の簡便さから加速度感知型モニターであるTOF watch® が広く応用されている．また，筋弛緩の状態によって適した神経刺激の方法があり，その特性を理解することが重要である．臨床的には尺骨神経刺激で生じた母指内転反応を加速測定する方法が用いられることが多い．

　小児麻酔領域での筋弛緩モニタリングについての最新の研究は多くはない．しかし，新生児においても筋弛緩モニターのキャリブレーションや測定が可能であるという報告や，幼児を対象とした気管挿管時の筋弛緩モニタリングについての報告などが散見される．また，成人においては腹腔鏡手術において深い筋弛緩状態の有用性が指摘されているが，小児領域でも腹腔鏡手術が増加してきており筋弛緩モニタリングの重要性は高まっていると考えられる．

2 筋弛緩モニタリングの基本原理

定量式神経刺激装置

　定量式神経刺激装置は，神経刺激によって生じた反応を定量的に（客観的に）測定することが可能である．定量的に測定する方法にはさまざまな方法があるが力感知型筋弛緩モニター，電位感知型筋弛緩モニター，加速度感知型筋弛緩モニター，動作感知型筋弛緩モニターなどがある．測定の精度は力感知型モニターや電位感知型筋弛緩モニターが高い．加速度型筋弛緩モニターや動作感知型筋弛緩モニターは測定が簡便である．

　力感知型筋弛緩モニターは筋力を直接測定する唯一の方法である．筋肉の等尺性収縮力を測定することができるモニターではあるが，筋肉に前負荷をかける必要があること，測定中の位置変化で測定値が変動すること，刺激反応がモニタリング開始後15分程度安定しないこと

や母指内転筋以外での測定が難しいことなどから臨床上のモニタリングとしては不向きである。

電位感知型筋弛緩モニターは筋の複合活動電位が筋力の発生とよく相関することを利用して神経筋遮断を定量的に測定することが可能である。2つの刺激電極の他脱分極記録用の3つの表面電極を使用し刺激された筋群の生じる複合活動電位を記録する。筋肉の前負荷は不要で，測定中の位置変化にも安定している。また，複合活動電位を記録する筋群は母指内転筋に限らず，さまざまな筋肉で測定が可能である。ただし，測定前のキャリブレーションを必要とし，電気的なノイズには弱いこと，測定筋の温度低下で反応が極端に増強される点などの短所がある。

加速度感知型筋弛緩モニターは加速度トランスデューサの加速度によって誘導される電流を測定する。力は動かした物の質量と加速度の積に等しいため，加速度によって生じた電流を測定することで筋反応によって生じた力を定量的に測定が可能となる。そのため，筋反応によって加速度を計測しやすい部位であれば測定可能であり，実際に母指内転筋，短母趾屈筋，眼輪筋，皺眉筋などの筋肉で測定される。ただし，重力の影響を避けるためには加速度センサーを地面に対して水平に動けるようにセットする必要がある。また，筋弛緩薬の投与前のTOF刺激に対する反応でT1＜T2となることがあり，しばしばTOF比が100%を超えることがあるが，適切に前負荷をかけることで回避できる。

動作感知型筋弛緩モニターは筋反応によって生じたプラスチック製アダプタの変形を電流として測定し，筋反応を評価できる。GE Healthcareから発売されているNMTモジュールは動作感知型筋弛緩モニターの原理に基づいており，日常の臨床に応用されている。現状では母指内転筋のアダプタのみであり測定筋は制限されるが，新生児や乳児用にも専用のアダプタを使用すれば筋弛緩のモニタリングが可能である。動作感知型筋弛緩モニターの測定精度を他の筋弛緩モニターと比較した研究は少ないが，筋弛緩からの回復を評価する目的には十分であるが，電位感知型筋弛緩モニターと比較すると筋弛緩からの回復を過剰評価することが指摘されている[1,2]。

神経刺激

電気刺激に対する単一筋線維の反応は「全か無かの法則」に従う。そのため，適切にモニタリングするためにはすべての筋線維が収縮しうる強さの刺激電流が必要である。電気刺激の電流をゼロから漸増させていくと，すべての筋線維が収縮し得る刺激電流となる。この時の電流を最大上刺激といい，理想的に筋弛緩モニタリングを行うためには最大上刺激が必要とされる。成人の尺骨神経刺激では40-50 mAといわれているが，小児においては最大上刺激を調査した研究はない。

[1] Trager G, Michaud G, Deschamps S, et al. Comparison of phonomyography, kinemyography and mechanomyography for neuromuscular monitoring. Can J Anaesth 2006; 53: 130-5.
[2] Salminen J, van Gils M, Paloheimo M, et al. Comparison of train-of-four ratios measured with Datex-Ohmeda's M-NMT MechanoSensor and M-NMT ElectroSensor. J Clin Monit Comput 2016; 30: 295-300.

幼児から小児の尺骨神経刺激で筋弛緩モニタリングを行う場合には30 mA 程度の刺激でよいと考えられるが，正確に測定を行うためには筋弛緩薬投与前にキャリブレーションを行う必要がある。

刺激電極

　刺激電極は心電図測定に用いられる Ag/AgCl 電極を使用可能である。しかし，刺激電流を皮膚抵抗に反して最大限伝導させるためには電極の直径を 7-11 mm とする必要がある。また，刺激電極の距離は 2.5-4 cm とすると刺激電流の浸透度が適切となり，目標神経の最適な刺激が可能となる[3]。また，極性については神経刺激に影響することが証明されており，最適な刺激を行うためには陰極ケーブルを末梢側電極，陽極ケーブルを中枢側電極とする[4]。

刺激部位と測定筋

　臨床的には尺骨神経刺激に対する母指内転筋の筋反応を測定することが多いが，気管挿管や手術のしやすさに影響する筋群，呼吸や上気道の開通に重要な筋群の筋弛緩状態を直接評価することができない。筋弛緩薬に対する感受性は横隔膜が最も低感受性であり，続いて皺眉筋，声帯筋，眼輪筋，腹筋，母指内転筋，オトガイ舌筋，咬筋，咽頭筋の順に感受性が上がる。

刺激パターン

　単収縮，四連刺激（train of four：TOF），ダブルバースト刺激（double burst stimulation：DBS），テタヌス刺激，ポストテタニックカウント（post tetanic count：PTC）などの刺激パターンがある。
　単収縮モードでは単一の最大上刺激が神経に加えられたときの筋反応を測定する。このモードでは 0.15 Hz 以上の頻度で刺激を行うと筋反応の減衰を起こし，筋弛緩投与前の対照値を記録していなければ筋弛緩の状態や回復を判断することができない特徴があり，単独ではあまり用いられていない。
　TOF とは神経を 0.5 秒間隔で 4 回刺激することである[5]。TOF によって 4 回の筋肉の収縮（T1，T2，T3，T4）が得られ，T1 に対する T4 の比（TOF 比＝T4/T1）と刺激に対する筋反応の回数（TOF カウント 0-4）で筋弛緩状態を定量的に評価できる。筋弛緩薬の投与前は 4 回とも最大の筋力を発揮し（T4/T1＝100％），十分な非脱分極性の筋弛緩薬を投与すると T1-T4 ともに低下し，筋反応が消失する（TOF カウント 0）。筋弛緩効果が減弱するとともに筋反応は T1 から出現し，回数が増加する。4 つの筋反応が識別できるようになると神経筋回復が始まり，減衰が認められるようになる。この減衰の定量的な測定

[3] Fuchs-Buder T, Claudius C, Skovgaard LT, et al. Good clinical research practice in pharmacodynamic studies of neuromuscular blocking agents Ⅱ: the Stockholm revision. Acta Anaesthesiol Scand 2007; 51: 789-808.

[4] Brull SJ, Silverman DG. Pulse width, stimulus intensity, electrode placement, and polarity during assessment of neuromuscular block. Anesthesiology 1995; 83: 702-9.

[5] Ali HH, Utting JE, Gray C. Stimulus frequency in the detection of neuromuscular block in humans. Br J Anaesth 1970; 42: 967-78.

（TOF 比）は神経筋回復の評価に適切であるとされる。

DBS は 750 ms 間隔の 2 つのバースト刺激からなる。バースト刺激は刺激幅 0.2 ms, 20 ms である。2 つのバースト内にそれぞれ 3 つの刺激が含まれる $DBS_{3.3}$ モードと 2 つのバースト内にそれぞれ 3 つと 2 つの刺激 $DBS_{3.2}$ モードがある。筋反応は単収縮の融合が起こり，1 つのバースト刺激に対して 1 つの筋収縮として検出される。そのため，視覚的あるいは徒手的に判断する際には TOF 刺激による減衰よりも DBS による減衰の方が判定しやすい。しかし，DBS による減衰が視覚的あるいは徒手的に判断できなくなっても TOF 刺激を定量的に測定すると 2/3 の患者は TOF 比が 0.9 未満の残存筋弛緩状態であることが報告されており[6]，視覚的あるいは徒手的に DBS 刺激による筋反応を評価した場合，残存筋弛緩を除外するモードとしては不十分であることが確認されている[7]。

テタヌス刺激は高頻度刺激（50-200 Hz）を通常 5 秒間持続して加える。個々の刺激反応が融合し，1 つの持続性筋収縮として検出される。非脱分極性からの回復が不完全である場合，最初に筋力が増大し続いて減衰が認められる。神経筋回復の評価に用いられる。テタヌス刺激の頻度が高いほど信頼性が高くなるが，50 Hz テタヌス時には TOF の視覚的・徒手的評価と同等以上ではなく[7]，100 Hz テタヌス時には完全に回復していても減衰が認められることが多い[6]。そのため，臨床のテタヌス刺激は後述する PTC の一部として使用される程度となっている。

PTC は TOF 刺激で反応しない深い筋弛緩状態を評価可能であり，神経に 50 Hz の高頻度刺激（テタヌス刺激）を 5 秒間加えた後に 1 Hz の単刺激 10-20 発を加え，単刺激に対する反応回数をカウントする方法である。高頻度刺激（50-100）Hz を持続して加えられた際，シナプス前からのアセチルコリン遊離が増加し，神経終板のアセチルコリン濃度が高まる。その結果，非脱分極性筋弛緩薬との競合拮抗がアセチルコリン側に傾き，非脱分極性筋弛緩薬の効果を一時的に減弱すると考えられている。この効果はテタヌス刺激後 3 秒程度で始まり，5 分ほど持続する。そのため，TOF 刺激で測定できない深い筋弛緩状態を評価が可能となる。PTC がゼロの場合にはより深い筋弛緩状態であるとされる。また，成人の場合は PTC が 12-15 回の場合には直ぐにでも TOF カウントが出現するとされる。一方で，幼児では PTC 出現から T1 が出現するまでの時間が短く，Baykara ら[8]によれば PTC が再確認された後 T1 が再出現するまでの時間は平均 6.8 分であり，PTC = 4 からは約 2 分で T1 が出現するとされる。PTC の測定は少なくとも 3 分以上の間隔を空けなければ，神経筋回復が過大評価される可能性がある[9]。

▶6) Samet A, Capron F, Alla F, et al. Single acceleromyographic train-of-four, 100-Hertz tetanus or double-burst stimulation: which test performs better to detect residual paralysis? Anesthesiology 2005; 102: 51-6.

▶7) Capron F, Fortier L-P, Racine S, et al. Tactile fade detection with hand or wrist stimulation using train-of-four, double-burst stimulation, 50-hertz tetanus, 100-hertz tetanus, and acceleromyography. Anesth Analg 2006; 102: 1578-84.

▶8) Baykara N, Woelfel S, Fine GF, et al. Predicting recovery from deep neuromuscular block by rocuronium in children and adults. J Clin Anesth 2002; 14: 214-7.

▶9) Motamed C, Kirov K, Combes X, et al. Does repetition of post-tetanic count every 3 min during profound relaxation affect accelerographic recovery of atracurium blockade? Acta Anaesthesiol Scand 2005; 49: 811-4.

3　小児麻酔領域での筋弛緩モニタリング

近年，小児領域においても腹腔鏡を用いた手術が増加してきている。成人の腹腔鏡手術においては Dubos ら[10]や Martini ら[11]が腹腔鏡手術においては中等度の筋弛緩よりも深い筋弛緩状態の方が良好な視野を得られるという報告を行っており，Madson ら[12]は深い筋弛緩状態での維持を推奨している。一方で，Kopman ら[13]は確かに深い筋弛緩状態では中等度の筋弛緩状態と比較して良好な視野を得られるが，その差はわずかで外科的な合併症については差をもたないとしている。さらに，Kopman ら[13]は深い筋弛緩状態からの回復には高価なスガマデクスを 8 mg/kg 投与する必要があるために医療経済学的には不利であると結論付けている。ただし，わが国で使用されているスガマデクスは 1 瓶 200 mg であり患者が 25 kg までの小児であれば 1 瓶で 8 mg/kg まで投与できることから，小児の腹腔鏡手術においては深い筋弛緩状態を維持しても十分に筋弛緩を回復することができると予想される。

また，小児麻酔領域での研究では，Driessen ら[14]が 30 週未満の新生児や乳児を対象に加速度感知型筋弛緩モニターが使用可能かを検討している。この報告によれば，22 人中 9 人は筋弛緩投与前のオートキャリブレーションが可能で，13 人も手動で加速度センサの増幅を設定することで TOF 100％の調整が可能であった。この研究では，さらにロクロニウム 0.3 mg/kg を投与後の経過を測定しており，単収縮は 101％ まで回復し，TOF 比も 92％ まで回復していることを確かめている。また，Jung ら[15]は加速度感知型モニターと電位感知型モニターとの比較を 3-6 歳の患者を対象に行っている。この研究ではキャリブレーションの成功率は両者ともに高く，ロクロニウム投与後の効果発現時間は電位感知型モニターと比較した加速度感知型モニターが短く（63.9±18.8 秒），気管挿管時のコンディションは悪かった。この結果からは乳幼児においても加速度型筋弛緩モニターが使用可能であるといえる。

小児麻酔領域での筋弛緩薬・筋弛緩モニタリングに関連した報告を紹介したが，この領域での知見は未だ少なく，今後の研究が待たれるところである。

（上田　要）

10) Dubois PE, Putz L, Jamart J, et al. Deep neuromuscular block improves surgical conditions during laparoscopic hysterectomy: a randomised controlled trial. Eur J Anaesthesiol 2014; 31: 430-6.

11) Martini CH, Boon M, Bevers RF, et al. Evaluation of surgical conditions during laparoscopic surgery in patients with moderate vs deep neuromuscular block. Br J Anaesth 2014; 112: 498-505.

12) Madsen M V, Staehr-Rye AK, Claudius C, et al. Is deep neuromuscular blockade beneficial in laparoscopic surgery? Yes, probably. Acta Anaesthesiol Scand 2016; 60: 710-6.

13) Kopman AF, Naguib M. Is deep neuromuscular block beneficial in laparoscopic surgery? No, probably not. Acta Anaesthesiol Scand 2016; 60: 717-22.

14) Driessen JJ, Robertson EN, Booij LHDJ. Acceleromyography in neonates and small infants: baseline calibration and recovery of the responses after neuromuscular blockade with rocuronium. Eur J Anaesthesiol 2005; 22: 11-5.

15) Jung W, Hwang M, Won YJ, et al. Comparison of clinical validation of acceleromyography and electromyography in children who were administered rocuronium during general anesthesia: a prospective double-blinded randomized study. Korean J Anesthesiol 2016; 69: 21-6.

5 組織酸素飽和度

1 組織酸素飽和度とは

組織酸素飽和度測定法は，近赤外線分光法（near-infrared spectroscopy：NIRS）の原理を用いて，侵襲なく組織酸素飽和度（組織S_{O_2}）を連続的に測定できる方法である。その測定原理の詳細については他書に譲り[1]，本項では可及的に小児における組織S_{O_2}に焦点を絞り，現況を紹介する。なお，測定機器により組織S_{O_2}指標の名称がrSO_2，StO_2，TOIなど異なる。本項では，NIRSによる脳の組織S_{O_2}に関してはSc_{O_2}の略称で統一する。また，動脈血の酸素飽和度はSa_{O_2}，上大静脈血および肺動脈混合静脈血の酸素飽和度はそれぞれScv_{O_2}および$S\bar{v}_{O_2}$の略称を用いる。NIRSによる組織S_{O_2}測定では，組織内を弧状に進む光路に含まれる細動脈・毛細血管・細静脈すべての血管床内のヘモグロビン（Hb）の平均酸素飽和度が算出される。細動脈より細静脈の血管床が大きく（例，動脈血：静脈血＝30％：70％），組織S_{O_2}は，測定部位の静脈血酸素飽和度の影響をより大きく受ける。

▶1) 吉谷健司，大西佳彦．近赤外線モニター．麻酔 2015；64：473-7.

▶2) Nagdyman N, Ewert P, Peters B, et al. Comparison of different near-infrared spectroscopic cerebral oxygenation indices with central venous and jugular venous oxygenation saturation in children. Paediatr Anaesth 2008; 18: 160-6.

▶3) Kreeger RN, Ramamoorthy C, Nicolson SC, et al. Evaluation of pediatric near-infrared cerebral oximeter for cardiac disease. Ann Thorac Surg 2012; 94: 1527-33.

2 小児におけるSc_{O_2}測定値の妥当性

各機種におけるSc_{O_2}測定値の妥当性は，主に頸静脈球の静脈血酸素飽和度（Sj_{O_2}）との比較で検証される。多くの機種において，小児においても，Sc_{O_2}とSj_{O_2}の間の相関，あるいはSc_{O_2}と，$0.3 \cdot Sa_{O_2} + 0.7 \cdot Sj_{O_2}$などの式で求める推算脳組織酸素飽和度との相関が検討され，どの機種でもおおむねよい相関が示されている[2,3]。小児において，Sc_{O_2}とScv_{O_2}との間にも比較的よい相関が見られる[2,4〜7]。Sc_{O_2}と$S\bar{v}_{O_2}$の間には，相関があるという報告[4]と，ないという報告[5]がある。

▶4) Bhutta AT, Ford JW, Parker JG, et al. Noninvasive cerebral oximeter as a surrogate for mixed venous saturation in children. Pediatr Cardiol 2007; 28: 34-41.

▶5) Redlin M, Koster A, Huebler M, et al. Regional differences in tissue oxygenation during cardiopulmonary bypass for correction of congenital heart disease in neonates and small infants: relevance of near-infrared spectroscopy. J Thorac Cardiovasc Surg 2008; 136: 962-7.

3 Sc_{O_2}への影響因子

NIRSによるSc_{O_2}は，モニター部位局所の脳の酸素需給バランスを反映し，平均動脈圧（MAP）あるいは脳灌流圧（CPP）[8〜12]，心係数（CI）[4,13,14]，Sa_{O_2}[15]，Hb[1,4]，動脈血二酸化炭素分圧（Pa_{CO_2}）[1]，体温（脳温）[10,12]，および麻酔薬[11]に影響される。すなわち，MAP/CPPの低下，CIの低下，Sa_{O_2}の低下，Hbの低下（血液希釈），過換気（脳血管収縮）によりSc_{O_2}は低下し，全身麻酔導入や低体温導入に伴いSc_{O_2}は上昇する。

▶6) Ranucci M, Isgrò G, De la Torre T, et al. Near-infrared spectroscopy correlates with continuous superior vena cava oxygen saturation in pediatric cardiac surgery patients. Paediatr Anaesth 2008; 18: 1163-9.

▶7) Marimón GA, Dockery WK, Sheridan MJ, et al. Near-infrared spectroscopy cerebral and somatic (renal) oxygen saturation correlation to continuous venous oxygen saturation via intravenous oximetry catheter. J Crit Care 2012; 27: 314. e13-8.

4　ScO₂の正常値と低下許容範囲

仔ブタでの実験研究によれば，ScO_2のベースライン値は60-75%であったが，脳の低酸素症誘発によりScO_2値を30-45%まで低下させた際に，脳の乳酸産生・脳組織アデノシン-3-リン酸（ATP）の減少・脳波の徐波化で示される脳虚血が生じた[16]。この結果は，ScO_2のベースライン値および脳虚血誘発閾値に実験動物ですら個体差があることを示す。さらに，ScO_2のベースライン値と脳虚血誘発閾値の間には平均30%程度の差が見られ，ScO_2がある程度低下しても，必ずしも脳虚血が発生する訳ではないという，ScO_2低下の安全域・緩衝域が存在することを示す[16]。さらに仔ブタの実験でScO_2を35%まで低下させて脳虚血を1-8時間持続させた場合，1-2時間の虚血後ではScO_2回復とともに脳波も速やかに回復し，神経学的後遺症も生じなかった一方，2-3時間を超す虚血後は，ScO_2は速やかに回復したにもかかわらず脳波の回復は遅れ，神経学的後遺症の頻度も虚血時間が増すほど増加した[17]。この結果は，ScO_2の低下程度と低下の持続時間の両者が脳合併症発生に関与することを示唆する。

ヒトにおけるScO_2モニターでは，ベースライン値ですでに機器間差，個人間差，個人内差（左右差・測定部位差）が存在するため，ScO_2の正常域と異常域を明確に定義できない[1]。成人では，便宜的にScO_2絶対値で（40～）50%未満，あるいは，ベースライン値からの20（～30）%の低下が異常値として扱われ[1]，小児でも同様の便宜的閾値が用いられることがある[18～22]。しかし，小児においてもScO_2絶対値の機器間差[2,23]，個人差[2,15]は大きく，成人と同様，現時点ではScO_2はトレンドモニターとしてのみ使用するのが妥当と考えられている[1,23]。

- 8) Hayashida M, Chinzei M, Komatsu K, et al. Detection of cerebral hypoperfusion with bispectral index during paediatric cardiac surgery. Br J Anaesth 2003; 90: 694-8.
- 9) Hayashida M, Kin N, Tomioka T, et al. Cerebral ischaemia during cardiac surgery in children detected by combined monitoring of BIS and near-infrared spectroscopy. Br J Anaesth 2004; 92: 662-9.
- 10) Menke J, Möller G. Cerebral near-infrared spectroscopy correlates to vital parameters during cardiopulmonary bypass surgery in children. Pediatr Cardiol 2014; 35: 155-63.
- 11) Rhondali O, Juhel S, Mathews S, et al. Impact of sevoflurane anesthesia on brain oxygenation in children younger than 2 years. Paediatr Anaesth 2014; 24: 734-40.
- 12) Hu Z, Xu L, Zhu Z, et al. Effects of hypothermic cardiopulmonary bypass on internal jugular bulb venous oxygen saturation, cerebral oxygen saturation, and Bispectral Index in pediatric patients undergoing cardiac surgery: a prospective study. Medicine (Baltimore). 2016; 95: e2483.
- 13) Phelps HM, Mahle WT, Kim D, et al. Postoperative cerebral oxygenation in hypoplastic left heart syndrome after the Norwood procedue. Ann Thorac Surg 2009; 87: 1490-4.
- 14) Ricci Z, Haiberger R, Tofani L, et al. Multisite near infrared spectroscopy during cardiopulmonary bypass in pediatric patients. Artif Organs 2015; 39: 584-90.

5　複合的脳モニタリング

上記の理由で，ScO_2のみの脳モニターでは臨床的判断を誤る可能性もあり，ScO_2・経頭蓋ドプラー法・脳波による複合的脳モニタリングを行うのが理想的である[24]。ただし，ドプラー法の中大脳動脈血流速度も相対変化しか判らず，血流を検出できない症例もいる。脳波は，脳虚血が生じた時点で急激な脳波の徐波化が生じる[16]。Bispectral index（BIS）を使用すれば，脳波が観察できるとともに，脳波の徐波化がBIS値低下として表示され認識しやすい。BISとScO_2との併用は，それらの急激な同時低下で示される脳虚血（脳低酸素症による脳波の抑制）の発生検出の簡便なモニターとなりうる[8,9]。BISは麻酔や低体温でも低下するが[25]，その際ScO_2は不変かむしろ上昇するので，BISとScO_2が同時に低下する脳虚血と容易に鑑別できる。また，平坦脳波（BIS＝0）を生じる循環停止後の，再灌流期の脳波回復の確認に

- 15) Kurth CD, Steven JL, Montenegro LM, et al. Cerebral oxygen saturation before congenital heart surgery. Ann Thorac Surg 2001; 72: 187-92.
- 16) Kurth CD, Levy WJ, McCann J. Near-infrared spectroscopy cerebral oxygen saturation thresholds for hypoxia-ischemia in piglets. J Cereb Blood Flow Metab 2002; 22: 335-41.
- 17) Kurth CD, McCann JC, Wu J, et al. Cerebral oxygen saturation-time threshold for hypoxic-ischemic injury in piglets. Anesth Analg 2009; 108: 1268-77.
- 18) Dent CL, Spaeth JP, Jones BV, et al. Brain magnetic resonance imaging abnormalities after the Norwood procedure using regional cerebral perfusion. J Thorac Cardiovasc Surg 2006; 131: 190-7.

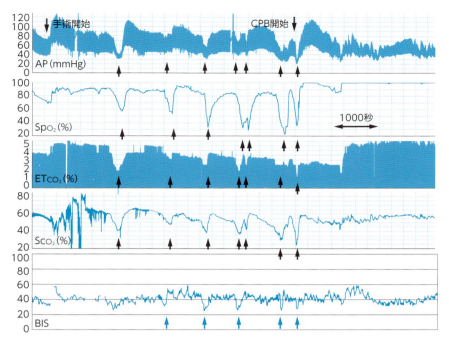

図1 左心低形成症候群に対し新生児期にNorwood手術を受けた4カ月男児における，Glenn手術中の人工心肺（CPB）前の血圧（AP），経皮酸素飽和度（SpO_2），呼気終末CO_2（ETCO_2），脳の組織酸素飽和度（ScO_2），およびbispectral index（BIS）の変化

癒着剝離の間，心・大血管圧迫による軽度〜高度のAP低下を頻回に生じている（黒矢印）。この際，肺血流低下によりETCO_2低下が生じ（黒矢印），やや遅れてSpO_2低下が生じている（黒矢印）。ScO_2はAP低下と低酸素血症による迅速な低下が見られ，その変化はSpO_2変化に先行している（脳の低酸素症の発生）（黒矢印）。ScO_2が低下した際，BISが同時に低下した場合（青矢印）は，脳の低酸素症による脳機能抑制，すなわち脳虚血の発生が強く疑われる。大きなScO_2低下が継続する場合は勿論のこと，特に，ScO_2とBISの同時低下が継続する場合は，積極的な治療介入を行う必要がある。

もBISは有用である[25]。ただし，新生児では皮膚が弱くBISのセンサーを適用しにくい。また，学童期以後の小児や成人に比し，3カ月以下の乳児ではBIS値はかなり低めに，逆に学童期前の幼児ではBIS値はかなり高めに出ることには注意が必要である[26]。小児心臓手術におけるScO_2とBISの同時モニターの例を提示する（**図1**）。

▶19) Kussman BD, Wypij D, Laussen PC, et al. Relationship of intraoperative cerebral oxygen saturation to neurodevelopmental outcome and brain magnetic resonance imaging at 1 year of age in infants undergoing biventricular repair. Circulation 2010 20; 122: 245-54.

6　小児心臓手術中のScO_2モニター

小児心臓麻酔中は，手術操作による循環動態の変動が大きい。その際，ScO_2は鋭敏に変化する（**図1**）。チアノーゼ性心疾患患者におけるSpO_2の低下は，頭蓋領域の中枢側センサーの方が，指などの末梢側センサーより早期に検出できるが[27]，ScO_2の低下も末梢のSpO_2の低下に先行する[28]。すなわち，チアノーゼ性心疾患の手術中であれば，肺血流減少を反映する呼気終末炭酸ガス分圧（ETCO_2）低下や，循環時間の短い脳におけるScO_2低下が，末梢でのSpO_2低下に先行することが多い（**図1**）。

人工心肺（cardiopulmonary bypass：CPB）開始に伴いMAP/CPP，

▶20) Simons J, Sood ED, Derby CD, et al. Predictive value of near-infrared spectroscopy on neurodevelopmental outcome after surgery for congenital heart disease in infancy. J Thorac Cardiovasc Surg 2012; 143: 118-25.

▶21) Zulueta JL, Vida VL, Perisinotto E, et al. Role of intraoperative regional oxygen saturation using near infrared spectroscopy in the prediction of low output syndrome after pediatric heart surgery. J Card Surg 2013; 28: 446-52.

22) Hoffman GM, Brosig CL, Mussatto KA, et al. Perioperative cerebral oxygen saturation in neonates with hypoplastic left heart syndrome and childhood neurodevelopmental outcome. J Thorac Cardiovasc Surg 2013; 146: 1153-64.
23) Schneider A, Minnich B, Hofstätter E, et al. Comparison of four near-infrared spectroscopy devices shows that they are only suitable for monitoring cerebral oxygenation trends in preterm infants. Acta Paediatr 2014; 103: 934-8.

CI, $PaCO_2$, SaO_2, Hb, 体温が劇的に変化するが, CPB開始後にScO_2は, 初期低血圧の程度, CPB開始前のSpO_2（チアノーゼ有無）, 回路への血液充填有無, 低体温の併用有無と程度, CPB流量と灌流圧, α-stat管理/pH-stat管理などの諸条件により低下・不変・上昇とさまざまに変化しうる[8,9,12,14]。異常なScO_2低下によってCPBの送脱血管の位置異常に初めて気づくこともまれではなく, この点でもScO_2モニターの有用性は高い。

7 小児心臓手術周術期 ScO_2 と臨床転機

24) Durandy Y, Rubatti M, Couturier R. Near Infrared Spectroscopy during pediatric cardiac surgery: errors and pitfalls. Perfusion 2011; 26: 441-6.
25) Hayashida M, Sekiyama H, Orii R, et al. Effects of deep hypothermic circulatory arrest with retrograde cerebral perfusion on electroencephalographic bispectral index and suppression ratio. J Cardiothorac Vasc Anesth 2007; 21: 61-7.
26) Zhang JM, Wang F, Xin Z, et al. Treatment of different-aged children under bispectral index monitoring with intravenous anesthesia with propofol and remifentanil. Eur Rev Med Pharmacol Sci 2015; 19: 64-9.
27) Reynolds LM, Nicolson SC, Steven JM, et al. Influence of sensor site location on pulse oximetry kinetics in children. Anesth Analg 1993; 76: 751-4.
28) Tanidir IC, Ozturk E, Ozyilmaz I, et al. Near infrared spectroscopy monitoring in the pediatric cardiac catheterization laboratory. Artif Organs 2014; 38: 838-44.
29) Chakravarti SB, Mittnacht AJ, Katz JC, et al. Multisite near-infrared spectroscopy predicts elevated blood lactate level in children after cardiac surgery. J Cardiothorac Vasc Anesth 2009; 23: 663-7.
30) Suemori T, Skowno J, Horton S, et al. Cerebral oxygen saturation and tissue hemoglobin concentration as predictive markers of early postoperative outcomes after pediatric cardiac surgery. Paediatr Anaesth 2016; 26: 182-9.

特に新生児期や乳児期に心臓手術を受けた患児において, 周術期のScO_2と予後の関係が示されている。第一に, 小児心臓手術の周術期のScO_2低値は, 低心拍出量や血清乳酸値の上昇と直結し, 術後早期の予後不良の予測因子となる[13,21,29,30]。第二に, 周術期のScO_2低値や術後低血圧は, 核磁気共鳴断層法（MRI）上の術後早期の脳病変発生または悪化と関連する[18,31]。第三に周術期のScO_2低値は, 幼児期（1-5歳）における精神神経発達遅延やMRI上の脳異常など長期予後とも関連する[19,22,32]。ただし, 2歳時の精神神経発達は, 周術期ScO_2よりも, 未熟児, 低出生時体重, ICU・病院滞在日数, 手術法など他因子の影響の方が大きいという報告もある[20]。また, 新生児期心臓手術患児では, MRI上の脳病変の合併率が術前から高く[31,33], 高流量CPB・積極的な輸血・pH-stat管理を用いてScO_2を50%以上に保つ目標指向治療（goal-directed therapy）を施行しても, 術後脳病変の発生は予防できなかったため, 脳病変の発生は脳の未熟性自体にその原因があり, 脳病変は後日改善する可能性もあるとする報告もある[33]。また, 単心室系疾患の第2期修復手術でScO_2と$ScvO_2$を指標とした目標指向治療を実施しても, 未熟児・低出生体重・心外奇形合併など高リスク患児の予後はさほど改善できなかったとの報告もある[34]。CPB中の酸素運搬量（DO_2）が低い程, 脳虚血関連物質の血中濃度が高まるという最新の報告も見られるが[35], 周術期ScO_2と予後の関係は今後のさらなる検討が必要と思われる。

8 ScO_2以外の体組織酸素飽和度

31) McQuillen PS, Barkovich AJ, Hamrick SE, et al. Temporal and anatomic risk profile of brain injury with neonatal repair of congenital heart defects. Stroke 2007; 38: 736-41.
32) Sood ED, Benzaquen JS, Davies RR, et al. Predictive value of perioperative near-infrared spectroscopy for neurodevelopmental outcomes after cardiac surgery in infancy. J Thorac Cardiovasc Surg 2013; 145: 438-45.

小児は体壁が薄いため, 体表にNIRSのセンサーを貼付することにより, 上下肢のみならず, 腎・肝・消化管の酸素飽和度を測定することができる。小児腎移植術後, 腎組織SO_2は, 血清クレアチニン, 推算糸球体濾過量（eGFR）, 尿中白血球ゼラチナーゼ関連リポカリン（u-NGAL）などの腎機能指標と高い相関を示した[36]。出血の多い小児形成外科手術例において, 肝組織SO_2は胃粘膜内pH（pHi）や$ScvO_2$と

中等度に相関した[37]。一方，小児心臓手術後，ScO_2と$ScvO_2$は相関したが，腎組織SO_2と$ScvO_2$は相関せず[7]。また，乳児心臓手術のCPB中，ScO_2と$ScvO_2$はよく相関したが，下肢の組織SO_2は$ScvO_2$とは相関せず，むしろ下大静脈血酸素飽和度および$S\bar{v}O_2$と相関した[5]。乳児の心臓手術後，消化管組織SO_2は，血清乳酸値，胃粘膜内pH（pHi）および$S\bar{v}O_2$と高度の相関を示し，腎臓SO_2も血清乳酸値および$S\bar{v}O_2$と中等度の相関を示した[38]。ただし，乳児心臓手術の低体温CPB中の測定では，腎臓と下肢の組織酸素飽和度は過飽和気味の高値（80-90％）を示し，常にScO_2（65-75％）より高く保たれており，低体温CPB中の脳以外組織酸素飽和度の測定の意義には疑問も持たれている[14]。この結果は，乳児の心臓手術CPB中の測定で，上大静脈血酸素飽和度（ScO_2と相関）が下大静脈血酸素飽和度（下肢組織SO_2と相関）より低く，血清乳酸値は上大静脈血で下大静脈血より高かったという報告[5]，あるいは小児心臓手術後の乳酸値は，消化管・腎・下肢組織SO_2よりScO_2ともっとも強い相関を示したという報告[29]とも通じる点がある。すなわち，小児では脳血流の自動調節能が未発達なうえ[9]，脳がもっとも酸素消費量の大きい臓器であるために循環動態悪化の影響を最も鋭敏に受けるという可能性が考えられる。以上から小児心臓手の周術期において脳以外の他部位での組織SO_2測定は，ScO_2測定ほど，重要・鋭敏ではないかもしれない。しかし，下半身での組織SO_2測定によって初めてCPB中の下半身の灌流障害が発見されることもあるので，これらの測定も一定の有用性はある。

[33] Andropoulos DB, Hunter JV, Nelson DP, et al. Brain immaturity is associated with brain injury before and after neonatal cardiac surgery with high-flow bypass and cerebral oxygenation monitoring. J Thorac Cardiovasc Surg 2010; 139: 543-56.
[34] Ghanayem NS, Hoffman GM, Mussatto KA, et al. Perioperative monitoring in high-risk infants after stage 1 palliation of univentricular congenital heart disease. J Thorac Cardiovasc Surg 2010; 140: 857-63.
[35] Magruder JT, Hibino N, Colica S, et al. Association of nadir oxygen delivery on cardiopulmonary bypass with serum glial fibrillary acid protein levels in paediatric heart surgery patients, Interact Cardiovasc Thorac Surg 2016; 23: 531-7.
[36] Vidal E, Amigoni A, Brugnolaro V, et al. Near-infrared spectroscopy as continuous real-time monitoring for kidney graft perfusion. Pediatr Nephrol 2014; 29: 909-14.
[37] Weiss M, Schulz G, Teller I, et al. Tissue oxygenation monitoring during major pediatric surgery using transcutaneous liver near infrared spectroscopy. Paediatr Anaesth 2004; 14: 989-95.
[38] Kaufman J, Almodovar MC, Zuk J, et al. Correlation of abdominal site near-infrared spectroscopy with gastric tonometry in infants following surgery for congenital heart disease. Pediatr Crit Care Med 2008; 9: 62-8.

9　小児における組織SO_2測定の現況

　小児手術，特に小児心臓手術において，ScO_2は循環動態異常を鋭敏に検出することのできる有用なモニターである。ScO_2を指標として，それが低値となった場合，それを改善する治療介入（送脱血管の位置異常の是正や，MAP/CPP，CI，SaO_2，$PaCO_2$，Hb，脳の温度，麻酔深度のいずれかの適正化）を行い，予後改善を目指す目標指向治療が提唱されている。ただし，脳虚血を誘発するScO_2の絶対値閾値ないしScO_2低下幅の安全域が明白ではない現在，ScO_2値あるいはその変化のみを指標とした治療では，輸血増加など過剰治療に陥るリスクもある。複合的脳モニターの使用で，治療介入開始の基準がより明白になる可能性がある。周術期ScO_2低値が患者の予後を悪化させるという報告は多いが，一方で，重症の患児では，ScO_2を高めに保ちたくても保てない厳しい現実もある。ScO_2をモニターすることで患者の予後を改善させるか否かのエビデンスは未だ乏しく，今後のさらなる検討が必要である。

（林田　眞和，山本　牧子）

6　ベッドサイド血液凝固モニター

1　背景

　従来検査室で行われていたPT，aPTT，FDP，d-dimerなどの血液凝固検査（conventional coagulation tests）は救急外来や手術室では迅速性に欠け，血漿成分を用いた検査のため血球因子や血小板機能評価を含まず，凝固線溶の全容を理解することが難しく，結果として急性期の治療戦略に直接に結びついてこなかった。その欠点を補うべくpoint of care（POC）ベッドサイド血液凝固モニターが登場した。

　ヘパリン投与の影響やプロタミンによるリバースを評価する検査としてヘモクロン®（Accriva diagnostics），ヘプコン HMS plus®（メドトロニック社）があるが，血液凝固線溶全体を評価するものではない。コアグチェック XS プラス®（ロッシュ・ダイアグノーシス社，スイス）は本来個人のワーファリンコントロール目的に PT-INR を測定するモニターであり，周術期の治療での有用性については十分検討されていない。

　血液凝固が進む際に生じる粘弾性凝固（viscoelastic coagulation）を利用した3つの検査（以後 VET），TEG®（ヘマネティックス社，米国），ROTEM®（テムインターナショナル社，独），Sonoclot®（シエンコ社，米国）は凝固線溶の全容を評価するモニターとされる。これらの3つの POC モニターはいずれもおおむね30分以内にトロンビン形成から最大血栓形成に至り，さらに血栓溶解する過程を解析することが出来る。これらを利用した周術期の血液凝固障害の診断と対処のアルゴリズムも発展してきた。

2　TEG®，ROTEM®，Sonoclot® の概要

　血液が異物と接触して血餅を生ずる際に生ずる粘弾性の変化を捉えてトロンボエラストグラフを描く手法は，1948年に独の Hellumut Harter が発明したが，当時は凝固，線溶経路はまだ解明されておらず，検査法として定着しなかった。その後，凝固活性剤を利用して検査時間を短縮し，粘弾性の変化に伴い生じる機械的インピーダンス変化を電子的に処理するモニターが実用化された。

　従来の TEG（TEG 5000®）は凝固活性剤と専用試薬と 0.36 cc の全血をディスポーザブルのプラスチック・キュベット内で混ぜ，キュベットを回転することで血餅形成と線溶現象によりキュベット内のピンとの間に生じるインピーダンス変化を torsion ワイヤーを介してト

表1 ROTEM®, TEG®, Sonoclot® の測定パラメータ

凝固線溶経過	血餅化影響因子	治療オプション	ROTEM®	TEG®	Sonoclot®
初期血餅/フィブリン形成	第XII, XI因子活性；内因系凝固系の反応性	FFP, FIB, PLT	CT	R/TEG-ACT	ACT
血餅形成速度	第II, VIII因子活性；PLT数およびPLT機能，トロンビン，FIB, HCT		CFTとα-angle	Kinetics (k) とα-angle	CR, R1
最大血餅強度	FIB, PLT数と機能，トロンビン，第XIII因子活性，HCT		MCF	MA	Peak amplitude
最大血餅強度までの時間			MCF-t	TMA	肩までの時間(P1)，ピークまでの時間(P2)，肩からピークまでの時間(P2-P1)
設定時間での振幅			A5, A10…	A (A5, A10…)	
血餅可塑性			MCE	G	
FIB量	FIB量	FFP, FIB	FIBTEMのMFC	CFF	
最大線溶	線溶現象	抗線溶薬，FIB, PLT投与	ML		R3
			CLR		
設定時間での線溶振幅			LI30, LI60	LY30, LY60	
線溶開始時間			CLT(MCFから10%低下する時間)	TTL (MAから2mm低下するまでの時間)	
血小板機能	血小板機能	PLT投与		%inhibition	PF

CFF：fuctional fiblinogen, CFT：clot formation time, CLR：clot lysis rate, CLT：clot lysis time, G：clot elasticity, LY30：Lysis 30 min after MA, CT：clotting time, FIB：fibrinogen, MA：maximum amplitude, MCE：maximum clotting elasticity, MCF-t：time to maximum clot firmness, ML：Maximum lysis, LI30：Lysis index 30 min after CT, PF：platelet function, PLT：platelet, R：clotting time, R1：the rate of fibrin monomer formation, R2：fiblinogenesis and platelet interaction, R3：the rate of platelet mediated clot contraction, TMA：time to maximum amplitude, TTL：time to lysis
(Whiting P, Al M, Westwood M, et al. Viscoelastic point-of-care testing to assist with the diagnosis, management and monitoring of haemostasis：a systematic review and cost-effectiveness analysis. Health Technol Assess 2015；19：1-228 より改変引用)

ランスデューサーに伝え，データ処理し，トロンボエラストグラフを描かせる装置である．最新型のTEG6s®は，凝固活性剤と4種類の試薬を一つのカートリッジにまとめ，血餅形成により生じるインピーダンス変化を超音波による音響インピーダンスとして測定する．TEG6s®にはグローバル・ヘモスタシスとプレートレット・マッピングの2種類のカートリッジが提供されている．グローバル・ヘモスタルシスには，内因系凝固因子活性を検査するCK，内因系および外因系凝固因子活性両方を刺激するCRT（Rapid TEG），ヘパリン効果を除外して内因系凝固因子活性を検査するCKH，血小板を除外してフィブリノーゲンの血餅強度を検査するCFF（Functional Fibrinogen）の4種類の試薬検査が組み込まれている．

ROTEM®は凝固活性剤と0.34 ccの全血をディスポーザブルのプラスチック・キュベット内で混ぜ，血餅形成と線溶現象により検体内の回転軸が受ける抵抗変化を光学センサーで捕らえ，データ処理し，トロンボエラストグラフを描かせる装置である．凝固活性剤と専用試薬により，内因系凝固因子活性を検査するINTEM，外因系凝固因子活性を検査するEXTEM，血小板機能を抑制した外因系凝固因子活性を調べ，フィブリノーゲン量を推定するFIBTEM，ヘパリンの影響を除外した内因系凝固因子活性を検査するHEPTEM，線溶亢進を除外

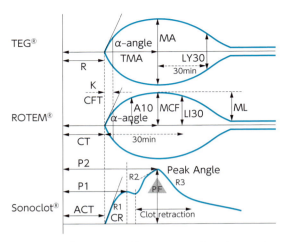

図1 TEG® とROTEM® とSonoclot® のパラメータ

して外因系凝固因子活性を検査するAPTEMの5つの検査を必要に応じて選択する。

TEG® とROTEM® ではピン，カップの材質，使用血液量，凝固活性剤，専用試薬，血餅検出法などが異なるため，共通点はあるものの正常値や得られるデータに差がある（**図1，表1**）。

Sonoclot® は1975年にKaullaらにより開発された凝固線溶モニターで，TEG，ROTEMと同様全血に凝固活性剤と専用試薬を混ぜた検体の粘弾性変化を測定するが，回転運動による変化ではなく，キュベット内の軸を上下に200 Hzに振動させて生じるズリ応力変化をトランスデューサーで測定し，波形を表示する。この波形をSonoclot signatureと称しているが，トロンボエラストグラフと異なり，**図1**に示すように2段階の上昇カーブを描いてピークに達した後に低下する。後半のピークは血小板の糖蛋白質とフィブリンの結合による血餅形成と退縮を反映するとされ，以下のアルゴリズムから血小板機能を評価する。

$$Platelet\ Function = C_0 \log\left(\int_{Start\ Time}^{End\ Time}(Slope\ Effect(t) + Accelleration\ Effect(t))(WindowDecay(t))dt + 1\right)$$

③ 従来の血液検査との比較

PT，APTT，ACTなどの従来の血液検査は，血小板や血球が除去された血漿による検査で，フィブリンゲルが形成された時点で検査が終了してしまう。その結果，トロンビンにより活性化される第XIII因子によるフィブリン重合によって血餅が最大強度に達する程度，血小板の影響，線溶亢進などは評価されておらず，VETはより臨床的に有用

な診断治療情報を提供してくれる可能性がある。Haas らは 50 人の小児患者から得られた 288 検体で，PT，aPTT，フィブリノーゲンと，ExTEM の凝固時間（CT），InTEM の CT，FibTEM を同時に測定し，従来の血液凝固検査と ROTEM から得られるデータを比較検討した。その結果，外因系凝固因子活性をみている PT は ExTEM の CT，あるいは内因系凝固因子活性をみている aPTT は InTEM の CT には有意な相関関係が得られなかったが，FibTEM に関してはフィブリノーゲン量と有意な相関関係をもつことが報告されている。ExTEM，InTEM は過剰評価している可能性があるが，測定時間が早いため，タイミングよくモニタリングを行うことができ，血液凝固治療を行う指針となりうると結論している[1]。

▶ **1)** Haas T, Spielmann N, Mauch J, et al. Comparison of thromboelastometry（ROTEM®）with standard plasmatic coagulation testing in paediatric surgery. Br J Anaesth 2012; 108: 36-41.

4 トロンビンの評価

トロンビンは血小板を活性化してフィブリンとの重合を促進し，粘稠度測定曲線を描く重要な因子で，トロンビンの濃度依存性に血餅形成速度（ROTEM，TEG の α-angle，CFT，K）が増加するが，50-100 nmol/L 以上で増加しなくなる。つまり，血餅形成に必要とされるトロンビンの量は全産生量のごく一部で，粘弾性凝固検査によって 50-100 nmol/L 以上のトロンビンを推定することはできない[2]。

▶ **2)** Taketomi T, Szlam F, Vinten-Johansen J, et al. Thrombin—activated thromboelastography for evaluation of thrombin interaction with thrombin inhibitors. Blood Coagul Fibrinolysis 2007; 18: 761-7.

5 フィブリノーゲンの評価

大量出血に伴う希釈性凝固障害の治療においてはフィブリノーゲンが適切に保たれていることが重要である。フィブリノーゲンは活性化血小板表面の GPIIb/IIIa リセプターに結合して血餅重合の核となるが，膠質液の大量輸液などにより，検査室検査によるフィブリノーゲン量と POC 検査による機能的フィブリノーゲン評価値が一致しないことがある。

ROTEM® ではサイトカラシン D により，TEG では GPIIb/IIIa 阻害剤により血小板機能を抑制してフィブリン重合のみによる血餅強度を評価する。ROTEM® では FIBTEM の MCF，TEG では CFF を機能的フィブリノーゲン値としている。Sonoclot® には該当する検査はない。フィブリン重合には第XIII因子活性も関与しているため，フィブリノーゲン量を直接反映しているとは言えないが，肝移植，外傷，心臓外科手術を対象とした多くの研究では FIBTEM の MCF と血漿フィブリノーゲン値に高い相関が得られている[3]。

▶ **3)** Harr JN, Moore EE, Ghasabyan A, et al. Functional fibrinogen assay indicates that fibrinogen is critical in correcting abnormal clot strength following trauma. Shock 2013; 39: 45-9.

6 血小板の評価

血小板機能はTEG®のプレートレット・マッピング，あるいはSonoclot®のPFを用いて評価する。Sonoclot®のPFは二峰性の後半のピークの出現タイミングと形状を評価した係数で，2以上を正常，1以下が低下としている。ROTEM®には該当する検査はない。

TEG®のプレートレット・マッピングは，ヘパリナーゼとカオリンを全血に加えてフィブリンと血小板によりもっとも強い血餅形成から得られる$MA_{Thrombin}$と，トロンビンによる血小板活性化反応をヘパリンで抑制し，レプチラーゼと活性化第XIII因子を加えて血小板機能を除いたフィブリンのみによる血餅形成から得られるMA_{Fibrin}の差を最大の血小板機能と考え，ADPまたはアラキドン酸を添加して一部の血小板機能を賦活して得たMA_{ADP}あるいはMA_{AA}とMA_{Fibrin}の差を比較して血小板機能の（％）凝集能を得て，それを100％から引いて（％）抑制率を求めるものである。

つまり，％抑制率＝$100-[(MA_{ADP}-MA_{Fibrin})/(MA_{Thrombin}-MA_{Fibrin})\times100]$となる。術前抗血小板薬の効果によって，この抑制率が34％を上回ると手術患者の輸血量，合併症，死亡率が高まると報告されている[4]。

▶4) Kasivisvanathan R, Abbassi-Ghadi N, Kumar S, et al. Risk of bleeding and adverse outcomes predicted by thromboelastography platelet mapping in patients taking clopidogrel within 7 days of non-cardiac surgery. Br J Surg 2014; 101: 1383-90.
▶5) Görlinger K, Dirkmann D, Hanke AA, et al. First-line therapy with coagulation factor concentrates combined with point-of-care coagulation testing is associated with decreased allogeneic blood transfusion in cardiovascular surgery: a retrospective, single-center cohort study. Anesthesiology 2011; 115: 1179-91.

7 心臓手術における有用性

多くのRCTからTEG®あるいはROTEM®によるVETを心臓手術管理に用いると，従来の検査群と比較して，RBC輸血，血小板輸血，FFP輸血を減らし，血栓塞栓症減少[5]，死亡率減少[6]に繋がると報告され，米国胸部外科学会，米国心臓血管麻酔学会[7]，欧州心臓血管外科学会[8]のガイドラインでVETの使用が推奨された。

▶6) Weber CF, Görlinger K, Meininger D, et al. Point-of-care testing: a prospective, randomized clinical trial of efficacy in coagulopathic cardiac surgery patients. Anesthesiology 2012; 117: 531-47.

8 小児心臓手術での有用性

Kaneら[9]は，先天性心疾患に対する開心術を受ける小児患者における輸血製剤使用実績，術後合併症の有無，入院期間，輸血コストなどをTEG®の導入前後で比較した。TEG®使用により，血小板，クリオプレチピテート輸血量が減少し，そのコストは50％以上削減できたが，死亡率，入院期間，人工呼吸期間，術後出血頻度，血栓性イベント発現頻度は変わらなかった。

▶7) Perioperative blood transfusion and blood conservation in cardiac surgery: the Society of Thoracic Surgeons and The Society of Cardiovascular Anesthesiologists clinical practice guideline. Ann Thorac Surg 2007; 83: S27-86.
▶8) Guideline on antiplatelet and anticoagulation management in cardiac surgery. Eur J Cardiothorac Surg 2008; 34: 73-92.
▶9) Kane LC, Woodward CS, Husain SA, et al. Thromboelastography-does it impact blood component transfusion in pediatric heart surgery? J Surg Res 2016; 200: 21-7.

9 小児非心臓大手術後の凝固障害の診断

Sangkhathatら[10]は，ROTEM®のINTEMとEXTEM検査により小児非心臓大手術後に発生した臨床的凝固機能障害を診断できるかどうかの観察研究を行い，EXTEMのCFT＞120秒，INTEMのCFT＞100秒をカットオフ値として術後の凝固障害を予測できると報告している。

10 大量出血，外傷，肝移植での有用性の検討

大量出血患者にTEG®/ROTEM®をガイドに輸血療法を行うことにより，輸血量は減少し，そのコストも大幅に節減できるが，合併症発生率，死亡率の改善に関するエビデンスは得られていない[11,12]。

周術期の大出血の管理に際して，ヨーロッパ麻酔学会（ESA）の2013年ガイドラインでは，2011年のCochrane報告を受けてVETの中で必要な検査を合理的に選択して凝固障害の原因を的確に診断し適切な治療に結びつけることが重要だとしている。外傷手術中には外因系凝固因子活性とフィブリン・クロットの質をVETにより評価し，濃縮フィブリノーゲンあるいは濃縮プロトロンビン複合体製剤を投与することが有用であるが，さらなるRCTが必要である。

Nylandら[13]は，TEGの内因系凝固因子活性検査でk値延長とα-angleの鈍化を認めた小児外傷症例にrFVIIa製剤を投与して改善を認めたと報告をしている。

またWalkerら[14]は，大量輸血後に硬膜外カテーテルを入れる判断をROTEM®のEXTEMとFIBTEMから行うことの有用性を報告している。肝臓移植に際してはVETにより内因系凝固因子活性を評価することで輸血量を削減できる，あるいはEXTEMとAPTEMを用いて線溶亢進を評価し適切にトラネキサム酸を投与することでFFP投与量を削減できると報告されている[15,16]。

以上を受けて，ESA2013年ガイドラインでは，術中出血に対しては予め決められた止血療法を開始する輸血アルゴリズムの作成を推奨（1B）し，とくに心臓血管手術においてはVETをガイドとした輸血アルゴリズムの作成を推奨（1C）している[17]。

11 低体温療法による凝固障害のモニターとして

全脳障害に対し低体温療法を行った新生児の凝固障害をTEGにより評価したところ，α-angle，MA，coagulation indexの異常が有意に臨床的出血傾向と相関した[18]。

▶10) Sangkhathat S, Suwannarat D, Boonpipattanapong T, et al. Rotational thromboelastometry in the diagnosis of coagulopathy in major pediatric surgical operations. J Pediatr Surg 2015; 50: 2001-4.

▶11) Afshari A, Wikkelsø A, Brok J, et al. Thrombelastography (TEG) or thromboelastometry (ROTEM) to monitor haemotherapy versus usual care in patients with massive transfusion. Cochrane Database Syst Rev 2011; (3): CD007871

▶12) Da Luz LT, Nascimento B, Shankarakutty AK, et al. Effect of thromboelastography (TEG®) and rotational thromboelastometry (ROTEM®) on diagnosis of coagulopathy, transfusion guidance and mortality in trauma: descriptive systematic review. Crit Care 2014 27; 18: 518.

▶13) Nylund CM, Borgman MA, Holcomb JB, at al. Thromboelastography to direct the administration of recombinant activated factor VII in a child with traumatic injury requiring massive transfusion. Pediatr Crit Care Med 2009; 10: e22-e26.

▶14) Walker C, Ingram M, Edwards D, et al. Use of thromboelastometry in the assessment of coagulation before epidural insertion after massive transfusion. Anaesthesia 2011; 66: 52-5.

▶15) Wang SC, Shieh JF, Chang KY, et al. Thromboelastography-guided transfusion decreases intraoperative blood transfusion during orthotopic liver transplantation: randomized clinical trial. Transplant Proc 2010; 42: 2590-3.

▶16) Trzebicki J, Flakiewicz E, Kosieradzki M, et al. The use of thromboelastometry in the assessment of hemostasis during orthotopic liver transplantation reduces the demand for blood products. Ann Transplant 2010; 15: 19-24.

▶17) Kozek-Langenecker SA, Afshari A, Albaladejo P, et al. Management of severe perioperative bleeding: guidelines from the European Society of Anaesthesiology Eur J Anaesthesiol 2013; 30: 270-382.

▶18) Forman KR, Wong E, Gallagher M, et al. Effect of temperature on thromboelastography and implications for clinical use in newborns undergoing therapeutic hypothermia. Pediatr Res 2014; 75: 663-9.

12 費用対効果について

Whitingら[19]によるVETの費用対効果に関するメタ解析では，心臓手術と肝移植手術が検討され，ROTEM®とTEGは輸血コストを削減，ICU滞在期間を短縮できるとされているが，従来検査群に比べ生存率の改善，在院日数削減などに差はない。Sonoclot®に関してはエビデンスは示されていない。装置本体の価格はROTEM®＞TEG®＞Sonocrot®の順に高額であるが，現状でのランニングコストはTEG®＞ROTEM®＞Sonocrot®の順となる[20]。

おわりに

ベッドサイド血液凝固モニターとして血栓の粘弾性を利用するTEG®，ROTEM®，Sonoclot®は，心臓血管手術，肝臓移植，外傷，産科出血，DIC，抗血栓療法などさまざまな臨床現場に導入され，治療戦略に生かそうとする試みが行われている。特にESAガイドラインや欧州心臓血管外科学会のガイドラインでは積極的にVETを導入し凝固線溶異常の診断と治療のアルゴリズムを確立することを推奨している。しかし現在までのところ，心臓血管手術の周術期管理以外に関しては十分な治療効果に関するエビデンスが蓄積されていない。特にTEG®，ROTEM®に比べSonoclot®のエビデンスは不足している。今後，さらなる研究が必要と考えられる。

（片山　勝之）

---

19) Whiting P, Al M, Westwood M, et al. Viscoelastic point-of-care testing to assist with the diagnosis, management and monitoring of haemostasis: a systematic review and cost-effectiveness analysis. Health Technol Assess 2015; 19: 1-228

20) National Institute for Health and Care Exellence, Viscoelastometric point-of-care testing(ROTEM, TEG and Sonoclot systems)to assist with detecting, managing and monitoring of haemostasis (https://www.nice.org.uk/guidance/dg13/documents/detecting-managing-and-monitoring-haemostasis-viscoelastometric-pointofcare-testing-rotem-teg-and-sonoclot-systems-collated-dar-comments-table-with-eag-responses2)

7 超音波エコーの応用

1 背景

　画像診断装置の中でも超音波エコーは，安全，可搬，比較的安価，および容易な画像取得という特徴を持ち，診断やモニターに使用されている．麻酔関連では，中心静脈確保，末梢静脈確保，動脈確保，気道系評価および気管チューブ選択，胃内容確認，および肺エコーなどの分野で使用され，小児麻酔領域でも研究が進み，安全性向上に寄与している．

2 中心静脈確保

超音波エコー

　小児の中心静脈確保にランドマーク法と超音波のどちらがより安全かは判然としないが，多くの施設で超音波が使用されている[1,2]．トレーニングを積んだ麻酔科医ならばランドマーク法により，小児の内頸静脈（internal jugular vein：IJV）経由で中心静脈カテーテル（central venous catheter：CVC）を，合併症を来さずに高い成功率で挿入できる[2]．超音波ガイド（ultrasound guided：USG）穿刺はより複雑で，目と手の連携が必要である．技術および認識不足は穿刺針先端の見間違いにつながる．穿刺針の軸を先端と見間違え，組織の変形だけを見てしまうと針位置の誤った認識につながりかねない．"いつのまにか動脈誤穿刺"が危惧される．患者に向かう前に成書を熟読し，シミュレーション・トレーニングを済ませたい．

　小児の血管確保には周波数 5-15 MHz の超音波プローブで深度が数 mm から 4 cm での対象物観察が求められる．USG 穿刺のうち，長軸アプローチ（in-plane needle approach with longitudinal, or long-axis, view）は穿刺針の全体像を見るために挿入経路に沿って血管を視覚化する．短軸アプローチ（out-of-plane needle approach with short-axis view）は穿刺針の位置と血管の関係がつかみやすいが，穿刺針先端を追うのは難しい．小児の USG 穿刺は初回穿刺成功率が高く，挿入時間が短く，CVC 留置成功率が高く，動脈誤穿刺を減らせる[3]．小児集中治療における中央値月齢 9 カ月の小児 20 人では，USG-CVC 挿入は従来法に比べて穿刺回数が少なく施行時間も短かった[4]．18 歳未満の小児 150 人では，ランドマーク法での IJV 穿刺に比して USG-IJV 穿刺ではより穿刺回数が少なかった[5]．168 人の小児集中治療での IJV およ

▶1) Kayashima K. Uezono S. Andropoulos DB. Vascular access and monitoring, ch10 in Anesthesia for Congenital Heart Disease. In: Andropoulos DB, editor. John Wiley & Sons, Inc, Hoboken, NJ, USA, 2015; pp.214-7.
▶2) Malbezin S, Gauss T, Smith I, et al. A review of 5434 percutaneous pediatric central venous catheters inserted by anesthesiologists. Paediatr Anaesth. 2013 Nov; 23(11): 974-9.

▶3) Schindler E, Schears GJ, Hall SR, et al. Ultrasound for vascular access in pediatric patients. Paediatr Anaesth 2012; 22: 1002-7.
▶4) Al Sofyani K, Julia G, Abdulaziz B, et al. Ultrasound guidance for central vascular access in the neonatal and pediatric intensive care unit. Saudi J Anaesth 2012; 6: 120-4.
▶5) Bruzoni M, Slater BJ, Wall J, et al. A prospective randomized trial of ultrasound- vs landmark-guided central venous access in the pediatric population. J Am Coll Surg 2013; 216: 939-43.

び大腿静脈経由CVC挿入の成功率は，超音波装置あり（96/98，98％）と超音波なし（55/70，79％）に有意差を認めた[6]。

超音波は小児のCVC留置のうち鎖骨上アプローチ鎖骨下静脈（subclavian vein：SCV）穿刺に好んで使われ，感染と血栓の合併症発生に関心が向いてきた。小児の中心静脈路確保に関する調査では，SCVよりもIJVでUSG穿刺の選択が有意に多かった。一方，USG穿刺の壁は正式なトレーニングの欠如とUSGを不必要とする認識であった[7]。

乳児を対象にした3段階のUSG-CVC挿入トレーニングでは，各段階で20例まで挿入する。第1段階では，経験のある放射線科医（経験者）が穿刺とガイドワイヤー（guidewire：GW）挿入まで進め，術者（非経験者）が続いてCVCを挿入する。第2段階では，経験者が監督しながら術者が穿刺しGWおよびCVCを挿入する。第3段階では，すべての過程を術者が単独でUSG-CVC挿入する。必要に応じて経験者を呼ぶ。超音波プローブを皮膚にあててからGWを挿入するまでの一手技の所要時間は各段階に差はなく，合併症も見られなかった[8]。別の小児向け3段階法（three step method）も初心者に有用であろう。まず短軸（short-axis）で直線走行の静脈を同定し（step 1），ニードルガイドを使用し（step 2），血管の長軸（long-axis）を描出し，次いで，超音波プローブからのビーム軸内に収まる穿刺針を，プローブを左右に傾けて確認し（step 3）穿刺する[9]。小児向け血管穿刺トレーニング用の，さまざまな深さと径を持つ血管モデル（深さ平均11 mm，径平均4.3 mm）に計864回穿刺したところ，平均1.22回で穿刺でき，74％に針を描出できた。平均40秒で96％に血管内留置できたが，11.9％に血管（後壁）穿通が見られた[10]。

IJV 穿刺

以下の研究は超音波を利用して頸部の動静脈の位置関係および性状を見た。さまざまな年齢構成のフランスの小児142人では，IJVと総頸動脈の一部に重なりを認める通常の症例が約90％で，7.7％は通常と異なった[11]。中央値月齢9カ月の日本人小児100症例では，IJVと総頸動脈の重なりありは34％に留まり[12]，欧米との差異が示唆された。新生児52人のIJV径は在胎週数とともに増加し，頸動脈と80-90％重なった[13]。小児の二重IJV[14]やバルサルバ法で45 mmほどに拡大するIJV拡張症[15]が示された。IJV背側近傍に位置する椎骨動脈が小児の10％程度に確認できる[16]。椎骨動脈の描出では短軸像に加え長軸像を用いるとIJVとの位置関係をより把握しやすい[17]。小児の椎骨動脈は成人より相対的に大きく，よりIJVに近かった[18]。

生後1生日から5歳までの132人において，USG-IJV穿刺では，初回穿刺成功までの時間，初回穿刺成功からGW挿入まで，およびCVC挿入総時間のいずれにおいても，金属針穿刺が外套付き留置針穿刺に優った。乳児と小児に比較して新生児の1回目の穿刺成功までの時間

▶6) Gallagher RA, Levy J, Vieira RL, et al. Ultrasound assistance for central venous catheter placement in a pediatric emergency department improves placement success rates. Acad Emerg Med 2014; 21: 981-6.

▶7) Dassinger MS, Renaud EJ, Goldin A, et al. Use of real-time ultrasound during central venous catheter placement: Results of an APSA survey. J Pediatr Surg 2015; 50: 1162-7.

▶8) Omid M, Rafiei MH, Hosseinpour M, et al. Ultrasound-guided percutaneous central venous catheterization in infants: Learning curve and related complications. Adv Biomed Res 2015; 4: 199.

▶9) Tadokoro T, Tokumine J, Lefor AT, et al. The three-step method for ultrasound-guided pediatric internal jugular venous catheterization: a clinical trial. J Anesth 2015; 29: 131-3.

▶10) Pérez-Quevedo O, López-Álvarez JM, Liminaña-Cañal JM, et al. Design and application of model for training ultrasound-guided vascular cannulation in pediatric patients. Med Intensiva 2016; 40: 364-70.

▶11) Souza P, Neto E, Grousson S, et al. Ultrasonographic anatomic variations of the major veins in paediatric patients. Br J Anaesth 2014; 112: 879-84.

▶12) 茅島顕治，今井敬子，宗前玲子．超音波画像による小児の総頸動脈と内頸静脈の重なりの検討．麻酔 2013；62：161-7.

▶13) Tailounie M, Mcadams LA, Frost KC, et al. Dimension and overlap of femoral and neck blood vessels in neonates. Pediatr Crit Care Med 2012; 13: 312-7.

▶14) Kayashima K, Imai K, Murashima K. Internal jugular vein duplication with absent carotid sheath detected during ultrasound-guided pediatric central venous catheter placement. J Anesth 2013; 27: 972-3.

▶15) Nagata H, Uike K, Nakashima Y, et al. Diagnostic imaging of a child with congenital internal jugular vein phlebectasia. J Pediatr 2013; 163: 1229. e1.

▶16) Kayashima K, Ueki M, Kinoshita Y. Ultrasonic analysis of the anatomical relationships between vertebral arteries and internal jugular veins in children. Paediatr Anaesth 2012; 22: 854-8.

は長く，穿刺回数は多かった[19]。USG-IJV 穿刺では，プローブからのビームと穿刺針先端（針先）の位置関係を保ち続ける必要がある。血管外よりも血管内で針先の二重エコーを捉えられる可能性が高い[1]。外套付き留置針では針先が IJV 内腔に見られても，外套が内腔に入るまで針をさらに数 mm 進める必要がある。外套が IJV 内腔に入ると針の移動に伴う IJV 前壁の動きが小さくなる[1]。

超音波プローブの種類により異なるが，プローブ端には 3-15 mm の画像非表示領域が存在する。IJV の穿刺部位が鎖骨に近い場合，留置された GW を超音波で捉えられない可能性がある。鎖骨下顎間距離がおよそ 60 mm を越えると小児症例でも IJV 内に GW の超音波長軸像を確認できる可能性が高くなる。ダイレーター挿入前に，超音波短軸および長軸像で GW の静脈内走行を確かめておけば重篤な動脈損傷を避けうる[20]。小児における USG-IJV 穿刺での直型 GW の挿入困難例では，曲型あるいは J 型 GW を挿入できる可能性がある。一方，曲型 GW 挿入困難では，直型 GW で成功の可能性もある[21]。

鎖骨下静脈（SCV）

USG-鎖骨上アプローチ SCV 穿刺は，骨組織による音響影に妨害されずに針をうまく進めることができる。乳児の鎖骨上アプローチはピンチオフシンドローム，すなわちカテーテルが鎖骨と第一肋骨に挟まれて物理的損傷を受け数ヵ月から数年かけて断裂する，の危険性なく SCV を穿刺でき，USG 穿刺を訓練された医師には有用な方法である。3 歳未満の小児 98 人では，USG 鎖骨上アプローチは USG 鎖骨下アプローチに比べ，穿刺時間が短く GW 挿入成功率を高めた[22]。平均年齢 8.5 歳の小児 92 人での USG-SCV 穿刺は，軽微な合併症を認めただけで留置成功率が 97％と高く，小児の CVC ポート植え込みに適していた[23]。

気胸のおそれから USG-鎖骨上アプローチは普及していないが，腕頭静脈内に穿刺針の長軸像を正しく捉えられれば合併症を避けられ，穿刺部位が限られる場合にも有用な手段になり得る[24]。平均体重 3.4 kg の乳児 79 人の USG 鎖骨上アプローチによる腕頭静脈経由 CVC 留置では，右腕頭静脈の長軸全体を超音波像で得られた場合，腕頭静脈の曲線部位だけが得られた場合よりも CVC 留置までの回数を有意に減らせた[25]。

腋窩静脈

平均月齢 7.5 カ月の小児 35 症例では，平均 9.9 mm の深さに平均横径 3.0 mm，平均 84 カ月の 7 症例では平均 10.4 mm の深さに平均横径 6.4 mm の腋窩静脈が位置した。体格に比例して腋窩静脈横径は増え，相対的に浅く位置し，症例を選べば小児でも腋窩静脈が穿刺に適する

▶17) Kayashima K, Imai K, Noda Y, et al. In-plane ultrasound imaging of the vertebral artery for safe pediatric internal jugular vein cannulation. A A Case Rep 2014; 2: 57-60.
▶18) Matsushita K, Yamaura K, Karashima Y, et al. Differences in anatomical relationship between vertebral artery and internal jugular vein in children and adults measured by ultrasonography. J Clin Monit Comput 2016; 30: 221-5.
▶19) Song IK, Lee JH, Kang JE, et al. Comparison of central venous catheterization techniques in pediatric patients: needle vs angiocath. Paediatr Anaesth 2015; 25: 1120-6.
▶20) Kayashima K, Imai K, Sozen R. Ultrasound detection of guidewires in-plane during pediatric central venous catheterization. Paediatr Anaesth. 2013; 23: 79-83.
▶21) Dube SK, Pandia MP, Chaturvedi A, et al. A simple technique to avoid difficulty in guide wire insertion during pediatric central venous cannulation. Saudi J Anaesth 2015; 9: 167-73.

▶22) Byon HJ, Lee GW, Lee JH, et al. Comparison between ultrasound-guided supraclavicular and infraclavicular approaches for subclavian venous catheterization in children--a randomized trial. Br J Anaesth 2013; 111: 788-92.
▶23) Sofue K, Arai Y, Takeuchi Y, et al. Ultrasonography-guided central venous port placement with subclavian vein access in pediatric oncology patients. J Pediatr Surg 2015; 50: 1707-10.
▶24) Yamamoto T, Schindler E. Is the supraclavicular approach to the central vein still risky and taboo? Paediatr Anaesth 2015; 25: 1176-8.
▶25) Breschan C, Graf G, Jost R, et al. Ultrasound-guided supraclavicular cannulation of the right brachiocephalic vein in small infants: a consecutive, prospective case series. Paediatr Anaesth 2015; 25: 943-9.

可能性はある[26]。平均12歳の小児の腋窩静脈横径は約8 mmで，SCV穿刺に慣れた術者にとって，腋窩静脈穿刺はペースメーカー植え込みに適していた[27]。

外頸静脈

小児の外頸静脈穿刺は，GWの中心静脈への留置を必ずしも必要とせず，安全で成功率も高い優れた選択肢である[28]。

大腿静脈

超音波で見ると，新生児52人の大腿静脈径は在胎週数とともに増加し，鼠径靱帯で大腿静脈と大腿動脈が60-80％，鼠径靱帯より1 cm下（尾側）で40-90％重なり，殿部外転でも重なりは減らなかった[13]。超音波で見ると，5歳未満の小児では鼠径靱帯から3 cm遠位（尾側）で重なりが有意であった。超音波プローブを鼠径靱帯に向けて頭側に動かすと大腿静脈と大腿動脈の重なりが減少した。2歳未満の小児では高い位置（頭側）でのUSG-大腿静脈穿刺が推奨される[29]。小児において攪拌生理食塩水を大腿静脈挿入のCVCから輸注し，胸骨下に当てた超音波で心臓内に攪拌生理食塩水の混濁が見られれば，CVCの静脈内留置と確認できる[30]。

末梢留置型中心静脈カテーテル

末梢留置型CVC（peripherally inserted central catheter：PICC）挿入42人では，初回穿刺成功率はUSG法91％対コントロール（ランドマーク法と触知法）48％，位置決定は86％対52％，留置時間は20分対50分と差を認めた[31]。体重1,500 g未満の早期産新生児52人のPICC挿入では，血管が視覚的に認識可能なゆえに，超音波法と従来法の成功率は同じであった[32]。

中心静脈穿刺の合併症

平均日齢4.5生日の新生児8症例のうち1症例にGWによる心タンポナーデが発生し，心嚢穿刺で治癒した[33]。小児USG-CVC留置44症例のうち，6症例に合併症（感染1，位置異常2，動脈穿刺1，気胸1，皮膚感染1）を認めた[34]。超音波短軸かつ長軸像でIJV穿刺時の静脈攣縮が示された[17]。

IJVはSCVに比較して感染の頻度が高く不利とされる。SCVは鎖骨胸筋筋膜に固定され穿刺針を進めてもIJVほど虚脱しないので，USG穿刺で不利とはならない[35]。14日を超えてCVCを挿入された1,012人の新生児約11％に，無症状の，閉塞なく進行しない血栓が超

音波で確認された．血栓の治療を追加した場合 8,100 ドル（85 万円）の費用が嵩んだ[36]．血栓症を防ぐ方策として，右 IJV 選択，大腿静脈回避，細めの CVC 選択，血管性状の穿刺前超音波確認，静脈内壁の損傷を防ぐための USG 穿刺，大静脈右房接合部への CVC 先端留置，不必要な CVC の早期抜去，CVC 抜去前の静脈血栓形成評価，およびリスクの高い患児でのチーム予防が重要と示され，日常的な抗凝固薬の使用は推奨されない．CVC 留置中の新生児には未分画ヘパリンの投与が推奨される[37]．

CVC 先端が心房から遠位の上大静脈内に位置すると他の静脈に迷入する可能性が高く，血栓形成，感染，および血管外逸脱の危険が高くなる．上大静脈右房移行部位に先端が位置すれば合併症を少なくできる．経胸壁心エコーを使えば身長による計算式よりも正確に CVC 先端位置を決定できる可能性が高い[38]．新生児および乳児 68 人における 150 回の下肢挿入 CVC 留置では，ベッドサイドでの超音波による先端位置確認は，放射線治療部門での造影剤ガイドによる先端位置確認と比較して，合併症と転帰は同等と示された[39]．

[36] Haddad H, Lee KS, Higgins A, et al. Routine surveillance ultrasound for the management of central venous catheters in neonates. J Pediatr 2014; 164: 118-22.

[37] Latham GJ, Thompson DR. Thrombotic complications in children from short-term percutaneous central venous catheters: what can we do? Paediatr Anaesth 2014; 24: 902-11.

[38] Park YH, Lee JH, Byon HJ, et al. Transthoracic echocardiographic guidance for obtaining an optimal insertion length of internal jugular venous catheters in infants. Paediatr Anaesth 2014; 24: 927-32.

[39] Gaballah M, Krishnamurthy G, Keller MS, et al. US-guided placement and tip position confirmation for lower-extremity central venous access in neonates and infants with comparison versus conventional insertion. J Vasc Interv Radiol 2014; 25: 548-55.

3 末梢血管確保

静脈確保

周波数 6-13 MHz の超音波プローブによる血管イメージングは末梢血管確保において初回成功率の点で従来法に優らなかった[40]．体系的レビューとメタアナリシスで，救急領域や手術室での超音波使用は小児の末梢静脈確保の穿刺回数と処置時間を減らす可能性が示された．だが，統計学的に差を示すにはより大きな比較試験が必要である[41]．月齢 12 カ月以下の乳児 90 人のうち大多数で，超音波使用により足首に近い大伏在静脈穿刺が容易になった[42]．体重 10 kg 未満の小児で，将来に向けて静脈確保路を残しておきたい場合に大伏在静脈が第一選択になりうる[43]．静脈確保が難しいと予想された 3 歳未満の小児 40 症例では USG 末梢静脈穿刺は盲目的穿刺よりも駆血からカニュラ留置までの時間が短かった[44]．体重 20 kg 未満の小児 96 症例のカニュラ挿入成功の独立予測因子として，超音波の使用，静脈径およびアメリカ麻酔科学会の身体状況が示された．小児で静脈不可視かつ非触知時には，前腕近位部の橈側皮静脈が USG カニュラ挿入の最も適した位置と示された[45]．

動脈確保

体系的レビューとメタアナリシスで，小さな小児や乳児において USG 橈骨動脈穿刺の有効性と安全性の高さが示された[46]．4 歳以下の

[40] Curtis SJ, Craig WR, Logue E, et al. Ultrasound or near-infrared vascular imaging to guide peripheral intravenous catheterization in children: a pragmatic randomized controlled trial. CMAJ 2015; 187: 563.

[41] Heinrichs J, Fritze Z, Vandermeer B, et al. Ultrasonographically guided peripheral intravenous cannulation of children and adults: a systematic review and meta-analysis. Ann Emerg Med 2013; 61: 444-54. e1.

[42] Triffterer L, Marhofer P, Willschke H, et al. Ultrasound-guided cannulation of the great saphenous vein at the ankle in infants. Br J Anaesth 2012; 108: 290-4.

[43] Aria DJ, Vatsky S, Kaye R, et al. Greater saphenous venous access as an alternative in children. Pediatr Radiol 2014; 44: 187-92.

[44] Benkhadra M, Collignon M, Fournel I, et al. Ultrasound guidance allows faster peripheral IV cannulation in children under 3 years of age with difficult venousaccess: a prospective randomized study. Paediatr Anaesth. 2012; 22: 449-54.

[45] Takeshita J, Nakayama Y, Nakajima Y, et al. Optimal site for ultrasound-guided venous catheterisation in paediatric patients: an observational study to investigate predictors for catheterisation success and a randomised controlled study to determine the most successful site. Crit Care 2015; 19: 15.

[46] Gu WJ, Tie HT, Liu JC, et al. Efficacy of ultrasound-guided radial artery catheterization: a systematic review and meta-analysis of randomized controlled trials. Crit Care 2014; 18: R93.

47) Varga EQ, Candiotti KA, Saltzman B, et al. Evaluation of distal radial artery cross-sectional internal diameter in pediatric patients using ultrasound. Paediatr Anaesth 2013; 23: 460-2.
48) Nakayama Y, Nakajima Y, Sessler DI, et al. A novel method for ultrasound-guided radial arterial catheterization in pediatric patients. Anesth Analg 2014; 118: 1019-26.

小児24人では，橈骨動脈内径は，超音波で測定する際に，手首の背屈で細くなった。また，予想される動脈カテーテルサイズと差異が見られる場合は，留置困難を予想させ動脈損傷の可能性を高めた[47]。小児のUSG橈骨動脈穿刺では，皮膚から2-4 mmの深さに橈骨動脈が位置すると早く確実に挿入できる。2 mm未満と浅い場合には皮下に生理食塩水を注入して2-4 mmとすれば成功率を高められる[48]。

4 気道管理

超音波による気道系の視覚化により気道管理のパラダイムシフトが起きている。

気道確保

49) Schramm C, Knop J, Jensen K, et al. Role of ultrasound compared to age-related formulas for uncuffed endotracheal intubation in a pediatric population. Paediatr Anaesth 2012; 22: 781-6.
50) Kim EJ, Kim SY, Kim WO, et al. Ultrasound measurement of subglottic diameter and an empirical formula for proper endotracheal tube fitting in children. Acta Anaesthesiol Scand 2013; 57: 1124-30.
51) Kim J, Kim JY, Kim WO, et al. An ultrasound evaluation of laryngeal mask airway position in pediatric patients: an observational study. Anesth Analg 2015; 120: 427-32.
52) Dalesio NM, Kattail D, Ishman SL, et al. Ultrasound use in the pediatric airway: the time has come. A A Case Rep 2014; 2: 23-6.
53) Shaath GA, Jijeh A, Alkurdi A, et al. Ultrasonography assessment of vocal cords mobility in children after cardiac surgery. J Saudi Heart Assoc 2012; 24: 187-90.

小児での輪状軟骨形状把握は気道確保，特に気管挿管チューブのサイズ選択に重要である。輪状軟骨の前方の厚み（1-2 mm）は後方より薄く，コンピューター断層（CT）で輪状軟骨像を得るには薄いスライス（1-2 mm）が必要だが，放射線照射の問題もあり現実的ではない。超音波による声門下の気道径測定は小児の気管チューブサイズ選択を容易にし，標準的な年齢・身長に基づく式よりもサイズ予測率が向上し，再挿管の頻度を減じる可能性がある[49]。超音波で声門下レベルでの気管チューブ外径を測定すると，12-72カ月の小児では声門下気道径は気管チューブの外径とよく相関した（$R^2=0.834$）。外径（mm）= $0.01×$年齢（月）$+0.02×$身長（cm）$+3.3$の予測式が示された[50]。超音波は小児のラリンジアルマスク位置異常検出に感度が高かった[51]。小児における気道系超音波の利用例として正常な声門の動き，左側声帯麻痺の観察，および喉頭軟化症に対する輪状甲状間膜からの声門周囲ステロイド注入の3症例が示された[52]。心臓外科手術後の上気道閉塞を認めた小児10症例では超音波診断とファイバースコープによる声門可動性の診断が90％一致した[53]。

胃内容確認

54) Benhamou D. Ultrasound assessment of gastric contents in the perioperative period: why is this not part of our daily practice? Br J Anaesth 2015; 114: 545-8.
55) Perrella SL, Hepworth AR, Simmer KN, et al. Validation of ultrasound methods to monitor gastric volume changes in preterm infants. J Pediatr Gastroenterol Nutr 2013; 57: 741-9.
56) Schmitz A, Thomas S, Melanie F, et al. Ultrasonographic gastric antral area and gastric contents volume in children. Paediatr Anaesth 2012; 22: 144-9.

超音波により胃内容量などの情報を取得でき，誤嚥発生時に危険性を増す粒子の同定も可能になる。胃内容量よりもカロリー量が増えると胃内容が空虚になるのに必要な時間がより長くなる[54]。胃内容空虚所要時間と早期産乳児の食事不耐用（ミルクを凝固して排泄する能力の低下）を超音波で評価できる可能性がある[55]。小児では超音波による胃前庭断面積による総胃内容量あるいは胃内容量の関係は右側臥位で見るのが一番よい。だが胃前庭断面積だけでは胃内容量の推測には不十分で，結論を誤る可能性がある[56]。

肺エコー

　小児での胸部 X 線照射を最小限にするべく肺エコー（lung ultrasound）が用いられる。肺エコーは胸部 X 線撮影よりも診断感度が高く[57]，市中肺炎診断の第一選択に推奨されている[58]。超音波のアーティファクトとしてB-lineが知られ，肺実質の変化を示す。複数のB-lineはうっ血性心不全，間質疾患，感染，新生児などで見られる。小児において超音波で得たB-lineはCT像で得た実質の変化の程度と相関した[59]。早期産児120症例では経腹的超音波で47症例の呼吸促迫症候群を診断し，うち45症例は胸部X線と同じ所見（出血，気胸，肺炎，無気肺，気管肺異形成）を得た[60]。

おわりに

　小児領域でもさまざまな場面で超音波エコーの利用が進んでいる。超音波エコーの特徴を理解し，小児に特有な解剖や生理学などの知識や技術獲得のトレーニングを加え有効に活用したい。

（茅島　顕治）

▶57) Hendaus MA, Jomha FA, Alhammadi AH. Lung ultrasound for the diagnosis of childhood pneumonia: a safe and accurate imaging mode. Ther Clin Risk Manag 2015; 11: 1817-8.
▶58) Iorio G, Capasso M, De Luca G, et al. Lung ultrasound in the diagnosis of pneumonia in children: proposal for a new diagnostic algorithm. PeerJ 2015; 3: e1374.
▶59) Martelius L, Heldt H, Lauerma K. B-Lines on Pediatric Lung Sonography: Comparison With Computed Tomography. J Ultrasound Med 2016; 35: 153-7.
▶60) Lovrenski J. Lung ultrasonography of pulmonary complications in preterm infants with respiratory distress syndrome. Ups J Med Sci 2012; 117: 10-7.

5 輸液管理

1 GDT：輸液管理の指標

1 背景

　輸液療法の目的は，十分な血管内容量と心拍出量を保ち，末梢組織へ酸素を適切に供給することである．従来の輸液療法においては，体重や術式に基づいた輸液量をあらかじめ算出し，血圧，脈拍，尿量や中心静脈圧（central venous pressure：CVP）などの静的パラメータを用いて，輸液の最適化を図る方法が一般的であったが，循環血液量が25％減少しても血圧や脈拍の反応が乏しいことなどからわかるように静的パラメータを輸液の指標として用いることは難しい[1]．さらに，従来の輸液方法では過剰輸液となり組織の浮腫，酸素化の障害などの可能性が指摘される[2]一方，制限輸液でも，組織低灌流が懸念される（図1）[3]．このような背景の中注目されてきた概念が，目標指向型輸液療法（goal directed fluid therapy：GDT）である．GDTでは，心拍出量（cardiac output：CO），1回拍出量（stroke volume：SV），1回拍出量変動（stroke volume variation：SVV），動脈圧変動（pulse pressure variation：PPV）などの動的パラメータを指標として輸液を行い，輸液管理および血行動態を適正化する方法である．血行動態モ

▶1）Hamilton-Davies C, Mythen MG, Salmon JB, et al. Comparison of commonly used clinical indicators of hypovolemia with gastrointestinal tonometry. Intensive Care Med 1997; 23: 276-81.
▶2）Nisanevich V, Felsenstein I, Almogy G, et al. Effect of intraoperative fluid management on outcome after intraabdominal surgery. Anesthesiology 2005; 103: 25-32.
▶3）Holte K, Foss NB, Andersen J, et al. Liberal or restrictive fluid administration in fast-track surgery: randomized, double-blind study. Br J Anaesth 2007; 99: 500-8.

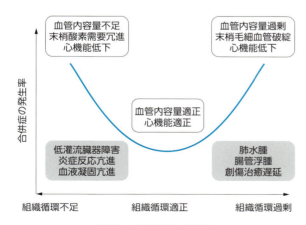

図1　組織循環の適正化
輸液管理，循環管理の合併症を減らすためには，血管内容量を適正化するとともに心機能を適切に保つことが重要である．

4) Bundgaad-Nielsen M, Secher NH, Kehlet H. 'Liberal' vs. 'restrictive' perioperative fluid therapy—a critical assessment of the evidence. Acta Anaesthesiol Scand 2009; 53: 843-51.
5) Pearse RM, Harrison DA, MacDonald N, et al; OPTIMISE Study Group. Effect of a perioperative, cardiac output-guided hemodynamic therapy algorithm on outcomes following major gastrointestinal surgery: a randomized clinical trial and systematic review. JAMA 2014; 311: 2181-90.

ニタリング機器の進歩により低侵襲に動的パラメータ測定が可能になったことから，広く臨床で用いられるようになってきた．GDTを行うことにより，過剰な輸液による組織浮腫とそれに続く臓器不全，あるいは輸液過少による低灌流傷害を防ぎ，予後を改善するという報告が多くなされている[4,5]．一方，このような周術期GDTに関する大規模研究は成人を対象としたものがほとんどであり，小児に関しては十分な検討がなされたとは言い難い．本項では，小児における輸液管理，GDTの指標に関する今後の展望について，エビデンスから読み解いていきたい．

2 成人患者におけるGDTの指標

周術期輸液量が適正であるかどうかの指標として，血圧，脈拍，尿量といったパラメータは今もなお，成人，小児を問わず広く用いられている．これらに加えて，血液ガス分析のほか，小児では皮膚温や毛細血管充満時間も循環血液量評価に有用であろう．短時間手術，出血が少なく侵襲度の低い手術においては，上記パラメータを用いれば輸液管理に難渋することはない．一方，長時間の開腹手術，開胸手術のように侵襲度が高く，多くの輸液が必要となる場合，投与した輸液は浸透圧や電解質濃度，炎症反応に起因する毛細血管の構造変化などによって血管内から細胞間質へ移動する．血管内容量と組織灌流を適切に維持できなければ，浮腫と循環不全による臓器機能傷害を招くため，血管内容量を保ち末梢循環を維持するための輸液製剤を選択し，輸液負荷と循環作動薬を用いた血行動態の調整が麻酔科医には求められる．血管内容量の指標として，成人においては動的パラメータであるPPVやSVVが静的パラメータであるCVPよりも優れていることが示され，開腹外科手術や心臓手術でも広く用いられている[6,7]．また，動脈圧波形から得られるCO，SV，心係数（cardiac index：CI）などの心機能の指標は，その精度が年々向上し臨床現場で幅広く受け入れられている[8]．成人においては，さまざまな動的パラメータを用いた臨床研究が広く行われてきたが，血管内容量の指標や心機能の指標をそれぞれ単独で用いた場合にはGDTの効果は不十分であるとする報告もあり[9,10]SVVなどの血管内容量指標とCOなどの心機能指標の両者を用いたGDTが望ましいと考えられる[5]．

6) Cannesson M, Attof Y, Rosamel P, et al. Respiratory variations in pulse oximetry plethysmographic waveform amplitude to predict fluid responsiveness in the operating room. Anesthesiology 2007; 106: 1105-11.
7) Marik PE, Cavallazzi R, Vasu T, et al. Dynamic changes in arterial waveform derived variables and fluid responsiveness in mechanically ventilated patients: a systematic review of the literature. Crit Care Med 2009; 37: 2642-7.
8) Slagt C, Malagon I, Groeneveld AB. Systematic review of uncalibrated arterial pressure waveform analysis to determine cardiac output and stroke volume variation. Br J Anaesth 2014; 112: 626-37.
9) Futier E, Constantin JM, Petit A, et al. Conservative vs restrictive individualized goal-directed fluid replacement strategy in major abdominal surgery: A prospective randomized trial. Arch Surg 2010; 145: 1193-20.
10) Van der Linden PJ, Dierick A, Wilmin S, et al. A randomized controlled trial comparing an intraoperative goal-directed strategy with routine clinical practice in patients undergoing peripheral arterial surgery. Eur J Anaesth 2010; 27: 788-93.

3 小児におけるGDTの現状

小児においても，従来の指標である血圧，脈拍，尿量，中心静脈圧といった静的パラメータは，適切な輸液管理の指標としては不十分と考えられており，輸液負荷を行った場合においても静的パラメータで

は40-69%程度しか反応しないとされる[11]。一方，PPV，SVVのほか，収縮期血圧変動（systolic pressure variation：SPV）など，成人ではコンセンサスの得られている動的パラメータについても，血管内容量の指標としての有用性が確立しているとは言い難い[12,13]。現在のところ，ドップラー法を用いた大動脈血流最大速度の呼吸性変動（respiratory variation in aortic blood flow peak velocity：ΔVpeak）だけが信頼性が高い指標として報告されている[11]。成人ではPPVやSVVが血管内容量の指標としてコンセンサスを得つつあるなか，なぜ小児では指標としての信頼度が乏しいのであろうか？　その背景には，小児と成人の生理学的，解剖学的な相違がある。PPVやSVVは陽圧換気時における動脈圧の変動から測定される。動脈圧の呼吸性変動には胸郭コンプライアンスと末梢動脈のコンプライアンスが影響を及ぼすが，小児の胸壁および血管コンプライアンスは成人よりも大きいため，呼吸性変動による圧変化が生じにくいことがその要因と考えられる[14,15]。ΔVPeakによる呼吸性変動は，中枢動脈による動脈圧の変動を評価しているため，末梢動脈を使用したPPVやSVVよりも輸液の指標として有用なのかもしれない[16,17]。成人では低侵襲に末梢動脈圧波形から心機能を評価することも可能であるが，小児では上記理由から動脈圧波形を解析した心機能評価は困難であり，小児での評価はほとんどなされていないのが現状である。

④ 小児における非侵襲血行動態モニタリングの可能性

　中枢動脈圧の呼吸性変動による指標をGDTの目標として使用することは有用かもしれないが，経胸壁心エコーによる連続的評価を周術期に行うことは現実的には困難である。また，経食道心エコーは，低侵襲とはいえ合併症も少なくなく，非心臓手術において輸液適正化という目的で日常的に使用するにはエビデンスが十分ではない。一方，動脈圧ではなく，動脈の血流速度変化から非侵襲的に心拍出量を測定するnon-invasive continuous cardiac output monitoring（NICOM）は小児において有用かもしれない。小児を対象にNICOMを用いて，SVV，COを測定し，GDTを行った報告が散見される。電気的速度測定法を用いたNICOMでは，体表に貼付した4つの心電用電極により，大動脈を流れる赤血球の配向変化を導電性の変化として捉えることで1回拍出量を測定する（図2）。Norociら[18]は32人の先天性心疾患に対する小児心臓手術（生後11日～17.8歳）において，電気的速度測定法で測定した心拍出量と，Fickの原理に基づいて酸素消費量および動脈血と混合静脈血の酸素含有量から算出したCOを比較し，バイアス0.01 L/min，許容限界が−0.47～＋0.45 L/minで電気的速度測定法が臨床的に有用であることを示した。また小児心臓術後に経胸壁心エコー，経食道ドップラー，電気速度測定法それぞれでCOを比較した

[11] Gan H, Cannesson M, Chandler JR, et al. Predicting fluid responsiveness in children: a systematic review. Anesth Analg 2013; 117: 1380-92.
[12] Tran H, Froese N, Dumont G, et al. Variation in blood pressure as a guide to volume loading in children following cardiopulmonary bypass. J Clin Monit Comput 2007; 21: 1-6.
[13] Lee JH, No HJ, Song IK, et al. Prediction of fluid responsiveness using a non-invasive cardiac output monitor in children undergoing cardiac surgery. Br J Anaesth 2015; 115 38-44.
[14] 田所貴弘，垣花　学．小児における動的指標の現在地．臨床麻酔 2015；39：579-88.
[15] Lamia B, Teboul JL, Monnet X, et al. Contribution of arterial stiffness and stroke volume to peripheral pulse pressure in ICU patients: an arterial tonometry study. Intensive Care Med 2007; 33: 1931-7.
[16] Byon HJ, Lim CW, Lee JH, et al. Prediction of fluid responsiveness in mechanically ventilated children undergoing neurosurgery et al. Br J Anaesth 2013; 110: 586-91.
[17] Michard F, Reuter DA. Assessing cardiac preload or fluid responsiveness? It depends on the question we want to answer. Intensive Care Med. 2003; 29: 1396.
[18] Norozi K, Beck C, Osthaus WA, et al. Electrical velocimetry for measuring cardiac output in children with congenital heart disease. Br J Anaesth 2007; 100: 88-94.

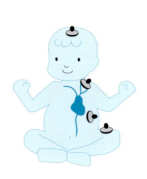
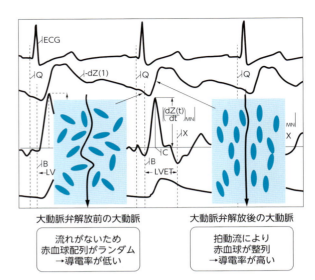

図2 電気的速度測定法
体表に4つの電極を装着する（左図）。電導率の違いによりインピーダンスが変化する（右図）。1回拍出量はdZ/dtインピーダンス波形を用いて，電気的測定法に関与する組織量（患者の体重，身長），血流速度，左室駆出時間から計算される。（エスクロンミニ®。Osypka Medicalより許諾を得て掲載）

▶19) Schubert S, Schmitz T, Weiss M, et al. Continuous, non-invasive techniques to determine cardiac output in children after cardiac surgery: evaluation of transesophageal doppler and electric velocimetry. J Clin Monit Comput 2008; 22: 299-307.
▶20) Coté CJ, Sui J, Anderson TA, et al. Continuous noninvasive cardiac output in children: is this the next generation of operating room monitors? Initial experience in 402 pediatric patients. Paediatr Anaesth 2015; 25: 150-9.

研究において，電気的速度測定法による心拍出量は経胸壁心エコーによるCOよりも絶対値が低い傾向にあったが（バイアス0.36 L/min），強い相関を認め（r＝0.85），持続モニタリングとしての有用性が報告されている[19]。さらに，402人の小児手術患者を対象として電気的速度測定法によるCO測定を行った研究では，術中に他の血行動態変動にリアルタイムに追随し，麻酔科医の術中管理に有用であると結論づけている[20]。

5　NICOMを用いた小児GDT

▶21) Kang WS, Lee JH, Shin HJ, et al. Noninvasive cardiac output monitoring in paediatric cardiac surgery: correlation between change in thoracic fluid content and change in patient body weight. J Int Med Res 2012; 40: 2295-304.
▶22) Lee JY, Kim JY, Choi CH, et al. The ability of stroke volume variation measured by a noninvasive cardiac output monitor to predict fluid responsiveness in mechanically ventilated children. Pediatr Cardiol. 2014; 35: 289-94.

NICOMを用いた周術期GDTは有用であるのだろうか？ Kangら[21]はNICOMを用いて，小児の周術期における胸壁内水分量を測定し体重変化率と比較検討した。NICOMを用いて得られた胸壁内水分量の変化率は輸液量，体重の増減と相関を認め（それぞれr＝0.70, r＝0.78），術中の輸液管理に有用であることを報告している。Leeら[22]は，小児心室中隔欠損症根治術後（平均年齢28カ月）に，10 mL/kgの輸液を行いNICOMで測定したSVVと経食道ドップラーを用いて測定したΔVpeakとCVPを同時に測定している。輸液負荷に反応しCOが増加した症例では，輸液負荷前のSVVとΔVpeakが高く，輸液負荷と各パラメータのAUC（the area under ROC curve）がSVV；0.888，ΔVpeak；0.956，CVP；0.331であり，NICOMによるSVVは輸液反応性の指標として信頼できるとしている。その一方，同じく小児心臓手術術後（平均年齢16.9カ月）の輸液反応性を比較した最近の研究ではNICOMによるSVVは輸液負荷によるAUCが0.68と低く，

輸液反応性の指標にはならないとしている[13]。2つの研究は対象患者の年齢が異なっており，後者の研究ではより低年齢を対象としている。低年齢ではNICOMのキャリブレーションが難しいこと，胸壁コンプライアンスの違いが測定に影響を及ぼしている可能性がある。また，輸液負荷による血液希釈がNICOMの精度に影響を及ぼすことも考えられ，年齢や研究方法を統一したさらなる研究が望まれる。

おわりに

　成人においては，広く有用性を認められている周術期GDTではあるが，小児では，解剖的，生理的特徴により信頼できる目標パラメータが限られているのが現状である。NICOMは非侵襲であり，簡便に使用することができるが現状では幅広い年齢層での信頼度は議論の分かれるところである。しかしながら，成人におけるGDTにおいても，当初はSVV，PPVなどの指標の信頼性は決して高くなかったが，低侵襲であるがゆえに多くの臨床研究がなされ，同時にモニタリング機器の改良がなされたことで，現在のGDTの概念が普及し，臨床的有用性が高まってきた経緯がある。小児におけるNICOMは，非侵襲であるがゆえに臨床研究を容易に行うことが可能であり，今後のさらなる臨床研究によるエビデンスの集積とモニタリング機器の改良により小児におけるGDTを発展させる可能性は多いにあると考える。

〔平田　直之〕

2 血糖管理

1 背景

手術・外傷などの生体侵襲は全身性炎症反応を惹起し，急性反応として高血糖をもたらす。高血糖は急性・慢性ともに周術期各種合併症の大きなリスク因子となる[1]。

周術期や救命救急時に血糖コントロールを良い状態に保つことが重要であることは半ば常識的と考えられてきたが，意外にエビデンスは少なく，明確なコントロール基準も定められていなかった。特に全身麻酔中や意識障害のある患者では発見が遅れるという理由から，低血糖の弊害が強調されてきた。低血糖は不可逆性の中枢神経系の後遺症を残す可能性があるので絶対に避けるべきであり，周術期の血糖値の目標としては，やや高めの150-200 mg/dLとする意見が強かった。

2 周術期血糖管理

2001年にvan den BergheらがNew English Journal of Medicineに発表した集中治療室での厳格な血糖コントロールが長期予後を大きく左右するという報告[2]は，周術期の血糖管理方針に関して大きな転換をもたらした。1,548例の術後集中治療患者を，血糖値を80-100 mg/dLに管理する強化インスリン療法群と血糖値を180-200 mg/dLと通常レベルに管理する従来療法群に分け，生存率を比較したところ，強化インスリン療法群では，集中治療室および入院中の生存率が有意に改善したと報告した。周術期も含めた緊急時の適正血糖値は100 mg/dL前後ではないかという指摘は大きな驚きを持って迎えられ，その後の論争のきっかけともなった。

しかしながら，周術期の血糖管理方針はこの数年間で考え方が大きく変わった。2009年のNICE-SUGAR study[3]をもって初期に推奨されていた強化インスリン療法の有効性が覆され，従来療法がスタンダードとなった。NICE-SUGAR studyは，6,022人の集中治療患者を対象に強化インスリン療法群（目標血糖値81-108 mg/dL）の90日死亡に対する効果を従来療法群（目標血糖値144-180 mg/dL）と比較した研究である。本研究では，強化インスリン療法群は28日死亡を有意でないが1.5%上昇させ（P=0.17），90日死亡を2.6%有意に上昇させた（P=0.003）。更に，NICE-SUGAR studyの外科系の患者だけを抽出したサブグループ解析をしても，強化療法と従来治療で有意差はなかった。そして，この報告を基にガイドラインが書き換えられた経緯

---

[1] Kawahito S, Kitahata H, Oshita S. Problems associated with glucose toxicity: role of hyperglycemia-induced oxidative stress. World J Gastroenterol 2009; 15: 4137-42.

[2] van den Berghe G, Wouters P, Weekers F, et al. Intensive insulin therapy in the critically ill patients. N Engl J Med. 2001; 345: 1359-67.

[3] NICE-SUGAR Study Investigators. Intensive versus conventional glucose control in critically ill patients. N Engl J Med 2009; 360: 1283-97.

もある．

　重症患者を対象とした血糖降下療法の有用性を検討する無作為化比較試験（randomized controlled trial：RCT）が数多く施行され，それらの結果を統合するメタ解析が報告された．Friedrichらは，混合集中治療室で行われたRCTのサブグループ解析の結果を考慮してメタ解析を施行し，外科系集中治療患者でも（リスク比＝0.85，P＝0.11），内科系集中治療患者でも（リスク比＝1.02，P＝0.61），強化インスリン療法に死亡率低下作用がないことを示した[4]．その後もRCTは施行され，新しいところでは，冠動脈バイパス術（coronary artery bypass graft：CABG）を行った患者のトライアル（GLUCO-CABG trial）が2015年にDiabetes Careに発表されたが，やはりこの報告でも従来治療と強化療法の血糖管理には有意差は見いだせなかった[5]．

　周術期血糖管理の目標血糖値に関しては，確定したものはないが，NICE-SUGAR trialで目標としたのが144-180 mg/dLであったので，各国のガイドラインでも目標血糖値はこの程度に設定されている．英国・アイルランド麻酔科医協会による手術予定の糖尿病患者に対する周術期血糖管理を定めた麻酔科医向けの新しいガイドライン[6]が2015年Anaesthesiaに掲載された．

▶4) Friedrich JO, Chant C, Adhikari NK. Does intensive insulin therapy really reduce mortality in critically ill surgical patients? a reanalysis of meta-analytic date. Crit Care 2010; 14: 324.
▶5) Umpierrez G, Cardona S, Pasquel F, et al. Randomized-controlled trial of intensive versus conservative glucose control in patients undergoing coronary artery bypass graft surgery: GLUCO-CABG trial. Diabetes Care 2015; 38: 1665-72.
▶6) Membership of the working Party, Barker P, Creasey PE, Dhatariya K, et al. Peri-operative management of the surgical patient with diabetes 2015: association of anaesthetists of Great Britisg and Ireland. Anaesthesia 2015; 70: 1427-40.

3　小児の周術期血糖管理

小児の強化インスリン療法

　急性期の高血糖が長期的な予後に及ぼす影響を調査した報告は循環器領域のものが多いが，小児においても同様である．小児は代謝率が高いために低血糖になりやすく，1日の水分の出入りが多いため脱水を起こしやすい．特に小児においては，これまでも低血糖の弊害が強調されてきた．

　2001年のvan den Bergheらの報告以来，小児においても周術期の高血糖や血糖値変動と予後との関連の報告が数多くなされた[7,8]．Yetesらは心臓外科手術後患者を対象に検討し，術後高血糖は合併症と予後不良のリスクファクターであると結論づけた[9]．

　van den Bergheらも2009年に，小児における強化インスリン療法の有用性を報告した[10]．1歳未満の乳児317人を含む小児集中治療室の重症小児700人を対象として，年齢補正した最適血糖値を維持するよう強化インスリン療法を施行し（強化インスリン療法群：349人），従来療法群：351人と比較した．強化インスリン療法群は従来療法群に比べて低血糖の頻度は有意に高かったが，集中治療室滞在日数，死亡率ともに低く，短期予後改善に有効であったと報告している．

▶7) Faustino EV, Apkon M. Persistent hyperglycemia in critically ill children. J Pediatr 2005; 146: 30-4.
▶8) Wintergerst KA, Buckingham B, Gandrud L, et al. Association of hypoglycemia, hyperglycemia, and glucose variability with morbidity and death in the pediatric intensive care unit. Pediatrics 2006; 118: 173-9.
▶9) Yates AR, Dyke PC 2nd, Taeed R, et al. Hyperglycemia is a marker for poor outcome in the postoperative pediatric cardiac patient. Pediatr Crit Care Med 2006; 7: 351-5.
▶10) Vlasselaers D, Milants I, Desmet L, et al. Intensive insulin therapy for patients in paediatric intensive care: a prospective, randomized controlled study. Lancet 2009; 373: 547-56.

最近の動向

しかし，最近の報告では，小児においても強化インスリン療法の有用性に関しては否定的な報告が多い。Boston Children's Hospital の Agus ら（SPECS study）[11] は3歳未満の体外循環使用の心臓外科手術を受けた小児980人を対象として，血糖コントロールが患者予後に及ぼす影響を比較した。厳格血糖コントロール群の目標は80-110 mg/mL で低血糖を防止するために連続皮下グルコースモニターを併用している点が特徴である。厳格血糖コントロール群ではより短時間に血糖が正常化しているが，術後感染症，死亡率，入院期間，臓器不全などの予後に関して有意差はなかった。

Macrae ら[12] も同様の報告をしている。英国の13施設で行われた RCT で心臓外科術後患者約60％を含む16歳以下の小児患者を対象として血糖目標値180-216 mg/dL の従来療法群と72-126 mg/dL の厳格血糖コントロール群で，人工呼吸不要日数，ICU 在室時間およびコストを比較した。結果として人工呼吸不要日数には差がなかったが，低血糖の頻度は厳格血糖コントロール群で有意に多く，重症小児の厳格な血糖制御は，主要な臨床転機に大きく影響しないと示唆された。一方，非心臓外科術後患者においては厳格血糖コントロール群で集中治療室滞在期間が短縮され，医療コストも低下したことが示されている。

小児周術期のブドウ糖投与

de Betue ら[13] は，小児周術期のブドウ糖投与の必要性について検討した。人工心肺使用の小児心臓外科手術で，術後の高血糖を防止するためにブドウ糖投与量を標準投与量以下に減少し，血糖値，ブドウ糖動態，蛋白異化に及ぼす影響を調査した。術後標準ブドウ糖（5.0 mg/kg/min）と低ブドウ糖（2.5 mg/kg/min）を無作為にクロスオーバーで注入した。現在推奨されているブドウ糖投与量は，体外循環使用心臓手術後早期には，小児の高血糖を悪化させた。ブドウ糖投与量を減少させると，低血糖を引き起こしたり蛋白異化に影響を及ぼすことなく血糖値を減少させたが，グリコーゲン分解を増加させた。

新生児の血糖管理

一般的に生後4週までを新生児期と呼び，この期間にある乳児を新生児と呼ぶ。新生児の麻酔管理には特別な配慮が必要であるが，そのひとつに血糖管理がある。新生児，乳幼児は糖，グリコーゲンの貯蔵量が少なく低血糖になりやすい。特に未熟児や早産児は糖新生を確立することができない可能性がある。まれではあるが，術前経口摂取制限が厳しすぎると，新生児以降の乳幼児・小児でも低血糖になる場合がある。長時間の経口摂取制限は避けるべきである。

---

[11] Agus MS, Steil GM, Wypij D, et al: SPECS Study Investigators. Tight glecemic control versus standard care after pediatric cardiac surgery. N Engl J Med 2012; 367: 1208-19.

[12] Macrae D, Grieve R, Allen E, et al: CHiP Investigators. A randomized trial of hyperglycemic control in pediatric intensive care. N Engl J Med 2014; 370: 107-18.

[13] de Betue CT, Verbruggen SC, Schierbeek H, et al. Does a reduced glucose intake prevent hyperglycemia in children early after cardiac surgery? a randomized controlled crossover study. Crit Care 2012; 16: R176.

低血糖リスクのある新生児は頻回の血糖測定が必要である。新生児期の低血糖の基準はいくつかあるが，満期産児で 30 mg/dL は一つの目安になる。授乳されていない児では，低血糖の予防のために術中も糖の投与が必要である。低血糖を予防するための維持投与量として 200-400 mg/kg/hr（5％糖液として 4-8 mL/kg/hr）が以前より頻用されている。電解質異常にも注意を払う必要がある。

小児の厳格な血糖管理は有益か？

厳格な血糖管理が予後を改善させることが成人の研究で報告されている。周術期強化インスリン療法に関して，今後は個々の症例での最適な目標血糖域の設定と施行期間などが議論の焦点となるであろう。また，平均血糖値より標準偏差や変動係数がより重要な予後因子となっているという報告もあり[14]，低い平均血糖値ではなく，変動の少ない血糖値コントロールが理想的である。高血糖，低血糖，血糖値変動の増加は，独立して成人重症患者における死亡リスクの増加と関連している[15]。

しかし小児においては，血糖値を厳格にコントロールすることの利点が，偶発的な低血糖の危険性を凌駕することを示す十分なデータがない。

連続血糖モニタリング

小児の周術期血糖管理を厳密に行うためには，頻回の血糖測定ときめ細かなインスリン投与量の微調整が必要となり，労働負担が増加する。また，目標血糖値を低く設定すれば低血糖のリスクが増加する。

周術期に厳密な血糖管理を行うためには，まず血糖値を確実にモニターする必要がある。そのためには，変動の激しい血糖値を間欠的測定で確実に捉えることは困難であり，連続血糖測定（皮下間質液または血液）[16]で行う必要が生じる。次には，その血糖値に応じて適切なインスリンまたはグルコースが投与されねばならない。これらの要求に応えられる連続血糖管理システム[17]が必要不可欠である。

しかしながら，持続血糖測定（continuous glucose monitor：CGM）に関しては 2016 年の米国糖尿病学会からの報告ではまだ十分なエビデンスはないということで，術前術後の管理，あるいは集中治療室ではまだ情報不足と記載されている[18]。低血糖を避け，目標血糖値を高い精度で達成できる自動連続血糖管理システムを用いた周術期血糖管理法が確立されれば，より厳密な血糖管理が推奨される可能性がある。今後の研究が期待される。

（曽我　朋宏，川人　伸次）

▶14) Egi M, Bellomo R, Stachowski E, et al. Variability of blood glucose concentration and short-term mortality in critically ill patients. Anesthesiology 2006; 105: 244-52.

▶15) Krinsley JS, Preiser JC. Time in blood glucose range 70 to 140 mg/dl＞80% is strongly associated with increased survival in non-diabetic critically ill adults. Crit Care 2015; 19: 179.

▶16) Munekage M, Yatabe T, Sakaguchi M, et al. Comparison of subcutaneous and intravenous continuous glucose monitoring accuracy in an operating room and an intensive care unit. J Artif Organs 2016; 19: 159-66.

▶17) Hanazaki K, Kitagawa H, Yatabe T, et al. Perioperative intensive insulin therapy using an artificial endocrine pancreas with closed-loop glycemic control system: the effects of no hypoglycemia. Am J Surg 2014; 207: 935-41.

▶18) American Diabetes Association. 13. Diabetes care in the hospital. Diabetes Care 2016; 39: S99-104.

3 電解質管理

1 背景

　小児の周術期輸液における電解質管理を考えるうえで，輸液製剤に含まれるナトリウム濃度を検討することの重要性が再認識されている。これまで小児維持輸液のグローバルスタンダードと考えられてきた低張電解質輸液を用いることで，重篤な低ナトリウム血症を生じることが懸念されるからである。この医原性低ナトリウム血症の結果は重大で，脳浮腫や不可逆的な神経障害を発症する報告が相次ぎ，中には死に至るケースも少なくない。周術期の輸液については，電解質の問題だけでなく晶質液か膠質液かという問題，血糖の問題，容量の問題などがあり複雑だが，現在は生理学的な観点のみならず，良質な臨床研究に基づく理想的な輸液について研究が重ねられている。また，近年は生体に必須の電解質であるマグネシウムの術後疼痛や覚醒時興奮などへの影響についてさまざまな研究結果が発表され，その効果にも注目が集まっている。

2 維持輸液としての低張液の影響

　医原性低ナトリウム血症の本質は「希釈」が生じることにあり，その原因には投与する水分量が過剰であることのほかに，周術期には痛みやストレス，悪心・嘔吐，麻薬などの非浸透圧性刺激によって抗利尿ホルモン（antidiuretic hormone：ADH）分泌が亢進することが考えられている。このような水分排泄障害の状態であるところにナトリウム濃度が血漿濃度より低い電解質液を投与することについて，疑問や警告が発せられている。

維持輸液は低張液か，等張液か

　この問題に関するメタアナリシスが複数行われている。McNab ら[1]は等張液（Na 濃度 125-160 mmol/L）あるいは低張液（同 125 mmol/L 未満）を使用した場合の血漿ナトリウム濃度への影響について，ランダム化試験が行われた10の研究を統合解析している。これにより，等張液を維持輸液として用いた場合は，低張液を用いる場合よりも低ナトリウム血症のリスクを低下させることが示された。一方，等張液によって高ナトリウム血症が引き起こされるか否かについては不明と結論付けられた。また，Foster ら[2]は被検者893人が含まれる10研究

▶1) McNab S, Ware RS, Neville KA, et al. Isotonic versus hypotonic solutions for maintenance intravenous fluid administration in children. Cochrane Database Syst Rev 2014; 12: CD009457.

▶2) Foster BA, Tom D, Hill V. Hypotonic versus isotonic fluids in hospitalized children: a systematic review and meta-analysis. J Pediatr 2014; 165: 163-9. e2.

の解析を行い，術後管理や集中治療管理が行われている患者について，維持輸液として低張液を投与することが低ナトリウム血症のリスクを上昇させることを示したが，一般病棟で管理されている患者については十分な確証が得られなかったとしている。さらに，Wangら[3]も10のランダム化試験を解析したメタアナリシスの結果を報告し，血漿ナトリウム濃度維持の観点から，維持輸液には低張液より等張液を使用した方が安全であると結論している。しかし，彼らは輸液の内容や投与量，投与期間に関し，すべての患児に共通して適した輸液製剤はないと述べたうえで，血漿ナトリウム濃度のモニタリングを推奨している。最近Paduaら[4]は，等張あるいは低張の生理食塩水を用いた場合の血漿ナトリウム濃度の変動について，系統的総説を発表している。11のランダム化試験が解析検証された結果，等張生理食塩水は高ナトリウム血症のリスクを上げることなく，低ナトリウム血症のリスクを減少させることが示された。

新生児への低張液輸液

新生児については塩の処理能力の問題から，等張液への変更が懸念されている。未だ新生児に限定した大規模前向きランダム化試験は報告されていないが，Edjo Nkillyら[5]は生後7日までに腹部あるいは胸部手術が行われた34症例について前向き観察研究を行った。6.5 mL/kg/hr以上の低張液や自由水の投与と，4 mmol/Lを超える血漿ナトリウム濃度の低下には有意な関連性が認められ，彼らは綿密なナトリウム濃度のモニタリングが必須であると報告した。より年少な児であっても低張液の危険性が例外でない可能性がある。

維持輸液の投与量

維持輸液による「希釈」の原因として「投与量」も重要な因子であると考えられてきた。しかし，Yungら[6]は50人の集中治療管理が行われる患児をランダム化し，浸透圧が異なる生理食塩水（0.9% vs 0.18%）と異なる輸液投与量（従来の4-2-1ルールによる維持量 vs 維持量の2/3）を設定し，血漿ナトリウム濃度との関係について前向き試験を行ったところ，ナトリウム濃度の低下は投与量（p=0.12）ではなく輸液の種類（p=0.0063）と有意な関連を持つことを示した。また，Nevilleら[7]も124人の手術患児を対象に，生理食塩水のナトリウム含有量（0.9% vs 0.45%）や輸液投与量（従来の維持量 vs 維持量の1/2）に関する前向きランダム化試験を行った。その結果，0.45%の生理食塩水を使用した場合は投与量に関わらず有意に血漿ナトリウム濃度が低下した。つまり，投与量ではなく輸液の種類が低ナトリウム血症のリスクを決める因子である（p<0.04）ことが示唆されたのである。一方，Sabaら[8]は生後3カ月から18歳までの37人の患者を対象

▶3) Wang J, Xu E, Xiao Y. Isotonic versus hypotonic maintenance IV fluids in hospitalized children: a meta-analysis. Pediatrics 2014; 133: 105-13.

▶4) Padua AP, Macaraya JR, Dans LF, et al. Isotonic versus hypotonic saline solution for maintenance intravenous fluid therapy in children: a systematic reviw. Pediatr Nephrol 2015; 30: 1163-72.

▶5) Edjo Nkilly G, Michelet D, Hilly J, et al. Postoperative decrease in plasma sodium concentration after infusion of hypotonic intravenous solutions in neonatal surgery. Br J Anaesth 2014; 112: 540-5.

▶6) Yung M, Keeley S. Randamised controlled trial of intravenous maintenance fluids. J Paediatr Child Health 2009; 45: 9-14.

▶7) Neville KA, Sandeman DJ, Rubinstein A, et al. Prevention of hyponatremia during maintenance intravenous fluid administration: a prospective randomized study of fluid type versus fluid rate. J Pediatr 2010; 156: 313-9. e1-2.

▶8) Saba TG, Fairbairn J, Houghton F, et al. A randomized controlled trial of isotonic versus hpotonic maintenance intravenous fluids in hospitalized children. BMC Pediatr 2011; 11: 82.

に，0.45％あるいは0.9％生理食塩水の投与によるナトリウム濃度の変化に関するランダム化試験を行っているが，彼らは，適切な維持輸液量と適切な等張液による脱水補正を行えば，0.45％生理食塩水であっても低ナトリウム血症を引き起こすことはないと結論している。低ナトリウム血症の発生要因として，輸液の「投与量」も「種類」と同様に重要である可能性があり，さらなる研究が期待される。

輸液によるADH分泌

Choongら[9]は術後の維持輸液として等張液（0.9％生理食塩水）と低張液（0.45％生理食塩水）を比較した前向きランダム化試験を行っているが，この中の二次アウトカムとしてADHの血中濃度を調査している。生後6カ月から16歳までの258人の被検者を対象に研究が行われ，この研究でも低張液投与による低ナトリウム血症のリスク増加が示された。しかし，興味深いことに，ADHについては両群ともに術後血中濃度が上昇したものの，最高値に有意差がなかった。これは，ADH分泌がナトリウム負荷による浸透圧刺激のみでなく，非浸透圧性刺激によっても促される可能性を示唆している。

③ 輸液の種類と電解質

これまでの数多くの研究の結果，現在では小児の周術期維持輸液には等張液が好まれて用いられるようになったが，その輸液の組成については未だコンセンサスが得られていない。つまり輸液それぞれに長所と短所があり，例えば生理食塩水と，リンゲル液のような生理的な電解質組成を持つ電解質液（"balanced"電解質輸液）との比較検討も行われている。

等張電解質液の種類と特徴

生理食塩水は小児領域でも，蘇生輸液や維持輸液，薬物の溶解液としてさまざまな場面で利用できる。しかし，いくつかの欠点も指摘されている[10,11]。中でもクロールイオン（Cl^-）が多く含まれるため，高クロール性代謝性アシドーシス（いわゆる希釈性アシドーシス）による弊害が大きい。一方，乳酸リンゲル液には緩衝剤として乳酸が含まれるためアシドーシスは生じ難く，より生理的な濃度のナトリウム，カリウム，クロールを含む輸液は使用しやすいと考えられたが，ナトリウム濃度が130 mmol/Lほどの輸液製剤の大量投与の場合には，やはり低ナトリウム血症を生じる危険性がある[10,11]。また乳酸に代わって酢酸を含めることで，より酸塩基平衡を保ちやすく改良された（乳酸は主に肝臓で代謝されるが，酢酸は肝臓だけでなくさまざまな組織

[9] Choong K, Arora S, Cheng J, et al. Hypotonic versus isotonic maintenance fluids after surgery for children: a randomized controlled trial. Pediatrics 2011; 128: 857-66.

[10] Santi M, Lava SA, Camozzi P, et al. The great fluid debate: saline or so-called "balanced" salt solutions? Ital J Pediatr 2015; 41: 47.

[11] Lobo DN, Awad S. Should chloride-rich crystalloids remain the mainstay of fluid resuscitation to prevent 'pre-renal' acute kidney injury?: con. Kidney Int 2014; 86: 1096-105.

で代謝される）酢酸リンゲル液については，心抑制や血管拡張作用も指摘されている[10,11]。重炭酸リンゲル液は緩衝剤として重炭酸イオンを含み，生理的な細胞外液にさらに近似した輸液であるが，安定性や保管の問題，多くの薬物と混濁するといった問題がある。

生理食塩水 vs リンゲル液

最近小児領域において，等張電解質輸液の問題に関する多施設ランダム化比較試験が行われた。Disma ら[12]は，外科手術が施行される生後1カ月から36カ月の小児240人を対象に，術中輸液としての生理食塩水と酢酸リンゲル液（Sterofundin；Na：145 mmol/L，K：4.0 mmol/L，Mg：1.0 mmol/L，Ca：2.5 mmol/L，Cl：127 mmol/L，Acetate：24.0 mmol/L，Malate：5.0 mmol/L）を比較し（両方に1％グルコース含む），クロールイオンの血中濃度の変化について調査した。その結果，クロールの血中濃度について Sterofundin を投与された群では統計学的に有意な変化を示さなかったが，生理食塩水群では有意に上昇した。彼らは，高クロール血症とそれに続く代謝性アシドーシスのリスクに関して，小児外科手術の術中輸液には生理食塩水より Sterofundin の方が安全な輸液であると結論付けている。

"Balanced" 電解質輸液の安全性

Post-authorization safety study（欧州で市販後に行われる安全性に関する試験）の一環として，1％グルコース含有等張電解質輸液 BS-G1（Na：140 mmol/L，K：4.0 mmol/L，Ca：2.0 mmol/L，Cl：118 mmol/L，Acetate：30.0 mmol/L）の小児への術中使用が調査検討されている。Sümpelmann らは4歳までの小児（107人）[13]と生後45週までの乳児（66人）[14]について，それぞれ独立した前向き多施設観察試験を行った。その結果，どちらの年齢層においても周術期の酸塩基平衡異常，低ナトリウム血症，高血糖，ケトアシドーシスを認めることなく安全に使用できることが確認された。ただし，若年の乳児では血糖や輸液必要量のばらつきが症例間で大きかったため，注意深いモニタリングと必要に応じた輸液量の調整を行うよう警告している[13]。

▶12）Disma N, Mameli L, Pistorio A, et al. A nobel balanced isotonic sodium solution vs normal saline during major surgery in children up to 36 months: a multicenter RCT. Paediatr Anaesth 2014; 24: 980-6.

▶13）Sümpelmann R, Mader T, Eich C, et al. A novel isotonic-balanced electrolyte solution with 1% glucose for intraoperative fluid therapy in children: results of a prospective multicentre observational post-authorisation safety study（PASS）. Paediatr Anaesth 2010; 20: 977-81.

▶14）Sümpelmann R, Mader T, Dennhardt N, et al. A novel isotonic balanced electrolyte solution with 1% glucose for intraoperative fluid therapy in neonates: results of a prospective multicentre observational postauthorisation safety study（PASS）. Paediatr Anaesth 2011; 21: 1114-8.

4 現時点での小児輸液の考え方

これまでに行われたメタアナリシスや系統的総説，研究報告からは，①維持輸液として低張液より等張液を用いる方が低ナトリウム血症を引き起こすリスクが少ない，②「等張液はあらゆる状況において妥当である」とはいえない（患者の背景や輸液を行うときの状態などによって適当でない場合がある），③投与量や投与期間についてはエ

ビデンスが十分ではない，④どの等張液が最適であるかは結論が出ていない，というのが現時点の理解である．重要なことは，輸液は投薬と同じであるということを意識し，体重や血圧，輸液バランス，電解質などを頻回にモニターすることで，輸液の種類と投与量を評価することである[15]．

5 注目される電解質：マグネシウム

以前より成人におけるマグネシウムのさまざまな効果が唱えられてきたが，近年小児分野においても臨床研究が報告されるようになり，良質な周術期管理に向けて，その効果が検討されている．ただし，いずれの研究においても通常の輸液製剤の含有量を上回る量を投与されており，輸液の選択（マグネシウム含有の有無）だけでは効果は乏しいと思われる．また，マグネシウムは筋弛緩増強作用を持つことも忘れてはならない．

術後疼痛

扁桃摘出術は小児でも頻度が高い手術であるが，術後の疼痛がしばしば問題となる．これまで成人においてはマグネシウムの全身投与が術後疼痛を抑制することが報告されてきた．Benzonら[16]は扁桃摘出術が行われた60人の小児に対し二重盲検ランダム化試験を行ったところ，マグネシウムの全身投与群（30 mg/kg ボーラス投与後，10 mg/kg/hr 持続投与）は対照群（生理食塩水）と比較しても術後疼痛を抑制できなかったと報告している．さらにAbdulatifら[17]による扁桃摘出術の覚醒時興奮を検討した研究でも，硫酸マグネシウムの投与群（30 mg/kg＋10 mg/kg/hr）とプラセボ（生理食塩水）で術後疼痛スコアに有意差を見いだせなかった．一方，Naら[18]によると61人の脳性まひ小児が参加した二重盲検ランダム化試験では，整形外科手術において硫酸マグネシウム投与群（50 mg/kg＋15 mg/kg/hr）で術後鎮痛薬の使用が少なかった．成人と異なり小児領域では，マグネシウムによる鎮痛効果は一定の見解が得られていない．

麻酔深度

Amerら[19]はマグネシウムが麻酔薬の必要量を減少させるとの知見から，小児におけるBIS（bi-spectral index）への影響を前向き二重盲検ランダム化試験で調査した．ASA-PS I の2-8歳で，臍下小手術が施行される80人について，硫酸マグネシウム投与群（50 mg/kg＋15 mg/kg/hr）と対照群（同量のリンゲル液）を比較したところ，マグネシウム投与群ではBIS値が有意に低くなり，またBIS値が60に

[15] Oh GJ, Sutherland SM. Perioperative fluid management and postoperative hyponatremia in children. Pediatr Nephrol 2016; 31: 53-60.

[16] Benzon HA, Shah RD, Hansen J, et al. The effect of systemic magnesium on postsurgical pain in children undergoing tonsillectomies: a double-blinded, randomized, placebo-controlled trial. Anesth Analg 2015; 121: 1627-31.

[17] Abdulatif M, Ahmed A, Mukhtar A, et al. The effect of magnesium sulphate infusion on the incidence and severity of emergence agitation in children undergoing adenotonsillectomy using sevoflurane anaesthesia. Anaesthesia 2013; 68: 1045-52.

[18] Na HS, Lee JH, Hwang JY, et al. Effects of magnesium sulfate on intra-operative neuromuscular blocking agent requirements and postoperative analgesia in children with cerebral palsy. Br J Anaesth 2010; 104: 344-50.

[19] Amer MM, Abdelaal Ahmed Mahmoud A, Abdelrahman Mohammed MK, et al. Effect of magnesium sulphate on bi-spectral index (BIS) values during general anesthesia in children. BMC Anesthesiol 2015; 15: 126.

達する時間も有意に短かった。

覚醒時興奮

　覚醒時興奮は，いまだ解決しない麻酔管理問題の一つで，特に小児麻酔領域ではさまざまな予防法が試みられている。Abdulatifら[17]は前述のように，扁桃摘出術が行われる70人の小児（4-7歳）について前向きランダム化試験を行い，マグネシウム投与によってセボフルラン麻酔時の覚醒時興奮が抑制されることを示した。

喉頭痙攣

　解剖学的特徴から喉頭痙攣は小児手術で頻度が高く，時には致命的となる場合がある重大な周術期合併症と考えられている。出血や分泌物が誘因となることから扁桃摘出術では特に注意が必要とされている。Marzbanら[20]は扁桃摘出術が予定された3-12歳の小児70人を対象にランダム化試験を行ったところ，気管挿管後の硫酸マグネシウム（15 mg/kg）投与によって抜管後の喉頭痙攣や咳嗽の頻度が減少する可能性を示した。この研究では喉頭痙攣について有意差が示されることはなかったが，サンプルサイズを拡大した研究が期待される。

（森下　淳）

▶20) Marzban S, Haddadi S, Naghipour MR, et al. The effect of intravenous magnesium sulfate on laryngospasm after elective adenotonsillectomy surgery in children. Anesth Pain Med 2014; 4: e15960.

4 膠質輸液

膠質輸液とは膠質浸透圧を有する輸液である。膠質輸液に対応する言葉として晶質輸液がある。晶質輸液は電解質，糖などの分子量の低い分子やイオンが含まれていて，晶質浸透圧を有する。晶質浸透圧は細胞膜を介した水分移動を規定し，膠質浸透圧は毛細血管壁を介した血管内と血管外（間質）の水分移動を規定する。膠質輸液は血管壁を透過しにくい大分子量のアルブミンやヒドロキシエチルスターチ（HES）を含むのはもちろんであるが，血管壁を容易に透過する電解質などの小分子も溶質として含む。

HES は腎障害や止血凝固障害を起こすことが指摘され，最近の大規模スタディでも特に腎障害がクローズアップされた[1〜3]。これらのスタディはいろいろの問題を含み，集中治療室（ICU）の循環の安定した患者を対象としているという問題点や，循環動態がめまぐるしく変動する手術中の患者の輸液管理には参考にならないという批判も多い。HES は第1世代から第3世代までありそれぞれに性質が異なり，世代間では別の薬物といってもよいほど安全性，有効性が異なる[4]。小児，特に新生児や乳児では伝統的に膠質液として等張アルブミンが用いられてきたが，安心して使用できるわけではない。5％アルブミンの添付文書には以下の文言がある「低出生体重児，新生児に対する安全性は確立していない」。一方，第3世代 HES の添付文書には以下の文言がある「低出生体重児，新生児に対する安全性は確立していない（国内での使用経験がない）。なお，海外臨床試験において，41例の非心臓外科手術を受けた新生児を含む2歳未満の小児での本剤の平均投与量は 16±9 mL/kg であった」。アルブミンは天然の膠質液であるという点で使いやすいとされているが，この2つの添付文書を見る限り第3世代 HES の方が新生児には使いやすいように思われる。またアルブミンには別の問題点もあり[5]，手術中では第3世代 HES と比較して有効性，安全性が同等，あるいは劣るという論文もある[6,7]。

1) Brunkhorst FM, Engel C, Bloos F, et al., Intensive insulin therapy and pentastarch resuscitation in severe sepsis. N Engl J Med 2008; 358: 125-39.
2) Perner A, Haase N, Guttormsen AB, et al., Hydroxyethyl Starch 130/0.42 versus Ringer's Acetate in Severe Sepsis. N Engl J Med 2012; 367: 124-34.
3) Myburgh JA, Finfer S, Bellomo R, et al., Hydroxyethyl starch or saline for fluid resuscitation in intensive care. N Engl J Med 2012; 367: 1901-11.
4) Westphal M, James MFM, Kozek-Langenecker S, et al., Hydroxyethyl starches: different products--different effects. Anesthesiology 2009; 111: 187-202.
5) Myburgh J, Cooper DJ, Finfer S, et al., Saline or albumin for fluid resuscitation in patients with traumatic brain injury. N Engl J Med 2007; 357: 874-84.
6) Van Der Linden P, Dumoulin M, Van Lerberghe C, et al., Efficacy and safety of 6% hydroxyethyl starch replacement in children undergoing cardiac surgery: a propensity-matched analysis. Crit care. open acces; 2015: 1-11.
7) Frenette AJ, Bouchard J, Bernier P, et al., Albumin administration is associated with acute kidney injury in cardiac surgery: a propensity score analysis. Crit Care 2014; 18: 602.

1 膠質浸透圧と血管透過性

膠質浸透圧は血管内外（血漿と間質）の水分移動を規定し，血管内皮細胞の穴が標的半透膜で，アルブミンや HES が浸透圧活性物質である。古典的な Starling 式（下記）では血管内外の静水圧差と膠質浸透圧差が正負の駆動圧であった。

$$Jv/A = Lp\,[(Pc-Pi) - \sigma\,(\Pi c - \Pi i)]$$

（Jv：濾過量，A：血管面積，Lp：透過性係数，Pc：毛細血管静水圧，Pi：間質静水圧，σ：反発係数，Πc：毛細血管膠質浸透圧，Πi：間質膠質浸透圧）

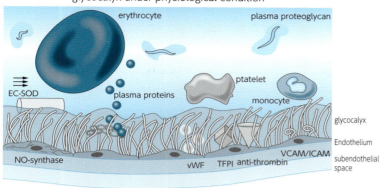

図1 グリコカリックスとその役割

NO：一酸化窒素，SOD：スーパーオキサイドディスミューテース，vWF：フォンウィルブランド因子，TFPI：tissue factor pathway inhibitor，VCAM：vascular cell adhesion molecule，ICAM：intercellular adhesion molecule．
（http://www.glycocalyx.nl/research.php より引用）

　血管内皮細胞の穴には small pore と large pore があり，近年 small pore system の主体は内皮細胞の血管内腔側に存在するグリコカリックス（**図1**）であり，それが small pore としての size filter の役目をしていることがわかった。上記スターリングの式が実験的事実と合わないことからスターリング式の改訂が進み，現在，Π_i の代わりにグリコカリックス直下の膠質浸透圧 Π_g が用いられる[8]。改訂スターリング式により，従来からの考え方が変わった[9]（**表1**）。術中輸液に関して大きなインパクトを持つのは**表1**の最後の「正常よりも低い毛細血管圧では，膠質液の輸注は血漿容量を増加させ，等張食塩液の輸注は血管内液容量を増加させるが，どちらの場合も Jv はゼロ近くに留まる」という記載である。わかりやすく書き直せば「ハイポボレミアでは生食を投与しても血管内容量が増加し，血管外に漏れ出ない」ということになるが，著者には臨床的な感覚とズレがあるように感じる。

▶8) Levick JR, Michel CC. Microvascular fluid exchange and the revised Starling principle. Cardiovasc Res 2010; 87: 198-210.
▶9) Woodcock TE, Woodcock TM. Revised Starling equation and the glycocalyx model of transvascular fluid exchange: an improved paradigm for prescribing intravenous fluid therapy. Br J Anaesth 2012; 108: 384-94.

② 麻酔による血管拡張と昇圧薬

　麻酔による血管拡張は小動脈の拡張と小静脈の拡張があり同じように低血圧を来すが対処法が大きく異なる。単純化して記載すれば，小動脈の拡張は心臓の後負荷低下により血圧は下がるが，心拍出量は増加する。一方，小静脈の拡張は静脈還流の低下，心臓前負荷の低下により心拍出量が下がり，血圧が低下する。毛細血管の90％は静脈系といわれ，静脈系の拡張の影響が大きい。麻酔中の低血圧は心拍出量低下を伴うことが多く，静脈系の拡張が主であろうが，薬剤によっては動脈系を主に拡張する麻酔薬もある[10]。静脈系の拡張による静脈還流

▶10) Ouattara A, Boccara G, Kockler U, et al. Remifentanil induces systemic arterial vasodilation in humans with a total artificial heart. Anesthesiology. 2004; 100: 602-7.

表1 Starling の法則と改訂 Starling の法則の違い

Starling の法則	改訂 Starling 法則とグリコカリックスモデル
血管内液容量は血漿と細胞成分	血管内液容量はグリコカリックス容量，血漿容量，赤血球分布容量からなる
毛細血管は，高蛋白濃度の血漿を低蛋白濃度の間質液から分離する	類洞組織（骨髄，脾，肝）は非連続性毛細血管を有し，その間質液は本質的に血漿容量の一部である。隔膜のない fenestrated capillary が腎糸球体濾過液をつくる。特別な組織における隔膜をもつ fenestrated capillary は間質液を血漿へと吸収することができる。continuous capillary は"無吸収性"を示す。内皮グリコカリックス層（EGL）は陰イオン性蛋白に対して半透性を示し，グリコカリックス下の細胞間裂隙内の陰イオン性蛋白濃度は非常に低い
重要な Starling 力は，内皮内外の圧力差と血漿—間質膠質浸透圧較差である	重要な Starling 力は，内皮内外の圧力差と血漿—グリコカリックス下膠質浸透圧較差である。間質液の膠質浸透圧は毛細管流量（Jv）の直接的決定因子ではない
体液は毛細血管の動脈端から濾過され，静脈端から吸収される。一部がリンパ液として循環に戻る	Jv は Starling 法則により予測されるよりもはるかに少なく，循環へ戻る主要経路はリンパ液として循環に戻る
血漿の膠質浸透圧上昇は吸収を促進し，間質から血漿へ体液をシフトさせる	血漿の膠質浸透圧上昇は Jv を低下させるが，吸収をもたらすことはない
正常よりも低い毛細管圧では，吸収により血漿容量が増加する	正常よりも低い毛細管圧では，Jv はゼロに近づく。自己輸血は，急性，一時的で，約 500 mL に限定される
正常よりも高い毛細管圧では，濾過により間質液容量が増加する	正常よりも高い毛細管圧では，膠質浸透圧力差が最大のとき，Jv は内皮内外の圧力差に比例する
輸注された膠質液は血漿分画に分布し，輸注された等張食塩液は細胞外液分画に分布する	輸注された膠質液は当初血漿分画に分布し，輸注された等張食塩液は血管内液分画に分布する。正常よりも高い毛細血管圧では，膠質液の輸注は血漿膠質浸透圧を維持し，毛細管圧を上昇させ，Jv を増加させる。正常よりも高い毛細管圧では，等張食塩液の輸注も毛細管圧を上昇させるが，膠質浸透圧を低下させるので，同量の膠質液よりも Jv を増加させる。正常よりも低い毛細管圧では，膠質液の輸注は血漿容量を増加させ，等張食塩液の輸注は血管内液容量を増加させるが，どちらの場合も Jv はゼロ近くに留まる

(Woodcock TE, Woodcock TM, Revised Starling equation and the glycocalyx model of transvascular fluid exchange : an improved paradigm for prescribing intravenous fluid therapy. Br J Anaesth 2012 ; 108 : 384-94 より引用)

の低下を細胞外液のみで補うと，大量の輸液が必要となり間質の浮腫を来し，術後合併症の原因となる。第3世代 HES の使用と低濃度の血管収縮薬併用により血圧の維持と水分バランスの適正化と心拍出量の維持が可能である。

③ 第2世代 HES と第3世代 HES

　第3世代 HES130/0.4 の分子量は 130,000 とアルブミンの分子量の倍であるが，単一分子量のアルブミンと異なり，HES は分子量分布を持ち，その重量平均分子量が 130,000 ということである。HES はアミラーゼにより分解され，少分子となって，主に腎臓から排泄される。消失半減期は約 10 時間とされている。わが国で使われている第3世代

表2 第2世代HES70/0.5/4（ヘスパンダー®，サリンヘス®）と第3世代HES130/0.4/9（ボルベン®）の違い

	溶質・溶媒	効能効果	用法用量	禁忌
ヘスパンダー	6%HES70/0.5/4・バランスサルト（Na：105.6，K：4.0，Ca：2.7，Cl：92.3，乳酸：20，ブドウ糖1%）	各科領域における出血多量の場合，体外循環における血液希釈液	成人は1回100〜1,000 mLを静脈内に注射する．小児は通常体重kg当り10 mL以内を用いる．	1. うっ血性心不全のある患者 2. 乏尿等を伴う腎障害または脱水状態のある患者
サリンヘス	6%HES70/0.5/4・生食			
ボルベン	6%HES130/0.4/9・生食	循環血液量の維持	1日50 mL/kgを上限とする	1. 肺水腫，うっ血性心不全など水分過負荷のある患者 2. 乏尿あるいは無尿を伴う腎不全の患者 3. 透析治療をうけている患者 4. 頭蓋内出血中の患者 5. 高度の高ナトリウム血症あるいは重度の高クロール血症を有する患者 6. 本剤および本剤の成分に対し過敏症のある患者

	溶媒	効能効果	用法用量
サリンヘス	生食	各科領域における出血多量の場合，体外循環における血液希釈液	成人は1回100〜1,000 mLを静脈内に注射する．小児は通常体重kg当り10 mL以内を用いる．
ボルベン	生食	循環血液量の維持	1日50 mL/kgを上限とする

HESの正式な書き方は「6%HES130/0.4/9」である．「130」は130キロダルトンを示し，分子量130,000の意味である．0.4は置換度を示し，でんぷんの基本骨格である6角形のグルコピラノース単位10個のうち4個にヒドロキシエチル基が付いているという意味である．この数字が高いほどアミラーゼの分解を受けにくい．第3世代HESはこの置換度がもっとも低い．ヒドロキシエチル基はグルコピラノース環の6つの炭素原子の2位，3位，6位に付くが，この2位と6位の炭素原子に付く割合をC_2/C_6比と呼び，「HES130/0.4/9」の最後の数字「9」がこの意味である．すなわち，C_2の炭素原子に付くヒドロキシエチル基がC_6に付くものに比べて9倍多いという意味である．高いほど，アミラーゼの分解を受けにくく，第3世代HESはこの数値がもっとも高い．第1世代，第2世代，第3世代HESの分類は置換度により決まり，世代が新しいほど低い．わが国で長い間使われてきたHES70/0.5/4は第2世代HESに分類される．第2世代HESと第3世代HESの添付文書上の違いを表2に示す．表2では第2世代HESに関しては小児の用量の記載があるが，第3世代HESでは「1日50 mL/kgを上限とする」で統一されていて小児と成人の区別はない．2016年5月に第3世代HES（ボルベン®）の禁忌条項が「頭蓋内出血を有する患者」から「頭蓋内出血中の患者」に小改訂された（表2の禁忌事項参照）．これは欧米の添付文書中の「patients with intracranial bleeding」の邦訳を正確にし，脳神経外科手術中にもアクティブな頭蓋内出血中でなければ使用可能である点で使いやすくなった．第3世代HESの詳細は拙著「第3世代HESのすべて——術中輸液の新しい潮流」[11]にゆずる．

4 アルブミンと第3世代HES

アルブミンの分子量は66,000で血中半減期は約15日といわれている。一方第3世代HESの消失半減期は約10時間であり，臨床上の有効時間は3-4時間と，もっと短い。第3世代HESは投与直後にアミラーゼにより分解され分子量が7-8万に小さくなり，24時間後にはほぼ濃度がゼロになる。このため反復投与でも蓄積性がなく副作用が少ない[11]。2-12歳の人工心肺下小児心臓外科手術中に膠質液として第3世代HESと5%アルブミンを比較したプロスペクティブ無作為二重盲検試験では人工心肺時間（2.0時間 vs 1.7時間），大動脈遮断時間（55分 vs 39分）がHES群の方が有意に長いにもかかわらず，術中水分バランスは第3世代HES群が有意に少なく（15.4 mL/kg vs 27.7 mL/kg），出血量，輸血量には差がなかった[12]。また9年間の小児開心術症例で第3世代HESと4%アルブミンの有効性と安全性を傾向スコアを用いて調査した研究では13の交絡因子（年齢，身長，体重，ASA-PS，性別，チアノーゼ疾患率，再手術率，止血凝固異常率，術前心不全率，待機手術率，RACH-1スコア，抗線溶薬使用率，推定循環血液量）をマッチさせ比較した。第3世代HES群1,007例，アルブミン群322例がマッチし，結果は有効性に関して水分バランスは第3世代HES群が有意に少なく，安全性に関しても，出血量，輸血量ともにHES群が有意に少なく，クレアチン値をもとにした腎機能への影響はHES群が有意に小さく，腎代替療法も有意差なしであるがHES群が少なかった[6]。術中のみならず，心臓手術後の急性腎障害（acute kidney injury：AKI）に関して，アルブミンと第2世代，第3世代HESを比較したコホート研究では，アルブミンと第2世代HESではAKI発症率が用量依存的に増加したが，第3世代HESでは減少している[7]。このように，アルブミンはもっとも自然な膠質液であるにもかかわらず，第3世代HESと比較して決して安全性が高いとはいえない。日本麻酔科学会が2012年（第3世代HES発売前）に行った術中の膠質液使用状況アンケート調査では小児麻酔領域においては未だにアルブミンの使用が主で，HESの使用が成人に比較して非常に少ない[13]。新生児，小児の開心術というとベテラン麻酔科医でももっとも気を使う麻酔管理であるが，そのような症例で第3世代HESの安全性，有効性が示されているということは，全小児麻酔領域でも，第3世代HESはアルブミンに替わる膠質液としてもっと使われてよいと思われる。

おわりに

晶質輸液か膠質輸液か？　の論争は長い間行われてきたが，未だに決着がつかない。このテーマを考える時に大切なことは両者は標的が異なるという点である。膠質液の標的が血管内コンパートメントであるのに対して，細胞外液の標的は間質コンパートメントと血管内コン

11) 宮尾秀樹，第3世代HESのすべて―術中輸液の新しい潮流．東京：真興交易医書出版部，2014．

12) Van Der Linden P, De Villé A, Hofer A, et al., Six percent hydroxyethyl starch 130/0.4 (Voluven) versus 5% Human Serum Albumin for Volume Replacement Therapy during Elective Open-heart Surgery in Pediatric Patients. Anesthesiology 2013; 119: 1296-309.

13) Miyao H, Safety Committee of Japanese Society of Anesthesiologists., Blood transfusion, colloid therapy and the possible saving of albumin volumes during surgery: data analysis of the survey for certified hospitals of the Japanese Society of Anesthesiologists. J Anesth 2016; 30: 384-90.

パートメントを含めた細胞外コンパートメントであるということである。有名なCHEST study[5]は生理食塩液と第3世代HESをICU患者を対象に比較した大規模研究であるが，現場での患者登録に時間がかかり，登録時の循環動態が落ち着いている患者が多かったといわれている。循環動態の安定している患者にHESは必要ない。CHEST studyにおいてHESの結果が思わしくなかったのは，研究方法に問題があったといわざるをえない。一方，ショック状態の患者に限った，CRISTAL study[14]では死亡率は膠質液群が低く，人工呼吸管理や循環管理でも膠質液群に有利であった。このように術中でも術後でも時々刻々変化する患者の病態にあった輸液を選択することが肝要である。人工膠質液に関しては，巷間いわれているほどHESは危ない輸液ではないし，第3世代HESに限ればアルブミンを凌駕する効果と安全性を有すると感じている。

（宮尾　秀樹，山家　陽児）

▶14) Annane D, Siami S, Jaber S, et al. Effects of fluid resuscitation with colloids vs crystalloids on mortality in critically ill patients presenting with hypovolemic shock: the CRISTAL randomized trial. JAMA 2013; 310: 1809-17.

6 血液凝固と輸血

1 新しい凝固因子補充

1 recombinant Ⅷ製剤

　血友病および von Willebrand 病（vW 病）における関節内や外傷性出血という問題は，患者の生活の質を低下させる大きな問題であった。第8因子や第9因子は新鮮凍結血漿にはあまり含まれておらず，濃厚製剤による治療が必要であった。当初は新鮮血による補充療法を行い止血をはかる処置を行っていた。その後凍結血漿を低温で融解した際に析出する沈殿に多くの第8因子が含まれることが理解され，クリオとして広く利用された。また1970年代には第8因子の濃厚製剤も登場した。関節内出血や外傷性出血の止血に行っていたが，関節出血を繰り返す小児患者は関節症や変形を起こし機能的にも問題が残るため，出血を起こさないように"予防"的投与が必要という気運が高まった。血友病の小児が「明日は運動会だから」，「明日は遠足だから」などの理由で予防的補充が行われることが多かった。

従来製剤の問題点

　このように当時のクリオ製剤と濃厚第8因子製剤を頻用することで大きく二つの問題が生じた。一つ目は肝炎ウイルスやエイズウイルスに代表される感染症であった。特に1980年ごろにメディアを騒がせた薬害エイズ問題ではまさに血友病患者は渦中の人であった。もう一つの問題はインヒビターである。血友病の中にはこのインヒビターの存在で凝固因子活性が上昇しないタイプがあることと，定期的に補充することによってインヒビターを誘導する可能性が示唆されたのだった。前者を受けて1980年代始めに加熱第8因子製剤ができ，ヒトの血漿成分を利用しないリコンビナント製剤の開発が始まったのである。

血友病および vW 病の出血予防

　リコンビナント製剤は小児と成人を対象とした検討でも有用性が示された[1]。そして12歳以下の血友病の小児を対象にした LEOPOLD

▶1) Valentino LA, Mamonov V, Hellmann A, et al. A randomized comparison of two prophylaxis regimens and a paired comparison of on-demand and prophylaxis treatments in hemophilia A management. J Thromb Haemost 2012; 10: 359-67.

KIids trialでも出血予防の効果が認められた。この研究では25-50 IU/kgを週2以上で投与していた[2]。また小児のみを対象にした別の研究でもリコンビナント製剤は有用であった[3]。しかしながらこれらの研究は外傷性出血や関節内出血の予防に効果があるかどうかを検討した研究で，手術を受ける血友病およびvW病患児への効果をみたものではない。古くから使用されている血漿成分由来加熱第8因子とvW因子の合剤が，患児が手術を受ける場合の予防投与に有効であったとされている[4,5]。同様にリコンビナント製剤にも期待が寄せられるが，6歳未満の無治療の血友病患者を対象に血漿由来製剤と比較すると，リコンビナント製剤の方がインヒビターの発現率が高かった（26.8% vs 44.5%）[6]。手術を受ける小児に対するリコンビナント製剤の投与方法，量などについては今後の研究が待たれる。

② クリオプレシピテート

製剤

クリオプレシピテートはFFPを低温（4±2℃）で融解した際に析出するクリオグロブリン集積を濃縮したもので，第8因子，vW因子，第13因子，フィブロネクチン，フィブリノゲンが豊富に含まれる[7]。

適応

クリオプレシピテートの適応は，低フィブリノゲン血症，先天性異常フィブリノゲン血症，第13因子欠損症などで出血している場合，また血友病Aでリコンビナント第8因子製剤がない場合，フォンヴィレブラント病でバゾプレシンが禁忌でウイルス不活化第8因子製剤がない場合，などである[8]。

わが国でのクリオ製剤

わが国では1970年ごろに市販された製剤が存在したが，さまざまな問題から承認が取り消された背景がある。現在は各施設の輸血部においてFFPから作成し，院内倫理委員会および患者の同意を得て使用している施設からの報告があり限定的に使用されている[9,10]。

クリオ製剤投与の閾値

小児での実際のクリオプレシピテートの使用に関してはいくつかの報告がある。DeSimoneら[11]のPICUにおける4年間の調査では，44人の小児患者にクリオプレシピテートが投与されており，大半が心臓

手術後，DIC による低フィブリノゲン血症であった。UK のガイドラインではフィブリノゲン<1 g/L では濃厚フィブリノゲン製剤もしくはクリオプレシピテートの使用を推奨している[12]が，ヨーロッパなどのガイドラインでは 1.5 g/L をクリオ製剤の輸血トリガーとすることが望ましいとしている[13,14]。しかし，これらの数値も専門科の意見などが参考にされておりエビデンスは乏しい[15]。

投与方の実際

一方実際にクリオプレシピテートの使用にあたり，乳児では 1 単位（約 15-30 mL）を投与するとフィブリノゲンの上昇を認める。最低でも 1 単位中に 140 mg/dL 以上のフィブリノゲンが含まれる[7]。通常，体重 5 kg あたり 1 単位を投与する（例：体重 15 kg では 3 単位）[16]。

3 フィブリノゲン製剤

フィブリノゲン低値の大量出血では，たとえ血小板やその他の凝固因子が正常でも止血が得られにくいとされており，その補充が重要である。わが国ではフィブリノゲンを上昇するためには FFP を使用するしか方法はないが，通常の成人のフィブリノゲン濃度を 100 mg/dL 上昇させるためには約 2 L の FFP を必要とする。

フィブリノゲン製剤の歴史

米国では 1970 年代に肝炎ウイルスの不活化の問題で FDA が濃厚フィブリノゲン製剤の承認を取り消した経緯がある。当時わが国でのフィブリノゲン製剤は米国から輸入しており，それを不活化処理することで市販されたが，1980 年代に不活化処理を変更したため C 型肝炎ウイルスには効果がなくなった。感染が問題となり 1988 年に厚生省からの注意勧告が出たことを受けて，同製剤の販売本数は 5 万本から 1,000 本に激減した。現在のわが国でのフィブリノゲン製剤は先天性異常フィブリノゲン血症に保険適応が限られている。

小児でのエビデンス

Cochrane のレビューでは，6 つの RCT が含まれたメタ解析を行っており，全体でみるとフィブリノゲンの投与により手術や外傷に関連して赤血球などの輸血を減少させることができたという結果であった。しかしながら死亡率改善や合併症の軽減には至らなかった[17]。この中には 2 つの小児を対象とした研究が含まれているが，どちらも心臓手術の出血に対する効果をみたものであった。心臓手術，特に人工

▶12) Levi M, Toh CH, Thachil J, et al. Guidelines for the diagnosis and management of disseminated intravascular coagulation. British Committee for Standards in Haematology. Br J Haematol 2009; 145: 24-33.
▶13) Thomas D, Wee M, Clyburn P, et al. Blood transfusion and the anaesthetist: management of massive haemorrhage. Anaesthesia 2010; 65: 1153-61.
▶14) Rossaint R, Bouillon B, Cerny V, et al; Task Force for Advanced Bleeding Care in T. Management of bleeding following major trauma: an updated European guideline. Crit Care 2010; 14: R52.
▶15) Callum JL, Karkouti K, Lin Y. Cryoprecipitate: the current state of knowledge. Transfusion medicine reviews 2009; 23: 177-88.

▶16) Practice parameter for the use of fresh-frozen plasma, cryoprecipitate, and platelets. Fresh-Frozen Plasma, Cryoprecipitate, and Platelets Administration Practice Guidelines Development Task Force of the College of American Pathologists. JAMA 1994; 271: 777-81.

▶17) Wikkelso A, Lunde J, Johansen M, et al. Fibrinogen concentrate in bleeding patients. Cochrane Database Syst Rev 2013: CD008864.

18) Cui Y, Hei F, Long C, et al. Perioperative monitoring of thromboelastograph on blood protection and recovery for severely cyanotic patients undergoing complex cardiac surgery. Artif Organs 2010; 34: 955-60.

19) Galas FR, de Almeida JP, Fukushima JT, et al. Hemostatic effects of fibrinogen concentrate compared with cryoprecipitate in children after cardiac surgery: a randomized pilot trial. J Thorac Cardiovasc Surg 2014; 148: 1647-55.

20) Haas T, Spielmann N, Restin T, et al. Higher fibrinogen concentrations for reduction of transfusion requirements during major paediatric surgery: A prospective randomised controlled trial. Br J Anaesth 2015; 115: 234-43.

21) Manco-Johnson MJ, Dimichele D, Castaman G, et al; Fibrinogen Concentrate Study G. Pharmacokinetics and safety of fibrinogen concentrate. J Thromb Haemost 2009; 7: 2064-9.

心肺を使用した手術では凝固の活性化と消費によりフィブリノゲンは低値となることが知られている。Cuiら[18]は2-3歳の心臓手術を受けた小児に対してthromboelastogram（TEG）を用いてフィブリノゲン製剤を投与した群と通常の輸血療法を行った群に分けて効果を検討した。手術時間や合併症などには有意差は認めなかったが，FFPの使用量がフィブリノゲン群で有意に少なく，人工呼吸時間やICUの滞在日数が短かった。一方，Galasら[19]は3-4カ月の心臓手術を受ける小児を対象に2群に分けてフィブリノゲン製剤もしくはクリオプレシピテートの投与を行い，出血量を比較した。フィブリノゲンは60 mg/kg，クリオは10 mL/kgで投与されたが，両群間で48時間の出血量に有意差はなかった。心臓以外のRCTが最近行われ，頭蓋骨癒合症と脊椎側弯症の手術を受ける小児患者が対象となった。頭蓋癒合症は平均10カ月の小児，側弯は12歳程度と背景は異なるが，それぞれROTEM®で測定されるFIBTEMのMCFを参考にフィブリノゲンの投与を決定したところ，やや予防的に投与した群で頭蓋の手術において赤血球輸血量が有意に少なかった[20]。

投与の域値

クリオ製剤と同様にフィブリノゲン値1 g/L, 1.5 g/Lという数値が挙げられるが，定まった根拠はない。上記RCTではフィブリノゲン<1 g/Lとしている報告がある。

投与の実際

心臓手術におけるRCTでは60 mg/kgが投与された[19]。また上記の頭蓋骨癒合症，側弯手術を受けた患者に対しては30 mg/kgで投与され，製剤による血栓性の合併症などは認めなかった[20]。投与されたフィブリノゲンの動態を調べた研究では，先天性異常フィブリノゲン血症の患者（投与前の濃度は測定限界の20 mg/mL未満）に対して77 mg/kgの量を投与し，1時間以内に血中濃度は1 g/Lを超えたが，小児患者と成人患者での最高濃度に有意差はなかった。しかし，濃度曲線下面積（AUC）は小児患者で小さくなった[21]。わが国で承認されているフィブリノゲン製剤は通常3 gを投与する，ただし年齢・症状により増減するように添付文書に記載されている。

4　抗線溶薬

アプロチニンの歴史

古くから線溶の亢進を抑制するとして心臓外科やその他，出血を軽

減する手段として広くもちいられてきた。小児を対象とした研究でも心臓手術において出血量を有意に減少させた[22]。しかし，成人のCABG手術患者において，アプロチニン群がそのほかの抗線溶薬やプラセボと比較して腎不全，心筋梗塞，心不全の発生が増加すると報告され[23]，アプロチニン投与に疑問が生じた。それに引き続き術後5年の死亡率がアプロチニン群で有意に高いという報告もなされた[24]。そればかりかハイリスクの心臓手術を受ける成人患者を対象にアプロチニンの効果を比較した研究において，中間解析でアプロチニン群の死亡率が高いと判定され，研究は途中で終了した[25]。これを受けFDAがアプロチニンの承認を取り消したためアプロチニンは市場から姿を消すことになった。

トラネキサム酸

本剤はリシンのアナログで，フィブリンのプラスミノゲンが結合する部分を競合することで抗線溶作用を呈する。小児心臓手術患者において数多くの研究が行われ，トラネキサム酸は出血量を減少させた[26〜28]。しかしながらどの研究も投与量が定まっておらず，投与方法などもさまざまである。100 mg/kgをボーラス後，10 mg/kg/hrで持続投与した研究，100 mg/kgをボーラスの後人工心肺開始時に100 mg/kgを追加したもの，50 mg/kgをボーラス，15 mg/kg/hrで持続投与した検討などがある。参加人数がもっとも多い研究でも200人未満であるため，副作用の報告はほとんどなく，投与量との因果関係は不明である。しかし小児における薬物動態の研究において，20 μg/mLの血中濃度を維持するには6.4 mg/kgのボーラス後に2-3 mg/kg/hrの持続投与を行うことが推奨された[29]。ただし線溶亢進を抑制するといわれる血中濃度も20 μg/mLでよいかという検討はなされていない。完全に線溶亢進を抑制するには100 μg/mLの濃度が必要ともいわれる。別の研究では年齢に応じた投与パターンを提示し，また低（20 μg/mL），中（60 μg/mL），高濃度（120 μg/mL）のそれぞれを目指す場合の投与量を検討した[30]。成人心臓手術患者において痙攣の発生がトラネキサム酸の投与量が多い症例に多かったとの報告もあり，小児でも副作用に関しての検討が今後必要である。

（戸田　雄一郎）

22) Mossinger H, Dietrich W, Braun SL, et al. High-dose aprotinin reduces activation of hemostasis, allogeneic blood requirement, and duration of postoperative ventilation in pediatric cardiac surgery. Ann Thorac Surg 2003; 75: 430-7.

23) Mangano DT, Tudor IC, Dietzel C; Multicenter Study of Perioperative Ischemia Research Group IRaEF. The risk associated with aprotinin in cardiac surgery. N Engl J Med 2006; 354: 353-65.

24) Mangano DT, Miao Y, Vuylsteke A, et al; Investigators of The Multicenter Study of Perioperative Ischemia Research Group IRaEF. Mortality associated with aprotinin during 5 years following coronary artery bypass graft surgery. JAMA 2007; 297: 471-9.

25) Fergusson DA, Hebert PC, Mazer CD, et al. A comparison of aprotinin and lysine analogues in high-risk cardiac surgery. N Engl J Med 2008; 358: 2319-31.

26) Bulutcu FS, Ozbek U, Polat B, et al. Which may be effective to reduce blood loss after cardiac operations in cyanotic children: tranexamic acid, aprotinin or a combination? Pediatr Anesth 2005; 15: 41-6.

27) Shimizu K, Toda Y, Iwasaki T, et al. Effect of tranexamic acid on blood loss in pediatric cardiac surgery: a randomized trial. J Anesth 2011; 25: 823-30.

28) Pasquali SK, Li JS, He X, et al. Comparative analysis of antifibrinolytic medications in pediatric heart surgery. J Thorac Cardiovasc Surg 2012; 143: 550-7.

29) Grassin-Delyle S, Couturier R, Abe E, et al. A practical tranexamic acid dosing scheme based on population pharmacokinetics in children undergoing cardiac surgery. Anesthesiology 2013; 118: 853-62.

30) Wesley MC, Pereira LM, Scharp LA, et al. Pharmacokinetics of Tranexamic Acid in Neonates, Infants, and Children Undergoing Cardiac Surgery with Cardiopulmonary Bypass. Anesthesiology 2015; 122: 746-58.

2 播種性血管内凝固症候群（DIC）と治療戦略

播種性血管内凝固症候群（disseminated intravascular coagulation：DIC）の2大症状は，出血症状と臓器症状である。一般に小児のDICは進行が速いため，消費性凝固障害による出血症状が発現してから治療を開始するのでは予後不良となることが多い。DICの診断・治療は，現在もダイナミックに変化しており，新しい知見がわが国から数多くの発表されている。

1 小児科領域のDICの診断基準

小児におけるDIC診断基準は，大きく新生児DICと，乳児以降の小児のDICに分けられる。わが国において従来用いられてきた一般的なDIC診断基準は，使用されるうちに，いくつかの問題が浮き彫りになってきた。そのため2014年10月に日本血栓止血学会（Japanease Society on Thrombosis and Hemostasis：JSTH）からDIC診断基準暫定案[1]（以下新基準）が発表された（**表1**）。小児にDICが疑われた

▶1) DIC診断基準作成委員会. 日本血栓止血学会DIC診断基準暫定案. 血栓止血誌 2014；25：629-46.

表1 DIC診断基準暫定案（JSTH）

分類	基本型		造血障害型		感染症型	
血小板数（×10^4/μL）	12< 8< ≦12 5< ≦8 ≦5 >5であるが24時間以内に30%以上の減少	0点 1点 2点 3点 +1点			12< 8< ≦12 5< ≦8 ≦5 >5であるが24時間以内に30%以上の減少	0点 1点 2点 3点 +1点
FDP（μg/mL）	<10 10≦ <20 20≦ <40 40≦	0点 1点 2点 3点	<10 10≦ <20 20≦ <40 40≦	0点 1点 2点 3点	<10 10≦ <20 20≦ <40 40≦	0点 1点 2点 3点
フィブリノゲン（mg/dL）	150< 100< ≦150 ≦100	0点 1点 2点	150< 100< ≦150 ≦100	0点 1点 2点		
PT時間比	<1.25 1.25≦ <1.67 1.67≦	0点 1点 2点	<1.25 1.25≦ <1.67 1.67≦	0点 1点 2点	<1.25 1.25≦ <1.67 1.67≦	0点 1点 2点
AT（%）	70< ≦70	0点 1点	70< ≦70	0点 1点	70< ≦70	0点 1点
TAT，SFまたはF1+2	基準範囲上限の2倍未満 基準範囲上限の2倍以上	0点 1点	基準範囲上限の2倍未満 基準範囲上限の2倍以上	0点 1点	基準範囲上限の2倍未満 基準範囲上限の2倍以上	0点 1点
肝不全	なし あり	0点 -3点	なし あり	0点 -3点	なし あり	0点 -3点
DIC診断	6点以上		4点以上		6点以上	

血小板減少の度合いによる加点，肝不全における減点，ATの活性化による評価を特徴とする。
（DIC診断基準作成委員会. 日本血栓止血学会DIC診断基準暫定案. 血栓止血誌 2014；25：629-46より引用）

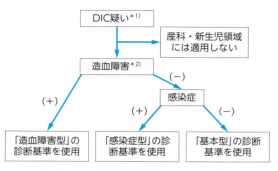

図1　DIC診断基準適用のアルゴリズム

乳児以降の症例に適応となる。
* 1) DICの基礎疾患を有する場合，説明の付かない血小板数減少・フィブリノゲン低下・FDP上昇などの検査値異常がある場合，静脈血栓塞栓症などの血栓性疾患がある場合など。
* 2) 骨髄抑制・骨髄不全・末梢循環における血小板破壊や凝集など，DIC以外にも血小板数低下の原因が存在すると判断される場合に（＋）と判断。寛解状態の造血器腫瘍は（－）と判断。
・基礎病態を特定できない（または複数ある）あるいは「造血障害」「感染症」のいずれにも相当しない場合は基本型を使用する。例えば，固形癌に感染症を合併し基礎病態が特定できない場合には「基本型」を用いる。

（DIC診断基準作成委員会．日本血栓止血学会DIC診断基準暫定案．血栓止血誌 2014；25：629-46より引用）

表2　新生児DIC診断基準（案）

項目		出生体重	
		1,500 g以上	1,500 g未満
血小板数*1)	70×10³/μL≦　かつ　24時間以内に50%以上減少	1点	1点
	50×10³/μL≦　＜70×10³/μL	1点	1点
	＜50×10³/μL	2点	2点
フィブリノゲン量*2)	50 mg/dL≦　＜100 mg/dL	1点	―
	＜50 mg/dL	2点	1点
凝固能（PT-INR）	1.6≦　＜1.8	1点	―
	1.8≦	2点	1点
線溶能*3)（FDP/D-Dimer）	＜基準値の2.5倍	－1点	－1点
	基準値の2.5倍≦　＜10倍	1点	2点
	基準値の10倍≦	2点	3点

線溶能が診断基準に加わった。

付記事項
* 1) 血小板数：基礎疾患が骨髄抑制疾患など血小板減少を伴う疾患の場合には加点しない。
* 2) フィブリノゲン量：基礎疾患が感染症の場合には加点しない。感染症の診断は新生児SIRS診断基準（別掲）による。
* 3) TAT/FM/SFMCは，トロンビン形成の分子マーカーとして，凝固亢進の早期診断には有用な指標である。
　しかし，採血手技の影響をきわめて受け易いことから，血小板数やD-dimerなど他の凝固学的検査結果とあわせて評価する。
　血管内留置カテーテルからの採血など採血時の組織因子の混入を否定できる検体では，TAT/FM/SFMGの一つ以上が異常高値の場合は，1点のみを加算する。
　なお，採血方法によらず，これらの測定値が基準値以内の時はDICである可能性は低い。

（川口千晴，高橋幸博，茨　聡，ほか．新生児DICの診断基準（案）．日本産婦人科・新生児血液学会誌 2014；24：S7-S8より引用）

ときは，乳児以降の小児であれば，新基準に示されたDIC診断基準適用のアルゴリズムを使用する（**図1**）。ただし，新基準は新生児には適応しない。新生児にDICが疑われた場合には，日本産婦人科・新生児血液学会が2014年1月に発表した新生児DIC新規診断基準（案）[2]（以下新生児基準）を適用し（**表2**），そこに示された新生児DIC診断の

▶2）川口千晴，高橋幸博，茨　聡，ほか．新生児DICの診断基準（案）．日本産婦人科・新生児血液学会誌 2014；24：S7-S8.

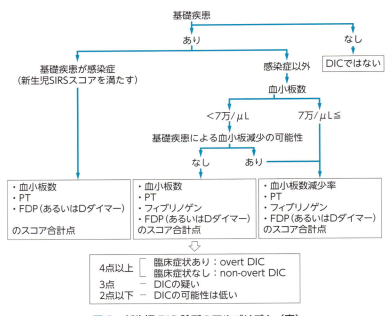

図2 新生児 DIC 診断のアルゴリズム（案）
基礎疾患のないものを DIC から除外した。基礎疾患を感染症とそれ以外に分けた。
（川口千晴，高橋幸博，茨 聡，ほか．新生児 DIC の診断基準（案）．日本産婦人科・新生児血液学会誌 2014；24：S7-S8 より引用）

アルゴリズム（案）を使用する（**図2**）。どちらのアルゴリズムも基礎疾患（あるいは病態）を前提としていること，さらに感染症型を特に取り上げていることが特徴である。

② 小児 DIC の治療

▶3) Wada H, Asakura H, Okamoto K, et al; Japanese Society of Thrombosis Hemostasis/DIC subcommittee. Expert consensus for the treatment of disseminated intravascular coagulation in Japan. Thromb Res 2010; 125: 6-11.
▶4) 日本集中治療医学会 Sepsis Registry 委員会．日本版敗血症診療ガイドライン．日集中医誌 2013；20：124-73.
▶5) 日本未熟児新生児学会―パブリックコメント―．新生児 DIC 治療指針（案）．http://jsnhd.or.jp/info/publiccomment002.html
▶6) Wada H, Thachil J, Di Nisio M, et al; The Scientific Standardization Committee on DIC of the International Society on Thrombosis Haemostasis. Guidance for diagnosis and treatment of DIC from harmonization of the recommendations from three guidelines. J Thromb Haemost 2013; 11: 761-7.

DIC の治療は，乳児以降の患者では JSTH の作成した治療指針[3]，ならびに特に感染症型 DIC については日本集中治療医学会の日本版敗血症診療ガイドライン[4]に従う。新生児については，日本産婦人科・新生児血液学会によって提案された新生児 DIC 治療指針（案）[5]に従う。

基礎疾患の治療

Wada ら[6]は，イギリス，イタリア，日本の3つの DIC 治療ガイドラインのすべてにおいて，基礎疾患の強力な治療（例えば，抗生剤投与・外科的ドレナージなど）ならびに過凝固状態を増悪している病態（末梢循環不全，アシドーシス，低酸素血症，低体温など）の是正が重要であると報告している。ただし，これにはエビデンスはなく，推奨度ではコンセンサス（科学的根拠の有無に限らず常識的に行うべき治療）に分類される。

抗凝固療法

● 遺伝子組換えトロンボモジュリン

　遺伝子組換えトロンボモジュリン（recombinant thrombomodulin：rTM）は，ヒトトロンボモジュリンの活性部位を含む細胞外ドメインを可溶性分子として遺伝子工学的に生成された物質である。rTMの抗凝固機序は，トロンビンと複合体を形成することによる抗トロンビン作用と，この複合体によるプロテインCの活性化による。活性化プロテインCは，活性化第V因子，活性化第Ⅷ因子を不活化する。rTMのレクチンドメイン自体にも抗炎症作用を有する[7]。成人DICでは，造血器悪性腫瘍および感染症を基礎疾患としたDIC患者3,548例に対する市販後全例調査において，rTMの使用前後で有意なDICスコアの低下を認め，生存率は感染症群で64.1%，造血器悪性腫瘍群で70.7%であった[8]。新生児を除いた小児DIC症例におけるrTMの市販後調査では，DIC離脱率が58.5%，生存率は71.6%であった[9]。新生児における市販後調査では，DIC離脱率47.1%，生存率76.7%であった[10]。有害事象は60例中4例で，頭蓋内出血3例，肺出血1例であった。rTM以外の抗凝固薬の併用ではアンチトロンビン製剤が60%で最多であった。

● アンチトロンビン

　アンチトロンビンは肝臓で合成される単鎖糖蛋白であり，トロンビン，活性型第Ⅶ・Ⅸ・Ⅹ・Ⅺ・Ⅻ因子を阻害することにより抗凝固作用を呈する。成人では重症敗血症においてアンチトロンビンを「大量投与」するというプロトコルの臨床試験で，有害事象の発症が増加したため「投与しない」とされた。Ibaら[11]は，敗血症性DICにおいて，活性値を正常域にするために「補充療法」（「大量投与」よりは投与量が少ない）を施行した結果，出血性合併症のリスクを高めることなく，予後改善を認めたと報告した。さらに，Ibaら[12]は市販後調査を行い，活性が正常値（>70%）に戻るまでアンチトロンビンを投与することが転帰改善には必要と報告した。これらの報告は，成人におけるものであり，小児・新生児におけるDICまたは敗血症に対するアンチトロンビンの有用性を検討したランダム化比較試験（randomized controlled trial：RCT）はない。

● ヘパリン

　未分画ヘパリンは，DIC治療薬として古くから用いられているが，小児領域でその有効性を報告したRCTは存在しない。成人では，Zarychanskiらによるシステマティックレビュー・メタアナリシスで，敗血症，敗血症性ショック，感染を伴うDICにおいてヘパリンを投与された患者の死亡率の低下を報告した[13]。プラセボと比較して重症の出血もなかった。

● 合成プロテアーゼ阻害剤

　メシル酸ガバキセート，メシル酸ナファモスタットの双方とも，わ

▶7) Li YH, Kuo CH, Shi GY, et al. The role of thrombomodulin lectin-like domain in inflammation. J Biomed Sci 2012; 19: 34.

▶8) Mimuro J, Takahashi H, Kitajima I, et al. Impact of recombinant soluble thrombomodulin (thrombomodulin alfa) on disseminated intravascular coagulation. Thromb Res 2013; 131: 436-43.

▶9) Shirahata A, Mimuro J, Takahashi H, et al. Postmarketing Surveillance of Recombinant Human Soluble Thrombomodulin (Thrombomodulin α) in Pediatric Patients With Disseminated Intravascular Coagulation. Clin Appl Thromb Hemost 2014; 20: 465-72.

▶10) Shirahata A, Mimuro J, Takahashi H, et al. Recombinant soluble human thrombomodulin (thrombomodulin alfa) in the treatment of neonatal disseminated intravascular coagulation. Eur J Pediatr 2014; 173: 303-11.

▶11) Iba T, Saitoh D. Efficacy of antithrombin in preclinical and clinical applications for sepsis-associated disseminated intravascular coagulation. J Intensive Care 2014; 31; 2: 66.

▶12) Iba T, Saitoh D, Gando S, et al. The usefulness of antithrombin activity monitoring during antithrombin supplementation in patients with sepsis-associated disseminated intravascular coagulation. Thromb Res 2015; 135: 897-901.

▶13) Zarychanski R, Abou-Setta AM, Kanji S, et al.; Canadian Critical Care Trials Group. The efficacy and safety of heparin in patients with sepsis: a systematic review and metaanalysis. Crit Care Med 2015; 43: 511-8.

が国で開発されたDIC治療薬であるが,小児・新生児のDICに対するRCTは行われていない。

輸血ならびに補充療法

　成人では,出血を伴う急性DICにおいては,血小板ならびに新鮮凍結血漿の投与がなされる。新生児では,止血機構が生理的な発達段階であり,日齢・週齢で変化している[14]。補充療法で血小板・凝固因子を輸血する場合はこの変化を考慮して適量の投与を行うべきである[15,16]。

（石井　久成）

14) Revel-Vilk S. The conundrum of neonatal coagulopathy. Hematology Am Soc Hematol Educ Program. 2012; 2012: 450-4

15) Motta M, Del Vecchio A, Chirico G. Fresh Frozen Plasma Administration in the Neonatal Intensive Care Unit: Evidence-Based Guidelines. Clin Perinatol 2015; 42: 639-50.

16) Del Vecchio A, Motta M, Romagnoli C. Neonatal Platelet Function. Clin Perinatol 2015; 42: 625-38.

7 小児の薬理学と臨床使用される薬物

1 小児の発達薬理学とPK・PD

1 背景

　小児患者に投薬経験の少ない薬を投与するときには，適切な1回投与量や持続投与量に迷う．生体内の薬物の動きかた（薬物動態；pharmacokinetics：PK），薬物の効きかた（薬力学；pharmacodynamics：PD）は，出生時から幼児期，思春期，成人を経て高齢に至るまでの年月の中で徐々に変化していくことが，投与量の迷いを生じさせる一つの大きな理由である．この迷いを払拭するためには，投与する個々の薬物の特徴を知る必要がある．

　ここでは適正な投与のために理解しておきたい小児の発達薬理学の知見や，論文として発表されている PK・PD データの見かたを紹介する．個別の薬物の特徴については別項を参照されたい．

2 Effective dose とその解釈

　新生児期，乳児期，幼児期，学童期，思春期で，薬効を得るために必要なボーラス投与量〔effective dose x（EDx），x％の患者に薬理学的効果を及ぼす投与量〕が異なる薬物は多い．しかし，ED_{50} などの数値は，薬理学的効果の評価の方法や投与方法の影響を強く受け，まったく異なる数値となりうる．そこで，麻酔導入に必要なプロポフォール投与量を調べた研究を例に effective dose の解釈について考えてみよう．

　3-12歳（n=91）で，睫毛反射が消失しかつマスク換気を許容できる状態となるプロポフォール投与量を調べた研究A[1]では，ED_{50} は1.5 mg/kg，ED_{95} は2.3 mg/kg で，年齢の影響は認めなかったと判断されている．この研究ではプロポフォールは10-30秒かけて1回のボーラスで投与され，前投薬は行われなかった．別の研究B[2]では，同様の薬効を示す ED_{50} は，1-6カ月の乳児（n=22）で3.0 mg/kg，10-16歳の小児（n=22）で2.4 mg/kg であり，有意に乳児での ED_{50} が多かった（p<0.02）．前投薬は行われなかった．研究Bでは，約10秒でプロ

▶1) Hannallah RS, Baker SB, Casey W, et al. Propofol: effective dose and induction characteristics in unpremedicated children. Anesthesiology 1991; 74: 217-9.

▶2) Westrin P. The induction dose of propofol in infants 1-6 months of age and in children 10-16 years of age. Anesthesiology 1991; 74: 455-8.

ポフォールを投与し，その30秒後に薬効を評価している。また別の研究C[3]では，1-12歳を1歳のみ（n=48），2-5歳（n=117），6-12歳（n=135）の3グループにわけてEDを評価している。睫毛反射消失のED_{50}は1.79，1.58，1.46 mg/kg，ED_{95}は2.63，2.32，2.14 mg/kg，マスク換気を許容できる状態を来すED_{50}は1.88，1.66，1.44 mg/kg，ED_{95}は2.88，2.53，2.20 mg/kgであり，平均的には年齢が上がるとEDは少なくなるという結果であった。なお，研究Cでも（カテーテル留置のための局所麻酔クリームの上腕皮膚への投与以外の）前投薬は行われていない。

さて，研究Bの結果[2]からは，プロポフォールED_{50}は1-6カ月の乳児と10歳以降で異なることがわかる。一方，研究AとCの結果[1,3]から，2-12歳でのED_{50}に対する年齢の影響に対する一定の結論は得られないように見えるが，これら2つの研究では生データ自体にはそれほど差がないと考えられる。そこで研究AとCの結果をもう少し深く読み込んでみる。

まず，プロポフォールの効果ありとする評価項目（endpoint）は，研究Aでは「睫毛反射が消失しかつマスク換気を許容できる状態」，研究Cでは「睫毛反射消失」「マスク換気を許容できる状態」のそれぞれであり，2つの研究での評価項目は似ている。次にプロポフォールの投与方法であるが，どちらの研究も投与前に決められている投与量を一度に投与し，その効果を判定している。結果であるが，研究Aでは3-12歳の「睫毛反射が消失しかつマスク換気を許容できる状態」のED_{50}は1.5 mg/kgであり，研究Cでの2-12歳での「睫毛反射消失」「マスク換気を許容できる状態」のED_{50}はともにおおむね1.5 mg/kgになると推測される。そして，研究Aでは多重ロジスティック回帰分析により「年齢の影響は認めなかった」と判断されているが（詳細は不明），研究Cでははじめから年齢によりデータを3区分しそれぞれのED_{50}を計算していて，その結果ED_{50}が年齢とともに小さくなっていることが示されているのである。ただし，ED_{50}の群間比較は行われていないため，群間差が有意であるかどうかは研究Cの結果からは明らかではない〔収集したデータを何らかのdose-response curve[4]にフィッティングして求められたED_{50}やeffective concentration x（ECx，x%の患者に薬理学的効果を及ぼす濃度）を，群間で比較する一般的な統計学的検定方法はない。専門的なソフトウェアを用いればdose-response curveを比較することは可能である[5]〕。このようにデータをよく読み込むと研究Aと研究Cの結果に乖離はないと解釈することができる。

次に研究BとCの結果を比較してみよう。研究Bにおいて10-16歳のED_{50}は2.4 mg/kg，研究Cにおいて6-12歳のED_{50}は1.4-1.5 mg/kgであった。年齢が異なることがED_{50}の違いの原因であろうか。両者の研究での評価方法をよく読むと，研究Bではマスク換気中に少しでも動いた場合は効果不十分と判定しているが，研究Cではマスク換

▶3) Aun CS, Short SM, Leung DH, et al. Induction dose-response of propofol in unpremedicated children. Br J Anaesth 1992; 68: 64-7.

▶4) Holford NH, Sheiner LB. Understanding the dose-effect relationship: clinical application of pharmacokinetic-pharmacodynamic models. Clin Pharmacokinet 1981; 6: 429-53.

▶5) Garrido MJ, Valle M, Calvo R, et al. Altered plasma and brain disposition and pharmacodynamics of methadone in abstinent rats. J Pharmacol Exp Ther 1999; 288: 179-87.

気中にすごく動いた場合を効果不十分と判定している。評価基準の違いが ED_{50} の値に影響しているかもしれない。

参考のため成人のデータも付記しておく。平均 30 歳の患者において，15 秒間でのプロポフォールボーラス投与の effective dose が調査された[6]。薬理効果を「90 秒後に指示動作に応じなくなった」としたとき，プロポフォールの ED_{50}，ED_{95} はそれぞれ 1.16 mg/kg，2.18 mg/kg であった。

Effective dose を論文や著書から引用し臨床で利用する場合には，注意が必要となる。本項で具体例を示したように，薬理学的な指標によりその値が異なる。研究によっては単回投与に追加投与を組み合わせて effective dose を求めている。この場合，effective dose の値は大きくなるので，単回投与では投与量を減らしたほうが良い。ED_{90}（EDx）という用語の使い方が研究により異なることがある。上記のプロポフォールの例では ED_{90} は，「ある薬理効果が 90％の患者に現れる投与量」という定義で使われている。しかし，例えば筋弛緩の研究では ED_{90} を「四連刺激時の第 1 反応が 90％抑制される投与量」を示す場合もある[7,8]。また，研究で求められている effective dose は，調べた母集団の代表値であるので，臨床で投与する患者がその母集団の患者特性と合致しない時には参考にならない。小児では薬物の必要投与量の個人間差が成人より大きいことが小児の薬剤投与に関するガイドライン[9]で指摘されていることも忘れてはならない。

[6] Naguib M, Sari-Kouzel A, Seraj M, et al. Induction dose-responses studies with propofol and thiopentone. Br J Anaesth 1992; 68: 308-10.

[7] Wierda JM, Meretoja OA, Taivainen T, et al. Pharmacokinetics and pharmacokinetic-dynamic modelling of rocuronium in infants and children. Br J Anaesth 1997; 78: 690-5.

[8] Meretoja OA, Wirtavuori K, Neuvonen PJ. Age-dependence of the dose-response curve of vecuronium in pediatric patients during balanced anesthesia. Anesth Analg 1988; 67: 21-6.

[9] Bartelink IH, Rademaker CM, Schobben AF, et al. Guidelines on paediatric dosing on the basis of developmental physiology and pharmacokinetic considerations. Clin Pharmacokinet 2006; 45: 1077-97.

③ Effective concentration

発達期の effective dose が年齢の影響を受けるように，effective concentration も年齢の影響を受けることがある。Effective dose は PK と PD の両方の影響を受ける。例えば 6 カ月と 10 歳の小児に x mg/kg の薬物を投与した後の薬物濃度が同じになるとは限らない。一方，effective concentration は PD のみの影響を受けるため，より薬力学に特化したデータといえる。なお，effective concentration もデータの取り方によっては PK の影響も受けるが，ここでは紙面の制約から解説はしない。

例えば，ロクロニウムの effective concentration は発達時期によって異なることが示されている[7]。チオペンタールとアルフェンタニルによる静脈麻酔下で，0.1-0.8 歳の乳児（n＝5）の EC_{50}（母指内転筋に対する四連刺激時の第 1 反応が 50％抑制される濃度）は 1.19 μg/mL，2.3-8.0 歳の小児（n＝5）の EC_{50} は 1.65 μg/mL であった。この研究の薬力学モデルから EC_{95} を計算するとそれぞれ 1.99 μg/mL，3.50 μg/mL となる。なお，成人の母指内転筋での EC_{50} は 0.82 μg/mL，モデルから計算される EC_{95} は 1.52 μg/mL である[10]。

Effective concentration は薬物が効果を表す濃度を示すシンプルな

[10] Plaud B, Proost JH, Wierda JM, et al. Pharmacokinetics and pharmacodynamics of rocuronium at the vocal cords and the adductor pollicis in humans. Clin Pharmacol Ther 1995; 58: 185-91.

11) Liu B, Pettigrew DM, Bates S, et al. Performance evaluation of a whole blood propofol analyser. J Clin Monit Comput 2012; 26: 29-36.
12) Rigouzzo A, Servin F, Constant I. Pharmacokinetic-pharmacodynamic modeling of propofol in children. Anesthesiology 2010; 113: 343-52.
13) Coppens MJ, Eleveld DJ, Proost JH, et al. An evaluation of using population pharmacokinetic models to estimate pharmacodynamic parameters for propofol and bispectral index in children. Anesthesiology 2011; 115: 83-93.
14) Rigby-Jones AE, Priston MJ, Sneyd JR, et al. Remifentanil-midazolam sedation for paediatric patients receiving mechanical ventilation after cardiac surgery. Br J Anaesth 2007; 99: 252-61.

情報だが，臨床現場で実測濃度を計測できる薬物は吸入麻酔薬とプロポフォール[11]くらいである．したがって，effective concentrationの情報を臨床で役立てるためには，薬物動態モデルを用いて予測濃度を計算する必要がある．一般的に，小児での予測濃度の計算に成人の薬物動態モデルは使えない．例えば，プロポフォールで血中濃度を計測せずに薬物動態モデルの振る舞いを調べたある研究[12]では成人用のSchniderモデルがよいかもしれないとしているが，血中濃度を計測した研究[13]がSchniderモデルのパフォーマンスが非常に悪かったことを明確に示している．薬物動態モデルを臨床で使うときには，その妥当性が適切に検討されていて妥当であるとの評価がなされているモデルを使うことが望ましい．レミフェンタニル[14]やロクロニウム[7]でも小児の薬物動態モデルが存在するが，予測の妥当性の検証は十分ではない．

4 生理学的な知見と成人投与量の知見のみから小児での投与量を決定できるか

15) Upton RN. The two-compartment recirculatory pharmacokinetic model--an introduction to recirculatory pharmacokinetic concepts. Br J Anaesth 2004; 92: 475-84.

心拍出量は静脈内投与された薬物の血中濃度に影響することがわかっている[15]ので，心拍出量の知見から，小児での投与量が成人の投与量が予測可能であるかを考えてみる．

上肢の末梢静脈から投与されたプロポフォールは静脈血に運ばれて肺循環に到達し，肺でいくらか分布（初期ボーラスでは血管内から血管外への分布）する．その後左心室から動脈血に運ばれて頭蓋内の血管に到達し，血管内から血管外へ分布する．そして作用部位に到達してその作用が発現される．頭蓋内で血管内から血管外へ分布するとき，血管内のプロポフォール濃度が高いと濃度勾配に従ってより多くのプロポフォールが血管外に移動する．さて，1歳10 kgの小児と健康な60 kgの成人にプロポフォール2 mg/kgを10秒間で投与することを考えてみよう．1歳の心拍出量を2 L/min[16]，成人の心拍出量を7

16) Cattermole GN, Leung PY, Mak PS, et al. The normal ranges of cardiovascular parameters in children measured using the Ultrasonic Cardiac Output Monitor. Crit Care Med 2010; 38: 1875-81.

L/minとしてみる．もし，投与したプロポフォールが10秒間かけて左心室に入ったと仮定すると，その平均進入速度は小児で120 mg/min，成人で720 mg/minとなり，その差は6倍ある．一方，心拍出量の差は3.5倍で，10秒間に心臓から拍出される血液内のプロポフォール濃度の平均は小児で$120 \div 2 = 60\ \mu g/mL$，成人で$720 \div 7 = 103\ \mu g/mL$となる．このように，体重あたりの心拍出量の差がボーラス量の規定因子の一つとなることは理論的に説明できる．（実際には，末梢静脈から投与された薬物は，血液内で分散したり肺で分布したりするので，話はもう少し複雑になるが）．したがって，もし1歳と成人において同じプロポフォール濃度で同じ薬効が得られるのであれば，1歳での投与量はより多く必要となることが示唆される．

薬物の効果は濃度のみで決まるわけではなく，その薬物に対する感受性も影響する．発達は薬物の作用と薬物に対する反応を変化させる

ことは一般的に受け入れられていることであるが，発達期の薬物と受容体の相互作用に関する知見はほとんどない[17]。

上記のようにいくつかの視点から考えてみると，生理学的な知見と成人投与量の知見のみから小児における投与量を推測するのは困難であると考えられる。なお，新生児，乳児，小児での投与量と成人での投与量の比は，薬物ごとに異なることが知られている[17]。

5 投与量についての客観的な知見がない薬物の場合，どのように投与量を決定するか

静脈内投与の場合，少量ずつ投与量を増やしていくという方法がとれる。この方法は過去の研究において，effective dose を調べる方法として用いられていたことがある。

乳児での投与量の情報が十分でないためか，成人での投与量と体重や体表面積などから乳児での投与量を決定する方法がガイドラインで紹介されている[9]。例えば，分布容積が<0.4 L/kg の薬物では，乳児投与量＝成人投与量×（乳児体表面積÷成人体表面積），>0.6 L/kg の薬物では乳児投与量＝成人投与量×（乳児体重÷成人体重）や，6ヵ月以上の乳児で薬物が uridine phosphate glucuronosyltransferase（UGT）もしくは cytochrome P450（CYP）2D6 で肝代謝される場合は乳児投与量＝成人投与量×（乳児体重÷成人体重），6ヵ月以上の乳児で薬物が他の酵素で肝代謝される場合は乳児投与量＝成人投与量×（乳児体表面積÷成人体表面積），など。

おわりに

発達薬理学は，その知見を適切に集積していくことで臨床での薬物投与の安全性を高めることができる。しかし，小児での臨床研究が容易でないなどの理由から，情報は十分ではない。現状では，明らかとなっている知見を有効に使用しながら，理論的な背景を基にして，適切な投与を常に心がけるのが良い。小児では成人に比べて PK・PD の個人差が大きいので，過剰投与により問題が生じる可能性があるときには，「初期投与量を控えめにし追加投与で対応する」「初期投与濃度を低めにする」など考慮する。薬物動態モデルによる予測濃度は発達期の小児の臨床において，個人の薬理効果を判断しながら個々に合わせて投薬（tailor-made drug administration[18]）するのに役立つ。その際には適切な薬物動態モデルの選択が重要になる。

（増井　健一）

▶17) Kearns GL, Abdel-Rahman SM, Alander SW, et al. Developmental pharmacology--drug disposition, action, and therapy in infants and children. N Engl J Med 2003; 349: 1157-67.

▶18) Ince I, de Wildt SN, Tibboel D, et al. Tailor-made drug treatment for children: creation of an infrastructure for data-sharing and population PK-PD modeling. Drug Discov Today 2009; 14: 316-20.

2 小児の全静脈麻酔

1 背景

全静脈麻酔（total intravenous anesthesia：TIVA）は，吸入麻酔薬ではなく静脈麻酔薬のみで麻酔管理する方法である。しかし吸入麻酔薬で行う緩徐導入が多いため完全な静脈麻酔を行う症例はそれほど多くない。そのためかわが国でプロポフォールが発売されてから21年経つが小児麻酔の分野ではTIVAは一般的とはいえず，現在も小児麻酔の多くの症例は吸入麻酔薬で管理されている。もちろん吸入麻酔薬で全身麻酔は問題なく管理できるが，成人においては状況に応じて吸入麻酔薬と静脈麻酔薬を使い分けするのに小児麻酔では吸入麻酔一色というのはいかがであろうか。覚醒時興奮が少ない[1,2]，悪心・嘔吐が少ない[3,4]などの利点のほかに，誘発電位のモニタリング[5,6]や悪性高熱の素因がある疾患[7,8]など静脈麻酔薬が有利と考えられている症例は多い。いざ静脈麻酔で管理しようとしたときに戸惑わないように日常的に小児の静脈麻酔にある程度慣れておく必要がある。

では，なぜ，小児の静脈麻酔は行われないのか。

・プロポフォール注入症候群（propofol infusion syndrome：PRIS）が怖い
・プロポフォールの調節の仕方がわからない
・プロポフォール投与時の脳波の見方がわからない

などの理由があると考える。

本項では，上記の項目について述べたい。ちなみに静脈麻酔といっても薬物としてはプロポフォール，ケタミン，ミダゾラムなどが挙げられるが，今回はプロポフォールのことを中心に述べる。

2 プロポフォール注入症候群（PRIS）

集中治療領域で起こる病態で，麻酔科医が全身麻酔中のプロポフォールの使用をためらう大きな原因となっている。集中治療領域で高用量，長時間のプロポフォール投与で起こるといわれているが，全身麻酔中にも発症することがわかっている[9,10]。

1992年にParkeら[11]が小児のプロポフォールを静注した小児の代謝性アシドーシスと不整脈について5症例が最初の報告である。Brayら[12]のレビューでは，プロポフォールの長期投与，高用量投与によって，除脈，心静止，脂肪肝，肝腫大，代謝性アシドーシス，lipidemia，骨格筋融解などの症状が認められたとしている。近年，成人での発症

▶1）Chandler JR, Myers D, Mehta D, et al. Emergence delirium in children：A randomized trial to compare total intravenous anesthesia with propofol and remifentanil to inhalational sevoflurane anesthesia. Paediatr Anaesth 2013; 23: 309-15.
▶2）Bryan YF, Hoke LK, Taghon TA, et al. A randomized trial comparing sevoflurane and propofol in children undergoing MRI scans. Paediatr Anaesth 2009; 19: 672-81.
▶3）Pieters BJ, Penn E, Nicklaus P, et al. Emergence delirium and postoperative pain in children undergoing adenotonsillectomy: a comparison of propofol vs sevoflurane anesthesia. Paediatr Anaesth 2010; 20: 944-50.
▶4）König MW, Varughese AM, Brennen KA, et al. Quality of recovery from two types of general anesthesia for ambulatory dental surgery in children: a double-blind, randomized trial. Paediatr Anaesth 2009; 19: 748-55.
▶5）Chong CT, Manninen P, Sivanaser V, et al. Direct comparison of the effect of desflurane and sevoflurane on intraoperative motor-evoked potentials monitoring. J Neurosurg Anesthesiol 2014; 26: 306-12.
▶6）Deiner SG, Kwatra SG, Weisz DJ. Patient Characteristics and Anesthetic Technique Are Additive but Not Synergistic Predictors of Successful Motor Evoked Potential Monitoring. 2010; 111: 421-5.
▶7）Klingler W, Rueffert H, Lehmann-Horn F, et al. Core myopathies and risk of malignant hyperthermia. Anesth Analg 2009; 109: 1167-73.
▶8）Sumitani M, Uchida K, Yasunaga H, et al. Prevalence of malignant hyperthermia and relationship with anesthetics in Japan: data from the diagnosis procedure combination database. Anesthesiology 2011; 114: 84-90.
▶9）Sammartino M, Garra R, Sbaraglia F, et al. Propofol overdose in a preterm baby: May propofol infusion syndrome arise in two hours? Paediatr Anaesth 2010; 20: 973-4.
▶10）Liolios A, Guérit JM, Scholtes JL, et al. Propofol infusion syndrome associated with short-term large-dose infusion during surgical anesthesia in an adult. Anesth Analg 2005; 100: 1804-6.

例も増加している[13]。また，未熟児の全身麻酔中にプロポフォールを誤って10倍量投与したところ1時間後から心拍数，血圧，SpO_2の低下を認め，術後に著明なlipidemiaと肝機能障害を来した報告がある[9]。以上の報告からはPRISは年齢にかかわらず，また集中治療分野だけではなく全身麻酔中にも発症することがわかる。

発生機序

PRISの発症の機序ははっきりとはしていないが，プロポフォールがミトコンドリアの呼吸鎖の電子伝達系やATPのuncouplingを障害するのではないかと考えられている[14〜16]。

症状と診断

PRISの症状であるが，原因不明の代謝性アシドーシス，肝腫大，乳酸アシドーシス，低血圧，除脈をともなう難治性不整脈，横紋筋融解によるミオグロビン尿，CKの上昇，lipidemiaなどを認める。特に，代謝性アシドーシスと不整脈は初期から発現することが多いので長時間手術などでは注意する。しかし明確な診断基準はないため，前述のような症状が認められたらPRISを疑う[13]。

危険因子

PRISの危険因子としてはプロポフォールの高用量，長時間投与がまず挙げられ，先天性の脂質代謝異常やミトコンドリア病なども挙げられる。また，頭部外傷も危険因子になるという報告がある[13]。よって，脂質代謝異常やミトコンドリア病などの患者にはTIVAは避けたほうが望ましい。

治療方法

PRISの治療方法はない。とにかく早期診断が重要で，診断した時点でプロポフォールの投与を中止する。対症療法として血液浄化なども行うが，効果がないこともある。手術中に高用量（4 mg/kg/hr以上）で長時間プロポフォールを投与する場合は，心電図変化（特に除脈），代謝性アシドーシス，CK，TGなどを適宜モニタリングして疑わしい場合はプロポフォールの投与を中止すべきである。

③ プロポフォールの小児への投与基準

プロポフォールの小児の投与についての対応は国によってさまざま

▶11) Parke TJ, Stevens JE, Rice AS, et al. Metabolic acidosis and fatal myocardial failure after propofol infusion in children: five case reports. BMJ 1992; 305: 613-6.
▶12) Bray RJ. Propofol infusion syndrome in children. Paediatr Anaesth 1998; 8: 491-9.
▶13) Krajčová A, Waldauf P, Anděl M, et al. Propofol infusion syndrome : a structured review of experimental studies and 153 published case reports. Crit Care 2015; 19: 398.
▶14) Vanlander AV, Okun JG, Ph D, et al. Possible Pathogenic Mechanism of Propofol Infusion Syndrome Involves Coenzyme Q. Anesthesiology 2015; 122: 343-52.
▶15) Kam PCA, Cardone D. Propofol infusion syndrome. Anaesthesia 2007; 62: 690-701.
▶16) Fudickar A, Bein B. Propofol infusion syndrome: update of clinical manifestation and pathophysiology. Minerva Anestesiol 2009; 75: 339-44.

表1 日本，米国，英国のプロポフォールの小児の投与基準

	全身麻酔導入	全身麻酔維持	診断，処置の鎮静	集中治療の鎮静	TCI
日本	年齢制限なし	年齢制限なし	年齢制限なし	禁忌	制限なし
米国	3歳以上	2カ月以上	推奨しない	適応でない	未承認
英国	2カ月以上	2カ月以上	2カ月以上	適応でない	Diprifusorでの投与は推奨しない

である。わが国におけるプロポフォールの小児への投与は，集中治療領域の鎮静以外の全身麻酔中の投与については「低出生体重児，新生児，乳児，幼児又は小児に対する安全性は確立していない（使用経験がない）」という記載になっており禁忌ではない。英国では1カ月未満の新生児における麻酔の導入，維持，そして診断や外科的処置などの鎮静は推奨していない。また，TCIは小児全体に対して推奨していない。一方，米国では，麻酔導入では3歳以上，維持は2カ月以上を推奨している。TCIはそもそも米国においては成人でも行われていないので記載すらない。診断や外科的処置などの鎮静は推奨していない。以上のように適応はそれぞれの国によって異なるが，まとめると集中治療領域は禁忌，診断や外科的処置の鎮静は推奨しておらず，新生児の麻酔導入，維持も推奨しないということになる。わが国においては，集中治療領域以外では使用してもよいことになっているが，鎮静度のモニタリングである脳波の判別しにくさなどからも新生児の使用は控えたほうがよいと考える（**表1**）。

4 小児の投与方法

　TIVAは，鎮静薬であるプロポフォールと鎮痛薬であるフェンタニルとレミフェンタニルなどのオピオイドを投与するバランス麻酔である。それぞれの投与方法について以下に述べる。

プロポフォール

　小児のプロポフォールの投与方法は持続投与のみである。成人の静脈麻酔ではTCIが主流であるが小児では多くの国でTCIは推奨されていない。しかし，プロポフォールはCSHT（context sensitive half time：薬物の持続投与を中止した後に血漿濃度が50％に減少する時間）薬物なので長時間の持続投与を続けていると血中濃度が上昇し覚醒遅延が起こる可能性がある（**図1**）。そのため，投与量をシミュレーションして予測血中濃度を意識した投与を行う必要がある。では，どのモデルでシミュレーションすればよいかということが問題になる。小児のプロポフォールの薬物動態モデルは10種類以上あり，それらのモデルを比較評価するいくつかの報告もある[17,18]。われわれがプロポ

▶17) Coppens MJ, Eleveld DJ, Proost JH, et al. An evaluation of using population pharmacokinetic models to estimate pharmacodynamic parameters for propofol and bispectral index in children. Anesthesiology 2011; 115: 83-93.

▶18) Sepúlveda P, Cortínez LI, Sáez C, et al. Performance evaluation of paediatric propofol pharmacokinetic models in healthy young children. Br J Anaesth 2011; 107: 593-600.

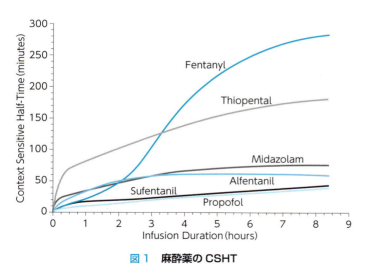

図1 麻酔薬のCSHT
(A Practice of Anesthesia for Infants and Children 第5版より引用)

表2 プロポフォールの持続投与方法

McFarlan CS et al		千葉県こども病院	
Bolus	2.5 mg/kg	Bolus	2 mg/kg
Time（min）	mg/kg/hr	Time（min）	mg/kg/hr
0-15	15	0-10	14
15-30	13	10-20	12
30-60	11	20-90	10
60-120	10	90-	6-10
120-240	9		

フォールの長時間の投与で調べたところ，Shortモデルのパフォーマンスが一番よかった。また，Sepúlvedaら[18]の3-26カ月の乳幼児を対象にした報告では，KatariaやRigby-Jonesなどのモデルもよいが，その中でもShortモデルが一番よいと報告している。OpenTCIの機器にも搭載されているKatariaモデルを使用している報告も多い。

持続投与の方法としてはMcFarlanら[19]の報告がある。彼らは，成人の持続投与方法である"10-8-6"のような持続投与方法を3-11歳の小児で評価した。この投与方法は薬物動態モデル（Katariaモデル）で予測血中濃度がおおよそ3 μg/mLになるように設定されている（**表2**）。しかし，ボーラス投与直後の予測血中濃度は6 μg/mLと高いため血行動態の不安定な患者では血圧低下が起こる可能性がある。そこで，われわれが行っている投与方法を示す。この場合，ボーラス投与は2 mg/mL少なく予測血中濃度も4.6 g/mLと若干抑えられ血行動態への変化は少ないと考えられる。

3歳以下の投与方法はSteurら[20]が投与方法を報告している。しかし，この方法はシミュレーションすると血中濃度が著しく低下する（投与開始100分後に1 μg/mL）ため推奨できない。Sepúlvedaらの報告も踏まえて，3カ月以上の小児でも3歳以上と同じ投与方法でよいと考える（**図2，3**）。

▶**19)** McFarlan CS, Anderson BJ, Short TG. The use of propofol infusions in paediatric anaesthesia: a practical guide. Paediatr Anaesth 1999; 9: 209-16.

▶**20)** Steur RJ, Perez RSGM, De Lange JJ. Dosage scheme for propofol in children under 3 years of age. Paediatr Anaesth 2004; 14: 462-7.

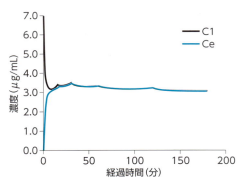

図2　McFarlanらの投与方法
ボーラス投与2.5 mg/kg，維持投与15-13-11-10-9 mg/kg/hrで減量した場合の予測血中濃度（C1：予測血中濃度，Ce：予測効果部位濃度）（Shortモデルでシミュレーション）

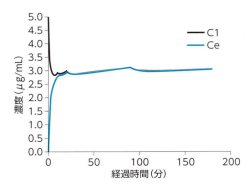

図3　千葉県こども病院の投与方法
ボーラス投与2 mg/kg，持続投与は14-12-10-9 mg/kg/hrで減量した場合の予測血中濃度（C1：予測血中濃度，Ce：予測効果部位濃度）（Shortモデルを使用）

以上が現在可能なプロポフォールの投与方法であるが，McFarlanらの投与方法はあくまでシミュレーションから導き出されたものであることを留意しておかなくてはならない。プロポフォールは個人差が大きい薬物であり薬物代謝は年齢によっても異なる。そのため適切な投与速度を決定するためには鎮静度のモニター（脳波）の観察が必須である。プロポフォールを適切に投与するためには必ず脳波変化を観察し，かつ予測血中濃度を参考に投与量を調整するとよい。

レミフェンタニル

レミフェンタニルは超短時間性の麻薬であり，現在術中の鎮痛薬としてかかせないものとなっている。小児のレミフェンタニルの薬物動態の特徴は，分布容積やクリアランスは年齢が小さいほど大きいが半減期は成人と同じで一定（3-6分）ということである[21]。薬力学的にも侵害刺激に対するレミフェンタニルの濃度は成人の2倍の濃度が必要である[22]。ちなみに成人では，レミフェンタニルの投与速度の25倍がおおよその濃度になるといわれているが（例えば0.2 μg/kg/minで5 ng/mL），小児の場合は年齢が下がるに従って乗数が減り10-15倍となる。（0.5 μg/kg/minで5 ng/mL）薬物動態学的にも薬力学的にも小児ではレミフェンタニルの必要量は成人より多くなる。

フェンタニル

フェンタニルは，レミフェンタニルの登場以来，術中というよりも術後の鎮痛目的に使用されるようになった。よって，術後鎮痛につなげるような投与を術中から行うことが重要である。図4，5は，同じ症例で異なるフェンタニルの投与を行ったときの術後のフェンタニル濃度である。図4は実際の症例で，手術中からフェンタニルを適宜投与したことにより，少量の持続フェンタニル投与（0.3 μg/kg/hr）で

[21] Ross AK, Davis PJ, Dear Gd GL, et al. Pharmacokinetics of remifentanil in anesthetized pediatric patients undergoing elective surgery or diagnostic procedures. Anesth Analg 2001; 93: 1393-401.

[22] Muñoz HR, Cortínez LI, Altermatt FR, et al. Remifentanil requirements during sevoflurane administration to block somatic and cardiovascular responses to skin incision in children and adults. Anesthesiology 2002; 97: 1142-5.

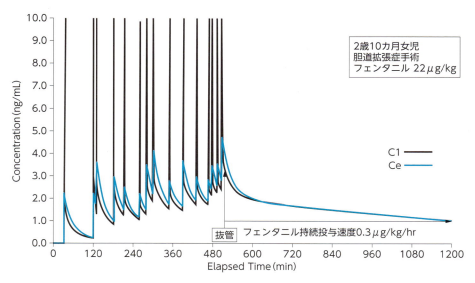

図4 胆道拡張症の周術期フェンタニル濃度（Shaferのモデルでシミュレーション）
（C1：予測血中濃度，Ce：予測効果部位濃度）

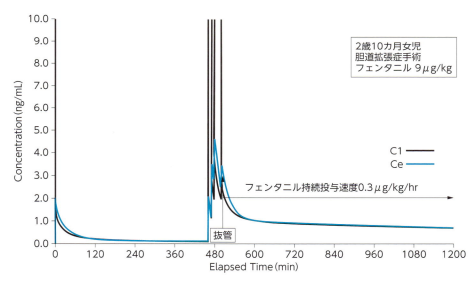

図5 図4と抜管時濃度を同じにするように終刀時にフェンタニルを投与した場合のフェンタニル濃度（Shaferのモデルでシミュレーション）
（C1：予測血中濃度，Ce：予測効果部位濃度）

も抜管後20時間までは効果部位濃度が1.0 ng/mL以上で推移し十分な鎮痛が得られた。**図5**は，覚醒時フェンタニル濃度が同じになるように終刀10分前からフェンタニルを投与したと仮定してシミュレーションしたものである。**図4**と異なり，抜管後2時間から効果部位濃度が1.0 ng/mL以下となり，この症例のように上腹部の手術後鎮痛として十分とはいえない。フェンタニルは，著明にCSHTが延長するため覚醒遅延の原因になっていたが，それを逆手にとって覚醒時の濃度は高くないが術後にある程度の濃度が維持されるような投与が望ましい。

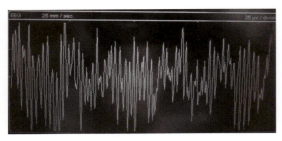

図6 睡眠紡錘波（BIS60）

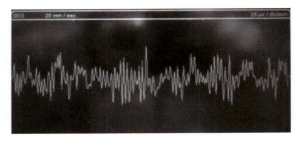

図7 覚醒時脳波（BIS66）

5 脳波

脳波は，麻酔深度，特に鎮静のモニターとして欠かせないものである。鎮静のモニターとして脳波が多く使用される理由としては，簡便であること，非侵襲的であること，そして麻酔薬（吸入麻酔薬および静脈麻酔薬）に特徴的でかつ容量依存性の変化を示すことがあげられる。近年，小児，そして新生児の麻酔中の脳波について解析した報告が増えている[23～25]。

術中の脳波モニタリングとして一般的なのは BIS である。BIS 値は直前1分間の脳波波形をもとに非公開のアルゴリズムで導き出された値である。成人では BIS 値 40-60 が中等度の鎮静状態を示すといわれており，通常この範囲に入るように麻酔薬をコントロールする。小児のプロポフォールの全身麻酔中の BIS 値については少数の報告がある。Rigouzzo ら[26]はプロポフォールの濃度と BIS との関係について小児と青年で比較したところ小児ではプロポフォールの血中濃度 3 μg/mL のときに BIS 値 60，4 μg/mL のときに BIS 値 55 ぐらいであった。成人では 3 μg/mL のときに 55，4 μg/mL のときに 43 ぐらいであったので，小児は成人より BIS 値が高くなることがわかる。萩平[27]は，セボフルラン麻酔中の BIS 値を年齢別に調べ，麻酔中の BIS 値の目安として 3-6 歳は 60-65，7-10 歳は 55-60，11-14 歳は 50-55，成人では 45-50 が適当と述べている。この報告はセボフルランの結果から述べられているが，われわれが日常的に観察しているプロポフォールの全身麻酔中の BIS 値もほぼ同じである。

しかし，もともと BIS 値算出のアルゴリズムには小児のデータは含まれていないので BIS 値のみでは麻酔深度を適切に評価できない。そこで，脳波波形を同時に観察することを推奨したい。脳波の解釈は難しいと考えられているが慣れてしまえばそれほどでもない。ノンレム睡眠のステージ 2 に現れる 8-12 Hz の睡眠紡錘波は臨床麻酔のレベルで出現する。よって睡眠紡錘波を観察し，その波形が多く出現するように麻酔薬（鎮静薬）を調節すればよいだけである。図6 に示したものは典型的な幼児のプロポフォール麻酔中の睡眠紡錘波である。小児の場合は振幅が大きいのが特徴で，成人の2倍以上になることもある。

23) Akeju O, Pavone KJ, Thum JA, et al. Age-dependency of sevoflurane-induced electroencephalogram dynamics in children. Br J Anaesth 2015; 115: i66-i76.
24) Poorun R, Hartley C, Goksan S, et al. Electroencephalography during general anaesthesia differs between term-born and premature-born children. Clin Neurophysiol 2016; 127: 1216-22.
25) Sury MRJ, Worley A, Boyd SG. Age-related changes in EEG power spectra in infants during sevoflurane wash-out. Br J Anaesth 2014; 112: 686-94.
26) Rigouzzo A, Girault L, Louvet N, et al. The relationship between bispectral index and propofol during target-controlled infusion anesthesia: a comparative study between children and young adults. Anesth Analg 2008; 106: 1109-16.
27) 萩平 哲. 小児セボフルラン麻酔と脳波モニター. J Japan Soc Clin Anesth 2011; 31: S245.

図7は覚醒時の脳波である。振幅が小さくより速い脳波波形になっていることがわかる。術中は図6のような波形が多く観察されるように麻酔薬を調整し，図7のような波形にならないようにする。もし，図7のような波形が観察された場合は，速やかにプロポフォールを1 mg/kg程度ボーラス投与し持続投与量を増量する。

　脳波は鎮静の重要なモニターであるが小児におけるデータは少ない。現在の時点では，BIS値と脳波波形の両方を観察することが必要となる。

おわりに

　小児のTIVAは，薬物動態学や薬力学などの観点からそれぞれの薬物の特徴や副作用を理解することで安全に管理することができる。患者の周術期のQOLを上げるだけではなく，手術室内の麻酔薬汚染の問題などを考えると麻酔科医自身にとっても魅力的な麻酔である。小児麻酔＝吸入麻酔ではなく，静脈麻酔でも管理できるように日ごろからTIVAを行うことが重要だと考える。

　　　　　　　　　　　　　　　　　（原　真理子）

3 吸入麻酔薬

1 背景

小児では，低年齢であるほど意識下に点滴を確保することが難しいうえ，そのこと自体も恐怖やストレスを感じさせるため，セボフルランや亜酸化窒素といった吸入麻酔薬を用いた緩徐導入が行われることが多い。また，プロポフォールによる静脈麻酔ではセボフルランを中心とした吸入麻酔よりも覚醒時興奮が少ないといった利点が小児麻酔領域で認められるものの[1]，bispectral index（BIS）をはじめとした脳波を鎮静薬の指標として用いる際には脳の発達にともなう変化を考慮しなければならないためにその解釈が難しく，静脈麻酔薬によって麻酔のレベルを調節することは小児では十分には普及していない。したがって，吸入麻酔薬，特にセボフルランは小児麻酔において欠くことのできない麻酔薬のひとつといっても過言ではない。

PubMedで各種全身麻酔薬と小児麻酔を関連付けて論文検索すると（**図1**），亜酸化窒素は減少傾向を示すものの，セボフルランについてはプロポフォールと並んで依然多くの研究がなされている。一方，近年わが国でも使用できるようになったデスフルランに関してはほとんど論文をみない。こうした研究面からみても，小児麻酔領域ではセボフルランが重要な役割を果たしていると考えられる。

▶**1)** Kanaya A, Kuratani N, Satoh D, et al. Lower incidence of emergence agitation in children after propofol anesthesia compared with sevoflurane: a meta-analysis of randomized controlled trials. J Anesth 2014; 28: 4-11.

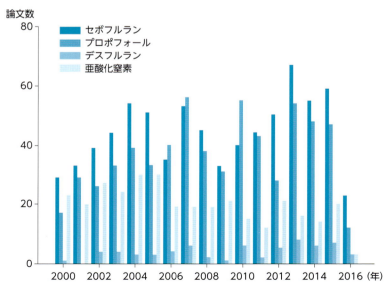

図1 小児麻酔における吸入麻酔関連の論文数の推移

（PubMed を用いて検索）

② 吸入麻酔薬の薬物動態

　吸入麻酔薬は肺から投与される薬物であり，肺胞から血液に溶け込み，血液によって作用部位（中枢神経）に運搬される。血中濃度や作用部位濃度は実際には測定できないため，吸入麻酔薬の薬物動態は把握しにくいともいわれる。しかし，吸入麻酔薬は濃度ではなく分圧で作用し，平衡状態に達していれば肺胞と血液，中枢神経（脳）の分圧は一致する。また，肺胞の分圧と濃度はHenryの法則より比例する。したがって，肺胞濃度（呼気終末濃度）から中枢神経系での吸入麻酔薬の分圧を予測できることになる。この考え方は吸入麻酔薬に基本的には共通しており，麻酔作用を発揮するのにどの程度の分圧が必要なのかの指標である最小肺胞濃度（minimum alveolar concentration：MAC）がそれぞれの吸入麻酔薬で分かっており，それぞれのMACを用いて麻酔をかけることになる。

　また，どの程度の速さでその分圧に到達できるのかの指標が血液/ガス分配係数であり，吸入麻酔薬の吸収（麻酔の導入）と排泄（麻酔からの覚醒）の速さを反映する。たとえば，血液/ガス分配係数が小さいほど吸入麻酔薬は血液に溶け込みにくく，肺胞濃度が速やかに上昇するため，中枢での分圧も速やかに上昇することになる。つまり，血液/ガス分配係数が小さい吸入麻酔薬ほど導入や覚醒が早いということになる。

　吸入麻酔薬を使用する際には，MACと血液/ガス分配係数をよく把握することが基本である。そのうえで，小児の生理学的・解剖学的特徴がそれぞれにどのように影響するかを理解することが重要である。

小児と吸入麻酔薬

　吸入麻酔薬が肺胞から血液に取り込まれて，中枢神経系へ到達するまでの経路における小児の特徴を考えると，小児麻酔での吸入麻酔薬の注意点を理解しやすい。

　小児では，機能的残気量に対して肺胞換気量が大きく，成人とくらべて吸入麻酔薬の肺胞濃度の上昇が早い。また，血流の豊富な組織が多く，成人とくらべて薬物は血液中で速やかに平衡状態に達する。一方，体重に対する心拍出量が大きく，肺胞濃度が低下しやすいため，成人と比べてより高濃度の吸入麻酔薬を必要とする。したがって，小児では成人と比して高濃度の吸入麻酔を必要とするが麻酔の導入や覚醒が速やかである。実際，セボフルランやデスフルランは血液/ガス分配係数が小さく，導入や覚醒は速やかであるが他の吸入麻酔薬に比して麻酔作用を発揮するためには高濃度を必要とする。

　また，吸入麻酔薬のMACは新生児を除くと低年齢ほど高いとされている（**図2**）[2]。この理由ははっきりとは分かっていないが，小児の

▶2）Nickalls RW, Mapleson WW. Age-related iso-MAC charts for isoflurane, sevoflurane and desflurane in man. Br J Anaesth 2003; 91: 170-4.

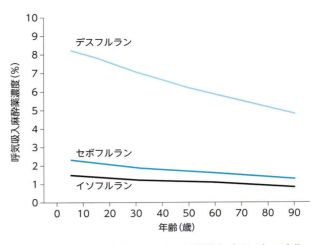

図2　吸入麻酔薬の年齢による最小肺胞濃度（MAC）の変化
100%酸素下での各種吸入麻酔薬の1 MACの変化
(Nickalls RW, Mapleson WW. Age-related iso-MAC charts for isoflurane, sevoflurane and desflurane in man. Br J Anaesth 2003; 91: 170-4より改変引用)

▶3) Tomi K, Mashimo T, Tashiro C, et al. Alteration in pain threshold and psychomotor response associated with subanaesthetic concentrations of inhalation anaesthetics in humans. Br J Anaesth 1993; 70: 684-6.
▶4) Antognini JF, Schwartz K. Exaggerated anesthetic requirements in the preferentially anesthetized brain. Anesthesiology 1993; 79: 1244-9.

方が脳の代謝が大きいこと，脳の重量に比して脳の血液量が多いこと，脳の重量に比してニューロンの数が多いこと，などが理由として考えられている．つまり，低年齢であるほど高濃度の麻酔薬を必要とする．ただし，吸入麻酔薬の多くが鎮静作用を発揮する濃度では鎮痛作用をほとんど発揮しないことが示されている[3]ほか，近年，MACは吸入麻酔薬の脳への作用ではなく脊髄への作用を示すことが示されており[4]，MACは体動を抑制する吸入麻酔薬の濃度の指標としては有用であるかもしれないが，麻酔は鎮痛と鎮静からなるとするバランス麻酔の考え方が主流となった今日では麻酔薬の脳への効力を示す指標として考えることは不適切であろう．

各種吸入麻酔薬

● セボフルラン

　セボフルランは，小児麻酔の導入や維持にもっとも一般的に使用される吸入麻酔薬であり，今でもなおセボフルランに関する研究は多い（**図1**）．

　セボフルランの血液/ガス分配係数は0.63と低いため，麻酔の導入や麻酔からの覚醒が早い．気道刺激性がないため小児の導入で用いられやすいが，かすかなエーテル様の香りを嫌がる小児も多く，緩徐導入で用いる場合には二次ガス効果を期待する以外にセボフルランの匂いの不快感を避けるためにも亜酸化窒素を併用することが多い．また，セボフルランによる緩徐導入における二次ガス効果を期待した亜酸化窒素の併用についてはさまざまな議論があるものの，高濃度セボフルラン（8%）による1回深呼吸法を用いた導入では，亜酸化窒素を用いると10秒ほど麻酔の導入が速やかになるとともに導入時によく

認められる興奮用の動きが少ないことが報告されている[5]。しかし，高濃度セボフルランの吸入では痙攣の誘発が危惧され[6]，3-11歳の小児ではセボフルランを10分間吸入しているとその間に4.3％ほどのセボフルラン濃度にて痙攣様の脳波が誘発されることが報告されている[7]。ただし，その研究では亜酸化窒素やオピオイドの併用により痙攣閾値を上げることができると報告されている。また，小児に対する亜酸化窒素とセボフルランを用いた緩徐導入において，睫毛反射消失後の静脈路確保時に喉頭痙攣や体動を認めなくなるのに必要な時間はおよそ2-3.5分であったとする報告[8,9]や静脈路確保後のロクロニウム投与による血管痛に対して95％の患者が逃避行動を示さなくなるのがおよそ2，3分後であったとする報告[10]がある。したがって，小児における高濃度セボフルランを用いた緩徐導入では，睫毛反射消失後は速やかにセボフルラン濃度を下げるのが適切であろう。また，亜酸化窒素の併用は，速やかな導入をもたらすとともに痙攣閾値の上昇を伴い，より安全な導入となると考えられる。

気道確保時には筋弛緩薬の投与を行うことが多いが，神経筋疾患を合併した場合や気道確保困難が予測される場合などの筋弛緩の投与を避けたい場合もある。セボフルランによる緩徐導入を行い，呼気セボフルラン濃度が3-4％の時にプロポフォール1.5-2 mg/kgの投与を併用すると筋弛緩の投与がなくとも気管内挿管が問題なく行えたとする報告[11]がある。

セボフルランを用いた麻酔維持では，従来はMACを指標としてきた。しかし，MACを指標とすることが不適切であること[4]が示された今日，成人では麻酔薬の鎮静作用を評価するためには脳波をモニタリングすることが有用となった。特に，成人では鎮痛薬としてオピオイドを十分に使用した際に鎮静薬として必要なセボフルラン濃度は0.7 MAC程度であることが分かっている[12]。小児でも脳波を用いて麻酔維持濃度を調べた研究があり，1-9歳ではBISが50以下となるセボフルラン濃度は2.1-2.8％と成人のそれと比して高い[13,14]。しかし，2歳未満ではBISを50以下とするセボフルラン濃度が決定できないことが示されていること[14]からも分かるように，脳の発達による影響を受ける脳波を鎮静の指標として用いることは小児麻酔では難しく，MACを指標とした麻酔維持が行われているのが現実である。また，脳波を鎮静の指標とする際に小児でも成人と同じ数値を鎮静の指標とすることの妥当性にも疑問が残る。しかし，セボフルラン麻酔において，小児ではδ波は全年齢層で認められるもののθ波やα波は4カ月以降に出現する，α波の強さは成人ほどではないなど，脳の発達による影響を考慮すれば脳波を鎮静の指標として用いることも有用である可能性が示唆されている[15,16]。実際，脳波をモニタリングすることにより発達障害のある小児においてセボフルランを用いた麻酔からの覚醒の質が向上したとする報告[17]もある。

セボフルラン麻酔では，血液／ガス分配係数が小さいことから覚醒

▶5) Lee SY, Cheng SL, Ng SB, et al. Single-breath vital capacity high concentration sevoflurane induction in children: with or without nitrous oxide? Br J Anaesth 2013; 110: 81-6.
▶6) Akeson J, Didriksson I. Convulsion on anaesthetic induction with sevoflurane in young children. Acta Anaesthesiol Scand 2004; 48: 405-7.
▶7) Gibert S, Sabourdin N, Louvet N, et al. Epileptogenic effect of sevoflurane: determinantion of the minimum alveolar concentration of sevoflurane associated with major epileptoid signs in children. Anesthesiology 2012; 117: 1253-61.
▶8) Kikicaslan A, Gök F, Erol A, et al. Detemination of optimum time for intravenous cannulation after induction with sevoflurane and nitrous oxide in children premedicated with midazolam. Paediatr Anaesth 2014; 24: 620-4.
▶9) Joshi A, Lee S, Pawar D. An optimum time for intravenous cannulation after induction with sevoflurane in children. Paediatr Anaesth 2012; 22: 445-8.
▶10) Park SH, Oh AY, Goo EK, et al. A short period of inhalational induction with sevoflurane prevents rocuronium-induced withdrawal in children. Acta Anaesthesiol Scand 2011; 55: 87-91.

▶11) Jo YY, Jun NH, Kim EJ, et al. Optimal dose of propofol for intubation after sevoflurane inhalation without neuromuscular blocking agent in children. Acta Anaesthesiol Scand 2011; 55: 332-6.
▶12) Katoh T, Suzuki A, Ikeda K. Electroencepharographic derivatives as a tool for predicting the depth of sedation and anesthesia induced by sevoflurane. Anesthesiology 1998; 88: 642-50.
▶13) Tsuruta S, Satsumae T, Mizutani T, et al. Minimum alveolar concentrations of sevoflurane for maintaining bispectral index blow 50 in children. Paediatr Anaesth 2011; 21: 1124-7.
▶14) Tokuwaka J, Satsumae T, Mizutani T, et al. The relationship between age and minimum alveolar concentration of sevoflurane for maintaining bispectral index below 50 in children. Anaesthesia 2015; 70: 318-22.
▶15) Purdon PL, Pavone KJ, Akeju O, et al. The ageing brain: Age-dependent changes in the electroencephalogram during propofol and sevoflurane general anaesthesia. Br J Anaesth 2015; 115: i46-i57.
▶16) Cornelissen L, Kim SE, Purdon PL, et al. Age-dependent electroencephalogram (EEG) patterns during sevoflurane general anesthesia in infants. Elife 2015; 4: e06513.
▶17) Sargin M, Uluer MS, Ozmen S. The effects of bispectral index monitoring on hemodynamics and recovery profile in developmentally delayed pediatric patients undergoing dental surgery. Paediatr Anaesth 2015; 25: 950-5.

が速やかである一方で，覚醒時興奮を非常に高率に認めることが大きな問題点のひとつである．疼痛や低酸素などさまざまな要因が原因として考えられている（他項参照）．

セボフランは生体内で代謝され，無機フッ素を放出する．しかし，小児では生じる無機フッ素の血中濃度は成人と比して低く，その毒性は無視できる[18]．また，セボフランは二酸化炭素吸収薬との反応物であるcompound Aを産生する．しかし，体表面積が小さいため二酸化炭素産生量が低く，成人と比してcompound Aの産生も少なく，その毒性は無視できる[19]．

動物実験を中心に発達期の脳への神経毒性を示す研究を多く認めるが，最新の前向き臨床研究の結果では短時間の手術での使用であれば問題がないようである[20]．

● 亜酸化窒素（笑気）

多くの吸入麻酔薬とは異なり，強い鎮痛作用を持つ一方で鎮静作用は弱い[3]．そのため，麻酔の導入の迅速化や麻酔の維持の際の鎮痛・鎮静補助のために用いられることがほとんどである．レミフェンタニルやフェンタニルなどのオピオイドの使用や区域麻酔の使用による鎮痛を図ることが主流となった今日では，麻酔導入の補助薬として使用される以外にはほとんど使用されなくなってきた．

亜酸化窒素の血液/ガス分配係数は0.47と窒素の0.0147と比して34倍も高く，また通常は50-70%くらいの高濃度で使用することから，閉鎖腔への移行が起こりやすい（閉鎖腔でその容積を増す）．したがって，緊張性気胸やイレウスなどでは使用しにくい．

● デスフルラン

デスフルランの血液/ガス分配係数は0.42と小さく，導入や覚醒はきわめて速やかである．しかし，異臭性が強く，気道刺激性が強いため，緩徐導入での使用や気道過敏性の高い患者での導入・維持での使用には注意が必要である．

1-12歳の小児に対してデスフルランを用いて緩徐導入すると，咳嗽85%，喉頭痙攣67%，息こらえ51%，低酸素血症（動脈血酸素飽和度90%以下）22%と高率に気道合併症を認めたとする報告がある[21]．こうした合併症は，新生児や1-6カ月の乳児，6-12カ月の乳児，1-3歳，3-5歳，5-12歳と細かく年齢別に調べてみてもその発症頻度に大きな違いはないようであるし[22]，成人でも喉頭痙攣は少ないものの咳嗽や分泌物の増加を50%前後に認めたとする報告[23]もあるように小児で特別に多いということもないようである．しかし，緩徐導入ではないが小児に対して2μg/kgのフェンタニルを前投与したうえでチオペンタール投与後に徐々にデスフルラン濃度を増加させて麻酔を導入すると，フェンタニルの前投与がない場合と比して咳嗽が42.5%から2.5%，分泌物の増加が42.5%から27.5%にそれぞれ減少したとする研究[24]がある．緩徐導入にデスフルランを使用することは推奨されないが，急速導入の際にデスフルランを使用するのであれば，デスフルラ

[18] Levine MF, Sarner J, Lerman J, et al. Plasma inorganic fluoride concentration after sevoflurane anesthesia in children. Anesthesiology 1996; 84: 348-53.
[19] Frink EJ Jr, Green WB Jr, Brown EA, et al. Compound A concentrations during sevoflurane anesthesia in children. Anesthesiology 1996; 84: 566-71.
[20] Davidson AJ, Disma N, de Graaff JC, et al; GAS consortium. Neurodevelopmental outcome at 2 years of age after general anaesthesia and awake-regional anaesthesia in infancy (GAS): an international multicentre randomised controlled trail. Lancet 2016; 387: 239-50.
[21] Zwass MS, Fisher DM, Welborn LG, et al. Induction and maintenance characteristics of anesthesia with desflurane and nitrous oxide in infants and children. Anesthesiology 1992; 76: 373-8.
[22] Taylor RH, Lerman J. Induction, maintenance and recovery characteristics of desflurane in infants and children. Can J Anaesth 1992; 39: 6-13.
[23] Rampil IJ, Lockhart SH, Zwass MS, et al. Clinical characteristics of desflurane in surgical patients: minimum alveolar concentration. Anesthesiology 1991; 74: 429-33.
[24] Lee J, Oh Y, Kim C, et al. Fentanyl reduces desflurane-induced airway irritability following thiopental administration in children. Acta Anaesthesiol Scand 2006; 50: 1161-4.

ンは血液/ガス分配係数が小さく，速やかに吸入濃度と呼気終末濃度の差が小さくなることを考慮すると少しずつデスフルラン濃度を上げていけば，静脈麻酔薬やオピオイドの併用があるので比較的安全に使用できる可能性がある。

　デスフルランを麻酔維持に用いた場合にも気道刺激性は問題となる。1-6歳の小児を対象としてセボフルランとデスフルランの気道への影響を調べた研究では，1 MACのセボフルラン吸入下では健常児でも気道過敏性のある患児でも気道抵抗は低下する一方で，1 MACのデスフルラン吸入下では健常児でも気道過敏性のある患児でも気道抵抗の上昇を認め，とくに気道過敏性のある患児での気道抵抗の上昇は強く，気道過敏性のある患児へのデスフルランの使用に疑問を投げかけている[25]。また，健常成人ではセボフルランやイソフルランの濃度が1 MACでも1.5 MACでも気道抵抗は上昇しないものの，デスフルランの濃度が1 MACから1.5 MACに上がると吸気時の全気道抵抗が26％も増加することが示されている[26]。これを小児にも同様のことが生じると仮定すると，たとえ気道過敏性に問題がない小児であったとしても低年齢であるほど内径の細い気管内チューブを使用しているために気道抵抗が高くなりやすいことが考えられるため，術中の鎮痛不足を疑うバイタル変動に対してはオピオイドや局所麻酔の投与を行うべきであり，1 MACを超えてデスフルランを使用しない方がよいであろう。また，気管内チューブとラリンジアルマスクのいずれで気道を確保していてもデスフルランで麻酔を維持した場合には抜管時の喉頭痙攣や息こらえなどの気道合併症に注意が必要である[27,28]。

　デスフルラン麻酔でも他の吸入麻酔薬と同様に覚醒時興奮の発生率は50-80％と高率である[29,30]。また，二酸化炭素吸収材と反応して一酸化炭素を多く産生し，一酸化炭素中毒が起こる可能性もある[31]。

　小児に対するデスフルラン麻酔の有用性については否定的な研究結果が多いものの，生体内代謝率が0.02％未満と極めて低い吸入麻酔薬であり，適切に使用すれば小児麻酔においても有用である可能性もある。

おわりに

　プロポフォールの利点を示す研究の増加や新しい吸入麻酔薬であるデスフルランの登場などもあるが，今なおセボフルランが小児麻酔でもっともよく使用されている麻酔薬であることに間違いはないであろう。また，バランス麻酔の考え方や麻酔薬の発達期への神経毒性についての懸念を考慮すれば，小児麻酔での吸入麻酔薬の投与の仕方にも今後検討していかなければいけない課題は多いであろう。

（遠山　悟史）

▶25) von Ungern-Sternberg BS, Saudan S, Petak F, et al. Desflurane but not sevoflurane impairs airway and respiratory tissue mechanics in children with susceptible airway. Anesthesiology 2008; 108: 216-24.
▶26) Nyktari V, Papaioannou A, Volakakis N, et al. Respiratory resistance during anaesthesia with isoflurane, sevoflurane, and desflurane: a randomized clinical trial. Br J Anaesth 2011; 107: 454-61.
▶27) Valley RD, Freid EB, Bailey AG, et al. Tracheal extubation of deeply anesthetized pediatric patients: a comparison of desflurane and sevoflurane. Anesth Analg 2003; 96: 1320-4.
▶28) Lerman J, Hammer GB, Verghese S, et al.; MAPS Investigators Group. Airway responses to desflurane during maintenance of anesthesia and recovery in children with laryngeal mask airways. Paediatr Anaesth 2010; 20: 495-505.
▶29) Davis PJ, Cohen IT, McGowan FX Jr, et al. Recovery characteristics of desflurane versus halothane for maintenance of anesthesia in pediatric ambulatory patients. Anesthesiology 1994; 80: 298-302.
▶30) Grundmann U, Uth M, Eichner A, et al. Total intravenous anaesthesia with propofol and remifentanil in paediatric patients: a comparison with a desflurane-nitrous oxide inhalational anaesthesia. Acta Anaesthesiol Scand 1998; 42: 845-50.
▶31) Berry PD, Sessler DI, Larson MD. Severe carbon monoxide poisoning during desflurane anesthesia. Anesthesiology 1999; 90: 613-6.

4　静脈麻酔薬：プロポフォール

1　背景

　プロポフォールは，米国FDAでは1989年に承認され，わが国では1995年に発売された。現在まで乳児・小児において全身麻酔の導入および維持に広く使用されている。小児では術後の悪心・嘔吐や覚醒時興奮が少ないといった吸入麻酔に優る利点を有しており，さらに脊椎や脳手術時にMEPモニターを行う場合には，第一選択となる。一方で，FDAの小児への適応は，麻酔導入が3歳以上，麻酔維持は生後2カ月以降とされている（表1）。また，2012年には，添付文書で禁忌と明記されている〔医薬品インタビューフォーム1％ディプリバン®注，アストラゼネカ株式会社，2015年1月（改訂15版）〕にもかかわらず，小児患者に対し集中治療における人工呼吸中の鎮静に用いていた禁忌使用が社会的ニュースとなった。2016年春には，日本麻酔科学会が麻酔薬および麻酔関連薬使用ガイドラインを改定し第3版となり，小児麻酔薬の章でプロポフォールに関する記載を改定し，副作用に関するプロポフォール注入症候群など，注意点や薬理作用，適応，使用法に追記や変更が加えられた。

2　薬理作用

▶1) Bonin RP, Orser BA. GABA$_A$ receptor subtypes underlying general anesthesia. Pharmacol Biochem Behav 2008; 90: 105-12.
▶2) Bai D, Zhu G, Pennefather P, et al. Distinct functional and pharmacological properties of tonic and Quantal inhibitory postsynaptic currents mediated by γ-aminobutyric acid A receptors in hippocampal neurons. Mol Pharmacol 2001; 59: 814-24.

　中枢神経系に広く分布するGABA$_A$受容体に作用し，Cl$^-$イオンによる抑制性電流を促進して催眠を誘導する。特にシナプス外GABA$_A$受容体は，低濃度のGABAにより活性化され持続性抑制性Cl$^-$電流を発生するが，プロポフォールはこのシナプス外GABA$_A$受容体の感受性を増強することで持続性抑制性電流の発生を促進すると考えられている[1,2]。

表1　FDA版 Indications for Propofol Injectable Emulsion

Indication	Approved Patient Population
Initiation and maintenance of Monitored Anesthesia Care (MAC) sedation	Adults only
Combined sedation and regional anesthesia	Adults only
Induction of general anesthesia	Patients ≧3 years of age
Maintenance of general anesthesia	Patients ≧2 months of age
Intensive Care Unit sedation of intubated, mechanically ventilated patients	Adults only

③ 薬物動態と代謝排泄

　生後から15歳ぐらいまでの生理学的成熟に伴って，水分や脂質の体内構成比率，肝機能，腎機能，身長，体重などが変化する時期であり，薬物動態と代謝に影響する．クリアランスは28週で成人の10％，正期産新生児で38％，生後30週で90％となる[3]．乳児期には，プロポフォールの分布容積が増加することが特徴である[3]．成人と比べて分布容積が大きいため，小児の麻酔導入・維持に必要なプロポフォールの体重当たり投与量は，成人より多く必要であるが，context-sensitive half timeは成人より長い（薬物動態については①小児の発達薬理学とPK・PDの項を参照されたい）．

　プロポフォールは主に肝臓で代謝される．約53％がグルクロン酸抱合されて尿中に排泄される．主たる酵素はUDPグルクロニルトランスフェラーゼで，肝と腎皮質のマイクロゾームに存在する．他に，水酸化される経路があり，肝のP-450のサブタイプのCYP2B6の役割が大きいとされる[4]．これらの酵素の活性の個人差はきわめて大きいため，プロポフォールのクリアランスは300％を超える個人差を生じ，年齢よりも酵素活性による個人差のほうがクリアランスに大きく影響する[5]．

▶3）Allegaert K, de Hoon J, Verbesselt R, et al. Maturational pharmacokinetics of single intravenous bolus of propofol. Paediatr Anaesth 2007; 17: 1028-34.

▶4）Al-Jahdari WS, Yamamoto K, Hiraoka H, et al. Prediction of total propofol clearance based on enzyme activities in microsomes from human kidney and liver. Eur J Clin Phaemacol 2006; 62: 527-33.

▶5）Allegaert K, Peeters MY, Verbesselt R, et al. Inter-individual variability in propofol pharmacokinetics in preterm and term neonate. Br J Anaesth 2007; 99: 864-70.

④ 薬効

　導入量（2-2.5 mg/kg）の1回投与により，速やかに（注入部から脳へ到達する時間：arm-brain circulation time）意識消失する．循環への影響としては，同量の1回投与により収縮期血圧は25-40％低下する．これは，交感神経への影響による血管緊張緩和と，心筋収縮力と心拍出量の自律調節に影響することによる[6]．プロポフォールはまた，前負荷と後負荷を血中濃度依存性に低下させ，オピオイドやベンゾジアゼピンにより効果は増強される．

　中枢神経への影響としては，直接の脳血管収縮作用と脳代謝抑制作用があり，その結果脳血流量は減少する．このため，正常または亢進した脳圧を低下させる．一方で，脳血管の血流自動調節と，二酸化炭素分圧への反応性には影響しない[7]．

　脳内手術および脊椎手術時には，MEP（motor evoked potentials）モニターが用いられることがある．プロポフォールはMEPを容量依存性に減弱させるが，潜時への影響はなく，その減弱の程度は吸入麻酔薬と比較して小さい．

　呼吸器系に対しては，通常麻酔導入に用いられる3 mg/kgの1回投与でほぼすべての患者で数分間の無呼吸を来す．無呼吸の出現と持続時間は，投与量，投与速度，麻酔前投薬が影響する[8]．プロポフォー

▶6）Robinson BJ, Ebert TJ, O'Brien TJ, et al. Mechanisms whereby propofol mediates peripheral vasodilation in humans. Sympathoinhibition or direct vascular relaxation? Anesthesiology 1997; 86: 64-72.

▶7）Matta BF, Lam AM, Strebel S, et al. Cerebral pressure autoregulation and carbon dioxide reactivity during propofol-induced EEG suppression. Br J Anaesth 1995; 74: 159-63.

▶8）Dahan A, Nieuwenhuijs DJ, Olofsen E. Influence of propofol on the control of breathing. Adv Exp Med Biol 2003; 523: 81-92.

ルは容量依存性に呼吸を抑制し，オピオイドによって増強され，1回換気量の減少，分時換気量の減少，呼吸ドライブの抑制，肺胞気二酸化炭素分圧増加に対する反応性の減弱がみられる。維持量のプロポフォール投与によって，1回換気量は減少するが呼吸数は変化しない。頸動脈小体の化学受容器への直接作用により，低酸素血症に対する反応は抑制される。咽頭反射は抑制されるため，ラリンジアルマスクの挿入や気管支鏡操作時の麻酔薬としてきわめて有用である。一方で，プロポフォールは肺の低酸素性血管収縮には影響せず，喘息を合併する患者においても呼吸への影響はないと考えられている。

5 臨床使用

プロポフォールの薬物動態・薬力学的研究が積み重ねられてきているが，現時点で商用 TCI システムはない。そのため，小児の TIVA では体重あたりで計算した1回投与と持続投与を組み合わせて行う（2 小児の TIVA の項を参照）[9]。プロポフォールには鎮痛作用はないため，オピオイドまたは区域麻酔などの鎮痛手段を併用する必要がある。

麻酔導入のためのプロポフォール投与量は，成人に比べ薬物の分布容積が大きいため，体重あたりの投与量は報告によっては 2-5 mg/kg と，多く必要である[10]。また，吸入麻酔薬による緩徐麻酔導入を行い点滴確保後にプロポフォールに切り替えることも臨床では多く行われており，気管挿管するにあたって緩徐導入の吸入麻酔薬に追加すべきプロポフォール投与量についても複数の報告がある。

- [9] Steur RJ, Perez RS, De Lange JJ. Dosage scheme for propofol in children under 3 years of age. Paediatr Anaesth 2004; 14: 462-7.
- [10] McFarlan CS, Anderson BJ, Short TG. The use of propofol infusions in Paediatric anaesthesia: a practical guide. Paediatr Anaesth 1999; 9: 209-16.

6 プロポフォールの利点

小児患者において麻酔維持をセボフルレンで行った群と比較してプロポフォールで麻酔維持した群では麻酔後に小児の覚醒時興奮の頻度が少ないことが報告されており[11]，Kanaya ら[12]によるメタアナライシスでも，14 件の研究 500 人あまりにおいて，オッズ比 0.16（95％CI 0.25-0.39，P＝0.000）で，プロポフォールで麻酔維持を行った群は有意に覚醒時興奮が少ないことが示された。

PONV は，3歳以上の小児では成人に比べ発生頻度が約2倍とされる。いくつかの文献でプロポフォールで麻酔維持を行うことにより亜酸化窒素やセボフルランを使用した場合に比べて PONV を予防する効果が示されている。Erdem ら[13]は意識を失わない程度の少量のプロポフォール投与（1 mg/kg bolus＋1.2 mg/kg/hr）が，単独あるいはほかの制吐剤との併用で PONV に有効であると報告している。

- [11] Chandler JR, Myers D, Mehta D, et al. Emergence delirium in children: a randomized trial to compare total intravenous anesthesia with propofol and remifentanil to inhalational sevoflurane anesthesia. Paediatr Anaesth 2013; 23: 309-15.
- [12] Kanaya A, Kuratani N, Satoh D, et al. Lower incidence of emergence agitation in children after propofol anesthesia compared with sevofluran: a meta-analysis od randomized cpntrolled trials. J Anesth 2014; 28: 4-11.
- [13] Erdem AF, Yoruk O, Alici HA, et al. Subhypnotic propofol infusion plus dexamethasone is more effective than dexamethasone alone for the prevention of vomiting in children after tonsillectomy. Paediatr Anaesth 2008; 18: 878-83.

7 副作用とプロポフォール注入症候群（PRIS）

プロポフォールは，酸素化的リン酸化の脱共役剤としての作用によりミトコンドリア機能を抑制することが知られている。このため，ミトコンドリア病の患者では症状を悪化させる可能性がある[14]。

さらに，プロポフォールの小児への長期使用において，乳酸アシドーシス，治療抵抗性の徐脈から心静止を引き起こす症例が報告され，プロポフォール注入症候群（propofol infusion syndrome：PRIS）と名付けられた。ミトコンドリアでの脂質代謝異常が関与するとされる。そのため，添付文書には「小児の集中治療における人工呼吸中の鎮静」は禁忌と明記されている。

2016年春に日本麻酔科学会から改定された麻酔関連薬使用ガイドライン[15]では，PRIS は集中治療の場のみで起こるということではなく，さらに発症のリスクとして，高用量・長時間の投与，小児，頭部外傷，痙攣重積，上気道感染，カテコラミン投与，ステロイド投与，糖摂取不足などの要因を挙げ，適応となっている全身麻酔においても長時間の使用の際はほかの麻酔薬を組み合わせるなどしてプロポフォールの総投与量を減らすことが望ましいとしている。そして，「小児へのプロポフォール投与が24時間を超える場合には，心電図の前胸部誘導モニタリングを行い，PRIS 発症時に高率に認められる Brugata 型 ST 上昇を検出できるようにすること，電解質を含む動脈血血液ガス分析や血中乳酸値，中性脂肪値，血中クレアチニンホスホキナーゼ値，腎および肝機能，血中および尿中ミオグロビンを定期的に測定し，PRIS の早期徴候を見逃さない対策が必須であり，小児への本剤の投与は最長でも48時間を超えるべきではない」としている。PRIS 発症時には，プロポフォールの投与中止，循環および呼吸の監視と対症療法，電解質異常やアシドーシスの是正を行うが，高度の循環不全に対し体外式循環補助（ECMO）[16]や，血漿交換による救命症例[17]が報告されている。

▶14) Finsterer J, Frank M. Propofol is Mitochondrion-toxic and may unmask a Mitochondrial disorder. J Child Neurol 2016; Epub

▶15) 日本麻酔科学会麻酔関連薬使用ガイドライン第3版．2016, p.430-3.

▶16) Vasile B, Rasulo F, Candiani A, et al. The pathophysiology of propofol infusion syndrome: a simple name for a complex syndrome. Intensive Care Med 2003; 29: 1417-25.
▶17) Levin PD, Levin V, Weissman C, et al. Therapeutic plasma exchange as treatment for propofol infusion syndrome. J Clin Apher 2015; 30: 311-3.

8 アレルギーとプロポフォール

プロポフォールは基剤に卵レシチンや大豆油を含むエマルジョンを使用しており，静脈投与時の血管痛の原因となっている。また，卵，大豆，ピーナッツのアレルギー患者ではアレルギー反応の原因となる可能性があり，報告も散見される[18]。

一方で，Asserhøj ら[19]は，周術期アレルギー反応が疑われた273人のうちプロポフォールに曝露された患者153人について，プロポフォールアレルギーの頻度を調べるため皮膚試験と静脈内誘発を行ったところ，4人がプロポフォールアレルギーと診断された。この4人

▶18) Allergic Reactions to Propofol in Egg-Allergic Children. Anesthesia and analgesia 2011; 113: 140-4.
▶19) Asserhøj LL, Mosbech H, Krøigaard M, et al. No evidence for contraindications to the use of propofol in adults allergic to egg, soy or peanut. Br J Anaesth 2016; 116: 77-82.

は卵，大豆，ピーナッツにアレルギー症状はなく，特異的 IgE も検出濃度以下であった．一方で，卵，大豆，ピーナッツに特異的な IgE を有する患者において後方視的にプロポフォールへの曝露を調査したが，99 人 171 件の麻酔管理においてプロポフォールに対するアレルギー反応を認めなかった．これらから，卵，大豆，ピーナッツに対するアレルギーとプロポフォールに対するアレルギーには関連性がないと結論している．今後のさらなる検討が待たれる．

9　プロポフォールが幼児脳に及ぼす影響

動物実験において，発達期の脳にプロポフォールが曝露すると，プロポフォール誘発性アポトーシスが多くの報告で示されている[20]．プロポフォールは小分子量の両親媒性物質であり，細胞膜および細胞質いずれの領域へも分布し，細胞内器官であるミトコンドリアにも広く分布することが可能である．そして in vitro で，プロポフォールは細胞膜にあるデスレセプタと細胞内のミトコンドリア経路の両方に作用し，アポトーシスを誘導することが示された．アポトーシスを誘導する際のプロポフォールの濃度は，臨床使用する程度の 50 μM かそれより高い濃度で認められた[21]．一方で，プロポフォールは低濃度においては細胞保護作用を発揮する．機序は解明されていないが，低濃度でも作用する抗酸化により酸素ストレスによるアポトーシス誘導を抑制することなどが関係していると考えられている[22〜25]．

（山本　信一）

[20] Creeley C, Dikranian K, Dissen G, et al. Propofol-induced apoptosis of neurones and oligodendrocytes in fetal and neonatal rhesus macaque brain. Br J Anaesth 2013; 110: i29-38.

[21] Tsuchiya M, Asada A, Arita K, et al. Induction and mechanism of apoptotic cell death by propofol in HL-60 cells. Acta Anaesthesiol Scand 2002; 46: 1068-74.

[22] Acquaviva R, Campisi A, Murabito P, et al. Propofol attenuates peroxynitrite-mediated DNA damage and apoptosis in cultured astrocytes: an alternative protective mechanism. Anesthesiology 2004; 101: 1363-71.

[23] Wu GJ, Chen WF, Hung HC, et al. Effects of propofol on proliferation and anti-apoptosis of neuroblastoma SH-SY5Y cell line: new insights into neuroprotection. Brain Res 2011; 1384: 42-50.

[24] Rigby-Jones AE, Sneyed JR. Propofol and children--what we know and what we do not know. Paediatr Anaesth 2011; 21: 247-54.

[25] Chidambaran V, Costandi A, D'Mello A. Propofol: a review of its role in pediatric anesthesia and sedation. CNS Drugs 2015; 29: 543-63.

5 麻薬性鎮痛薬

1 背景

わが国の小児麻酔領域で日常使用されている麻薬性鎮痛薬としてモルヒネ，フェンタニル，レミフェンタニルが挙げられる。モルヒネは長年，小児の緩和領域，NICU，PICUでの鎮静に使用されており，その有用性や副作用対策に関する研究も行われてきた。鎮痛・鎮静，麻酔および麻酔補助薬として必要不可欠であるフェンタニルは，2005年までは2歳以下の乳児・小児には国内における安全性が確立されていないことを理由に「禁忌」とされていた。しかし，その後新生児・乳児を含む小児に対する有効性および安全性が確認され，今日に至る。レミフェンタニルは，2012年4月に厚生労働省より開発要請を受け，全身麻酔下の1-15歳の日本人小児患者を対象とした臨床試験が実施され，有効性・安全性の評価を受けて，2015年に小児全身麻酔維持における鎮痛への適応が追加申請された。

2 モルヒネ

モルヒネ併用仙骨硬膜外ブロック

仙骨硬膜外ブロックは，小児の腹部手術において術中・術後の鎮痛目的で広く使用されており，侵襲が大きい手術の時は局所麻酔薬にモルヒネを併用することにより十分な鎮痛を得ることができる。Kunduら[1]は，6カ月から12歳の腹腔鏡手術症例に対し，0.25％ブピバカインとモルヒネ併用の仙骨硬膜外ブロックを施行したグループと施行しないグループに分け，皮膚切開時と気腹時のバイタルサイン，術中から術後の疼痛コントロールと合併症について比較検討した。その結果，仙骨硬膜外ブロックを施行したグループは施行しないグループに比べて，皮膚切開時有意な心拍数上昇を認めなかった。しかし，気腹時の心拍数は両グループとも有意に上昇した。疼痛コントロールでは，24時間以内に使用したフェンタニルの総量はブロックを施行したグループは有意に少なかった。術後嘔吐，搔痒感，呼吸抑制といった合併症は両グループとも見られなかったが，尿閉の評価はしていなかった。彼らの結果より，モルヒネの仙骨硬膜外ブロックを併用した全身麻酔下では皮膚切開時の循環動態の変化を抑えることはできるが，気腹時でのそれを予防することはできないことがわかった。このことから，モルヒネの仙骨硬膜外ブロックでもその効果は高位胸椎レ

▶ 1) Kundu R, Baidya DB, Arora MK, et al. Caudal bupivacaine and morphine provides effective postoperative analgesia but dose not prevent hemodynamic response to pneumoperitoneum for major laparoscopic surgeries in children. J Anesth 2015; 29: 618-21.

ベルまで届かないことが示唆された。

モルヒネ投与量と年齢

モルヒネは術後鎮痛のみならず，小児科領域の疼痛コントロール（例えば悪性腫瘍治療中に発現する口腔内潰瘍，骨などへの転移による痛み）でも広く使用されている。モルヒネのクリアランスは年齢により異なり，新生児では成人の20%といわれている。Taylorら[2]は，モルヒネの持続投与量と年齢の関係について研究し，年齢別に応じたモルヒネの至適投与量を検討した。彼らの研究よりモルヒネの持続投与量は薬物動態（PK）に反映されないこと，6カ月までは10 µg/kg/hr，6カ月から4歳までは15 µg/kg/hr，4歳以上では25 µg/kg/hrと年齢により幅があることが述べられていた。この要因として，ペインスコア，併用鎮痛薬，副作用が挙げられていた。

2) Taylor J, Liley A, Anderson BJ. The relationship between age and morphine infusion rate in children. Pediatric Anesthesia 2013; 23: 40-4.

③ フェンタニル

相対的に効果発現が速く持続時間が短いフェンタニルは，今や新生児・小児麻酔やNICU・PICUにおいて日常的に使用されるようになり，重要な役割を持つ麻薬性鎮痛薬のひとつである。しかし使用頻度が多い割には，早産児，低出生体重児など，対象が小さいものにおけるその薬物動態に対する知識が曖昧なまま臨床使用されていることが現実ではないだろうか。最近10年間，新生児，早期産児を対象としたフェンタニルの研究論文が散見された。

フェンタニルと新生児

Pacificiら[3]は，新生児のフェンタニルに対する臨床的薬理作用を文献的に検討しレビューを報告した。フェンタニルは脱チトクロムP450・3A4により代謝されるが，それは出生後1週間で認められる。成人同様新生児でも，フェンタニルは1回投与，持続投与の両方が行われる。その薬物動態は，投与量のみならず月齢にも影響すること，腹圧上昇した新生児は健康な新生児よりもフェンタニルの半減期が延長すること，フェンタニルの持続投与は合併症を避けられない方法ではあるが，それでも1回投与よりは重症呼吸合併症の発生が少ないなど，条件によって個体差が大きい。フェンタニルを導入で用いると胸壁硬直を生じることがあるが，それは新生児でも同様である。時にそれは喉頭痙攣にも関係する。また，術中のフェンタニル麻酔は術後体温低下の発生が増えるという報告もある。フェンタニルはNICUでの鎮静にも非常に有効な麻薬性鎮痛薬であるが，長時間の使用は薬剤耐性が生じる。

3) Pacifici GM. Clinical pharmacology of fentanyl in preterm infants. A review. Pediatr Neonatol 2015; 56: 143-8.

新生児にフェンタニルを使用する場合，その投与量を麻酔科医はどのように決めているのだろうか。成人の投与量をもとに新生児の体重で換算したり，さらにその値を術中の状態や個人の経験から微調整しているのではないか。しかし，臓器発達が未熟な新生児では，薬物の体内動態が体重に相関するとは限らない。Encinas ら[4]は，成人におけるフェンタニルの薬物動態を基に作成されたモデルを用いて，新生児での個体の成熟経過とフェンタニルの薬物動態との関係を研究した。その結果，体重，蛋白結合能，薬物排泄・分配などの基本条件により予め決められた量のフェンタニルを新生児に投与しても，必ずしも毎回適切な量が投与されているわけではないことが示唆された。臨床上必要なフェンタニルの量を決定するためには，将来的に前向き臨床試験を行うことが必要である。

　Rey-Santano ら[5]は，生まれたばかりの仔ブタの実験モデルを用いて新生児の脳，心血管，呼吸器に対するフェンタニルの影響について研究した。彼らは6匹の仔ブタに対し，NICU で行われている鎮静と同等量のフェンタニル5μg/kgをボーラス投与後3μg/kg/hr で持続投与し人工呼吸管理を行った。その結果，投与後210分から240分までのフェンタニルによる確実な鎮静効果が得られた期間，心拍数上昇，酸素飽和指数〔平均気道内圧×F_{IO_2}/P_{aO_2}（mmHg）〕上昇，脳活動低下のような変化が認められた。心拍数の変化について，彼らは迷走神経緊張の消失と仮説を立てていたが，そのメカニズムについては不明と述べていた。その後，肺，脳に対するフェンタニルの影響は速やかに回復した。この結果より，生まれたばかりの仔ブタに対する鎮静量のフェンタニルは胸壁硬直，脳活動性低下に関係することが示唆され，この実験モデルは人間の新生児に近いため，得られた結果は将来的に新生児に対するフェンタニル管理に有用と思われる。

母体に投与されたフェンタニルの新生児への影響

　母体に投与されたフェンタニルの新生児に対する影響を研究した報告がある。Rezk ら[6]は，80人の妊婦を2グループに分け，分娩時の鎮痛目的でフェンタニル静脈内，ペチジン筋肉注射をそれぞれ投与し，疼痛スコア，薬物に対する副作用，新生児に対する影響（心拍数，アプガースコア，心肺蘇生の必要性，ナロキソンの必要性）を比較検討した。その結果，悪心・嘔吐の副作用がフェンタニルグループの方がペチジングループに比べて有意に低い以外は両グループ間で有意差は見られなかった。しかし出生後の新生児に対する影響では，フェンタニルグループではペチジングループに比べてアプガースコア（1分後）は有意に低く，心肺蘇生とナロキソンの必要性は有意に高かった。この結果より，著者らは子宮頸管開大の最終時期に新生児科医立会いのもと，妊婦にフェンタニルを使用することを勧告している。

▶4) Encinas E, Calvo R, Lukas JC, et al. A predictive pharmacokinetic/pharmacodynamics model of fentanyl for analgesia/sedation in neonates based on a semi-physiologic approach. Pediatr Drugs 2013; 15: 247-57.

▶5) Rey-Santano C, Mielgo V, Vallis-i-Soler A, et al. Evaluation of fentanyl disposition and effects in newborn piglets as an experimental model for human neonates. Plos 2014; 9: e90728.

▶6) Rezk M, El-Shamy ES, Massod A, et al. The safety and acceptability of intravenous fentanyl versus intramuscular pethidine for pain relief during labour. Clin Exp Obstet Gynecol 2015; 42: 781-4.

フェンタニルと発達脳

発達時期の脳神経に対する吸入麻酔薬の影響に関する研究は10年ほど前から報告されている。McPhersonら[7]はフェンタニルに曝露された早産児の脳障害と脳のサイズの関係について，NICU管理中にフェンタニルを投与されていた早産児に対し脳エコーとMRIで脳内の変化と神経学的発達を評価した。その結果，フェンタニルの蓄積は早産児において脳障害発生や脳萎縮の可能性はあるが，2歳児までの成長にはあまり関係しないという。彼らは早産児に対してフェンタニル使用を推奨しないのでなく，利益とリスクを考慮して使用することを強調している。そして将来的には，新生児期の脳の発達とオピオイド受容体との前臨床研究の必要があると述べている。

▶7) McPherson C, Haslam M, Pineda R, et al. Brain injury and development in preterm infants exposed to fentanyl. Ann Pharmacother 2015; 49: 1291-7.

④ レミフェンタニル

レミフェンタニルは，1996年にアメリカで臨床導入されたピペリジン合成オピオイド誘導体で，μ受容体に対して親和性が強い。レミフェンタニルはすべての年齢層で効果発現が速く薬物代謝も速いことは周知の事実であり，新生児においても同様の認識がなされている。

レミフェンタニルと新生児麻酔管理

Kamataら[8]は，新生児でのレミフェンタニル臨床使用に関する文献的レビューを報告した。術中の麻酔管理に関しては，2000年前後以降に発表された文献が多く引用されている。レミフェンタニルとセボフルランを併用した研究では，早期産児と満期産児，2歳未満の小児の計65人で比較し，心拍数，血圧の変動で差は見られなかった。予想しがちな徐脈については早期産児1人にしか見られず，治療の必要もなかった。新生児に対してレミフェンタニルを使用する時，われわれは循環動態の変動を心配しがちだが，予想に反して循環動態は保たれるようである。別の研究では，乳児（早期産児：満期産児の割合が約4：1）を対象にレミフェンタニルとセボフルランで術中麻酔維持し，術後呼吸状態を評価した研究では，全体の約20％がリカバリールームで無呼吸を認めた。その他新生児のV-Pシャント症例での研究，イソフルランと併用した研究の論文も引用されているが，ほとんどの論文でレミフェンタニルの有用性が示唆されている。著者らは，レミフェンタニルはすべての月齢で安全に使用できる薬物と述べているが，乳児・ハイリスク児に使用する場合は，全身状態の評価と必要に応じ術後ICU入室を考慮することを推奨している。

▶8) Kamata M, Tobias JD. Remifentanil: application in neonates. J Anesth 2016; 30: 449-60.

レミフェンタニルと鎮静下処置

レミフェンタニルは，NICUにおいて未熟児網膜症のレーザー治療，カテーテル挿入，気管挿管などの鎮静にも使用される。25-30週の早期産児に対する気管挿管において，レミフェンタニルを使用した時と塩酸モルヒネを使用した時で比較した研究がある[9,10]。これらの結果から，レミフェンタニル使用時は呼吸循環動態も安定し鎮痛効果も見られ，複数回試行することなく気管挿管に成功しているが，塩酸モルヒネ使用時は2回挿管試行した症例があったり，循環動態の変動や脳波異常が見られたりと，短時間の鎮静には適さないと述べられている。

母体に投与されたレミフェンタニルの新生児への影響

フェンタニル同様，レミフェンタニルでも母体に投与したときの新生児への影響に関する研究報告がある。Marwahら[11]は，レミフェンタニルとフェンタニルの静脈内投与患者管理鎮痛法（以下 IVPCA）で分娩時疼痛管理を行い，母体の満足度と新生児への影響を検討した。レミフェンタニルの投与量は，1回投与量 $0.25\,\mu g/kg$，持続投与 $0.025\,\mu g/kg/min$（$0.05\,\mu g/kg/min$ まで増量可）にセットし，出生した新生児の体重，アプガースコア，合併症，気道確保，心肺蘇生，臍動脈血液ガスのデータをフェンタニル IVPCA と比較した。新生児への影響は，1分後のアプガースコア7点未満がレミフェンタニル IVPCA 群の方がフェンタニル IVPCA 群より割合が多かったが，臍動脈血液ガスデータは両群に有意差は認められなかった。また，ナロキソンを必要とした症例は両群とも見られなかった。Noskovaら[12]は，全身麻酔下帝王切開でレミフェンタニルを使用した時の新生児への影響を研究報告した。レミフェンタニル群の麻酔方法は，従来行っているチオペントンとサクシニルコリンでの導入前にレミフェンタニル $1\,\mu g/kg$ を投与している。その結果，従来の全身麻酔を行った対象群に比べてレミフェンタニル群は，生まれた新生児のアプガースコア7点未満が対象群よりも多かった。しかし，アプガースコア5分後，10分後になると，両群に差は認められなかった。これらの報告より，出生前に妊婦にレミフェンタニルを使用した場合，出生直後の段階で新生児の呼吸抑制に注意しなければ成らないが，その臨床症状の継続時間は短いことがわかった。

レミフェンタニルを用いた導入

導入時1回投与法でレミフェンタニルを使用し，臨床的に有用であった報告がいくつかある。フェンタニルを導入時急速注入すると咳嗽を生じるが，レミフェンタニルでも同様の症状が見られる。Kimら[13]は，レミフェンタニル $1.5\,\mu g/kg$ を30秒，45秒，60秒と投与時

▶9) Norman E, Wikstrom S, Hellstrom-Westas L, et al. Rapid sequence induction is superior to morphine for intubation of preterm infants: a randomized controlled trial. J Pediatr 2011; 159: 893-9.

▶10) Norman E, Wikstrom S, Rosen I, et al. Premedication for intubation with morphine causes prolonged depression of electrocortical background activity in preterm infants. Pediatr Res 2013; 73: 87-94.

▶11) Marwah R, Hassan S, Carvalho JCA, et al. Remifentanil versus fentanyl for intravenous patient-controlled labour analgesia: an observational study. Can J Anesth 2012; 59: 246-54.

▶12) Noskova P, Blaha J, Bakhouche H, et al. Neonatal effect of remifentanil in general anaesthesia for caesarean section: a randomized trial. BMC Anesthesiology 2015; 15: 38.

▶13) Kim D-H, Yoo J-Y, Moon B-K, et al. The effect of injection speed on remifentanil-induced cough in children. Korean J Anesthesiol 2014; 67: 171-4.

間を変えて，導入時の咳嗽の出現状況を研究した。その結果，30秒かけて投与した時の咳嗽出現率は33％，60秒かけた時は5％と，長い時間かけて投与したほうが咳嗽出現は少なかった。レミフェンタニル誘発による咳嗽は投与時間に影響する可能性があり，投与時間が長いほどレミフェンタニルの血中濃度が上昇せず，咳嗽出現の閾値まで到達しないためではないかと考察されている。

Kimら[14]は3-12歳の斜視手術症例に対し，ラリンジアルマスク（LMA）挿入時の至適投与量を検討した。彼らは開始量のレミフェンタニルを$0.5\,\mu g/kg$とし，Dixson's up-and-down sequential methodに基づき，対象の50％のLMA挿入成功時の投与量（ED_{50}）と95％のLMA挿入成功時の投与量（ED_{95}）をそれぞれ求めた。その結果，2.1％のセボフルラン併用時のレミフェンタニルED_{50}とED_{95}はそれぞれ$0.176\,\mu g/kg$と$0.268\,\mu g/kg$で，この量は筋弛緩薬を使用することなくLMA挿入成功に有用であった。

14) Kim H, Jung SM, Park S-J. The effective bolus dose of remifentanil to facilitate laryngeal mask airway insertion during inhalation induction of sevoflurane in children. J Anesth 2015; 29: 666-71.

⑤ 麻薬性鎮痛薬と術後合併症

術後興奮

2016年2月号のPediatric Anesthesiaに，μオピオイド受容体アゴニストの術後興奮防止に関するシステマティック・レビューが報告された[15]。Tanらは，セボフルランでの麻酔維持にフェンタニル，レミフェンタニル，アルフェンタニル，スフェンタニルのμオピオイド受容体アゴニストを併用した場合としない場合で術後興奮を比較した論文を集め，最終的に19の論文でその有用性を統計学的に比較検討した。半分以上が耳鼻科などの手術症例で，骨髄穿刺，MRIなどの検査鎮静の論文もあった。彼らの結論では，セボフルラン麻酔維持にμオピオイド受容体アゴニストを併用すると，術後興奮防止に有用であることが示唆された。このシステマティック・レビューの欠点として，術後興奮の評価方法が各研究で異なること，疼痛による反応と術後興奮の評価が難しいこと，症例数が不十分な論文があること，出版バイアスがあることを挙げられており，将来的にもっと臨床的経験データが必要なようである

15) Tan Y, Shi Y, Ding H, et al. μ-opioid agonists for preventing emergence agitation under sevoflurane anesthesia in children: a meta-analysis of randomized controlled trials. Pediatric Anesthesia 2016; 26: 130-50.

術後悪心・嘔吐

術後悪心・嘔吐の合併症と性別との関係を研究した論文が，シンシナティ小児病院から報告された[16]。Sadhasivamらは，6-15歳の扁桃摘出術を予定したASA-PS Ⅰ～Ⅱの外来患者（白人）219人に対して，モルヒネ使用量，PACUでの鎮静使用の有無，鎮静量使用回数，NRS，FLACCスケールを調べ，性別，年齢と術後合併症の関係を検討した。

16) Sadhasivam S, Chidambaran V, Olbrecht VA, et al. Opioid-related adverse effects in children undergoing surgery: unequal burden on younger girls with higher doses of opioids. Pain Medicine 2015; 16: 985-97.

その結果,術後鎮静スコアにおいて男女間で有意差は見られなかったが,0.3 mg/kg 以上の高容量モルヒネは女児の方が男児より呼吸抑制,術後悪心・嘔吐の発生は多く見られ,PACU 滞在時間は延長した。そして年齢が低い女児の方が,高容量モルヒネ使用後の副作用の発生が有意に多かった。彼らは,扁桃摘出術を受ける 13 歳未満の白人女児にはモルヒネの総量を 0.3 mg/kg 未満とすることを推奨した。

〔堀木　としみ〕

6 非オピオイド鎮痛薬

1 背景

　小児の非オピオイド鎮痛薬として主に使用されているのはアセトアミノフェンと非ステロイド性消炎鎮痛薬（nonsteroidal anti-inflammatory drugs：NSAIDs）である。アセトアミノフェンは安全性が高く，小児領域では解熱・鎮痛目的の第一選択薬として広く使用されている。しかし内服薬は全身麻酔後の消化管の吸収低下や嘔気・嘔吐の懸念があり，坐薬は血漿中濃度の上昇が不確実で投与時に不快感を伴うことが多い。2013年より静注製剤がわが国でも使用可能となった。本製剤は血漿中濃度の上昇が迅速かつ確実であるため全身麻酔直後から確実な鎮痛効果が期待でき，投与時の不快感や嘔吐の心配もないため，周術期の鎮痛の改善が期待される。

　NSAIDsも術後鎮痛薬として一般に使用されている。血小板凝集抑制，胃粘膜障害，腎障害，アスピリン喘息などの副作用があり，インフルエンザ等感染時に問題となるライ症候群との関連も懸念されるためわが国では使用が制限される傾向にあるが，基礎疾患や禁忌がない限り術後急性期の鎮痛目的に使用するうえで問題となることは少なく，文献的にも有効性および安全性が示されている。

2 アセトアミノフェン

作用機序

　アセトアミノフェンはアセトアニリドやフェナセチンの代謝産物であり，アニリン系鎮痛薬に分類される。アセトアミノフェンの作用機序は完全には解明されていないが，複数の中枢性の機序が関与していると考えられている。

　アセトアミノフェンは肝内で脱アセチル化されp-アミノフェノール（p-AP）となり，脳や脊髄，後根神経節でアラキドン酸と結合しN-アラキドニルフェノールアミン（AM404）となる。近年，AM404が鎮痛機序に重要な役割を担っていると考えられている[1,2]。AM404はアナンダミドと構造が類似しており，カンナビノイド受容体に結合して鎮痛作用を示す。また，アナンダミド膜輸送体を阻害しアナンダミド濃度を上昇させることで鎮痛作用をもたらす。AM404は脳内でカプサイシン受容体（TRPV1）を活性化させることで鎮痛作用を示す[3]。このようにAM404はカンナビノイドを介した鎮痛機序と

1) Ghanem CI, Pérez MJ, Manautou JE, et al. Acetaminophen from liver to brain: New insights into drug pharmacological action and toxicity. Pharmacological Research 2016; 109: 119-31.
2) Anderson BJ. Paracetamol (Acetaminophen): mechanisms of action. Paediatr Anaesth 2008; 18: 915-21.
3) Mallet C, Barrière DA, Ermund A, et al. TRPV1 in brain is involved in acetaminophen-induced antinociception. PLoS One 2010; 5. e12748.

TRPV1を介した鎮痛機序に関与していると考えられている。このほか，アセトアミノフェンはセロトニン系の下行性疼痛抑制系を賦活することなどが示唆されている。

アセトアミノフェンは血液脳関門を通過し，中枢でシクロオキシゲナーゼ（COX）に作用しプロスタグランディン（PG）産生を抑制することで解熱作用を示すと考えられている[1]。AM404は解熱作用には関与していない可能性が示されている[4]。

▶4) Ayoub SS, Pryce G, Seed MP, et al. Paracetamol-induced hypothermia is independent of cannabinoids and transient receptor potential vanilloid-1 and is not mediated by AM404. Drug Metab Dispos 2011; 39: 1689-95.

薬物動態

● 有効血漿中濃度

Andersonら[5]は血漿中濃度と鎮痛効果の関係を検討している。口蓋扁桃摘出術を受ける2-15歳の小児120症例を対象に，40 mg/kgのアセトアミノフェンを術前に経口または経直腸投与し，血漿中濃度の測定と術後痛の評価を行った。血漿中濃度が10-20 mg/Lのとき平均のNRS（numerical rating scale）が2.8-3.6/10であった。得られたデータの解析から，術前に40 mg/kg経口投与し術後2時間の時点で20 mg/kg経直腸投与すると，50％の症例でNRS 4/10未満の十分な鎮痛が得られることが示された。本論文以降，口蓋扁桃摘出術と同程度の手術侵襲に対するアセトアミノフェンの有効血漿中濃度は10 mg/L以上とされている。

▶5) Anderson BJ, Holford NH, Woollard GA, et al. Perioperative pharmacodynamics of acetaminophen analgesia in children. Anesthesiology 1999; 90: 411-21.

● 投与経路と血漿中濃度・脳脊髄液中濃度

アセトアミノフェンの鎮痛機序は主に中枢神経に作用するため，血漿中濃度よりも脳脊髄液中濃度の方が薬効を反映すると考えられる。Singlaら[6]は健常成人6人を対象に，アセトアミノフェン1,000 mgを静注，経口，経直腸の各投与方法で単回投与後に血漿中濃度と脳脊髄液中濃度を測定し，最高濃度（Cmax）とarea under the curve（AUC）の投与経路による差異を比較した。血漿中濃度は静注後にもっとも高く，ついで経口，経直腸の順であり，経直腸後は有効血漿中濃度に到達していなかった（Cmax：静注；21.6 μg/mL，経口；12.3 μg/mL，経直腸；6.07 μg/mL）（AUC：静注；42.5 μg・hr/mL，経口；29.4 μg・hr/mL，経直腸；24.5 μg・hr/mL）。脳脊髄液中濃度もCmax，AUCともに静注後にもっとも高く，経口，経直腸の順であった（Cmax：静注；5.94 μg/mL，経口；3.72 μg/mL，経直腸；3.18 μg/mL）（AUC：静注；24.9 μg・hr/mL，経口；14.2 μg・hr/mL，経直腸；10.3 μg・hr/mL）。また，最高血漿中濃度に到達するまでの時間は静注後15分，経口後1時間，経直腸後2.5時間であり，脳脊髄液中濃度が最高値に到達するまでの時間は静注後2時間，経口後4時間，経直腸後6時間であった。アセトアミノフェンは血漿中濃度と脳脊髄液中濃度の濃度勾配による受動拡散に依存しているため，この結果からも静注により速やかで確実な鎮痛が期待できるが，経直腸投与では急性期の痛みに即した鎮痛効果を得ることが難しいことが示唆される。

▶6) Singla NK, Parulan C, Samson R, et al. Plasma and cerebrospinal fluid pharmacokinetic parameters after single-dose administration of intravenous, oral, or rectal acetaminophen. Pain Pract 2012; 12: 523-32.

● 新生児，未熟児

　アセトアミノフェンは主に肝臓でグルクロン酸抱合・硫酸抱合で代謝され，一部はチトクローム P450 により N-アセチル p-ベンゾキノンイミン（NAPQI）を経てグルタチオン抱合を受け，一部は未変化体のまま尿中に排泄される。したがってアセトアミノフェンのクリアランスは肝機能，腎機能の影響を受ける。新生児は諸臓器の機能が未熟であり，体液分布も成人と異なるため，薬物動態も異なると考えられる。

　新生児，未熟児を対象にアセトアミノフェン静注後の血漿中濃度を測定した研究がいくつか報告されている[7〜9]。Allegaert ら[10]はこれらの研究データをまとめ 158 症例，943 検体からなるデータとし新生児の薬物動態を検討した。アセトアミノフェンの体重あたりのクリアランスは，修正 28 週で 0.138 L/kg/hr，44 週で 0.167 L/kg/hr であり，新生児期にはあまり増加しないことが示された。また，アセトアミノフェンの分布容積は成人に比して大きく，血漿中濃度を上昇させるためにはローディングドーズが必要であった。修正 32-44 週の新生児の場合，ローディングとして 20 mg/kg 投与し，維持として 10 mg/kg を 6 時間ごとに投与すると平均血漿中濃度が 11 mg/L に維持され，ローディングドーズなしで 7.5 mg/kg を反復投与すると有効血漿中濃度を維持できないと指摘している。

有効性

　小児領域では鎮痛の評価が困難なことがあり，レスキュー薬の使用量を鎮痛法の有効性の指標に用いることがある。一方で，オピオイドには呼吸抑制をはじめ，悪心・嘔吐や便秘，掻痒感などの副作用があり，術後早期回復の観点から非オピオイド鎮痛薬の選択が推奨されている。オピオイド投与量の減少を，目的とするか，指標とするかの違いはあるが，レスキュー薬としてのオピオイド投与量の減少を指標に，アセトアミノフェンの鎮痛効果の有効性を検討した報告が複数ある。

　Ceelie ら[11]は，非心臓大手術を受けた 1 歳未満の新生児・乳児 71 症例を対象にオピオイドスペアリング効果に関する小規模 RCT を報告している。術後鎮痛法によりモルヒネの持続投与群とアセトアミノフェンの定時投与群に割り付け，レスキュー薬をモルヒネに統一して，術後 48 時間のモルヒネの総投与量を比較した。鎮痛効果には差を認めず，アセトアミノフェンの定時投与群でモルヒネの総投与量が 1/3 に減少した。

　Nour ら[12]は唇顎口蓋裂の手術患者 45 症例を，アセトアミノフェン静注群，経口投与群，プラセボ群の 3 群に分けオピオイド投与量を比較した。静注群では術中，術後ともにプラセボ群と比較してオピオイド投与量が少なく，術後疼痛も少なかった。経口投与群では術中のオピオイド投与量はプラセボ群と差を認めなかったが，術後のオピオイ

[7] Allegaert K, Anderson BJ, Naulaers G, et al. Intravenous paracetamol (propacetamol) pharmacokinetics in term and preterm neonates. Eur J Clin Pharmacol 2004; 60: 191-7.

[8] Allegaert K, Van der Marel CD, Debeer A, et al. Pharmacokinetics of single dose intravenous propacetamol in neonates: effect of gestational age. Arch Dis Child Fetal Neonatal Ed 2004; 89: F25-8.

[9] Palmer GM, Atkins M, Anderson BJ, et al. I. V. acetaminophen pharmacokinetics in neonates after multiple doses. Br J Anaesth 2008; 101: 523-30.

[10] Allegaert K, Palmer GM, Anderson BJ. The pharmacokinetics of intravenous paracetamol in neonates: size matters most. Arch Dis Child 2011; 96: 575-80.

[11] Ceelie I, de Wildt SN, van Dijk M, et al. Effect of intravenous paracetamol on postoperative morphine requirements in neonates and infants undergoing major noncardiac surgery: a randomized controlled trial. JAMA 2013; 309: 149-54.

[12] Nour C, Ratsiu J, Singh N, et al. Analgesic effectiveness of acetaminophen for primary cleft palate repair in young children: a randomized placebo controlled trial. Paediatr Anaesth 2014; 24: 574-81.

ド投与量は少なく，術後疼痛も少なかった。

アセトアミノフェンの使用によりオピオイド投与量が減少したとする研究の多くは静注薬を使用している。経口投与または経直腸投与では血漿中濃度の上昇が不安定であること，経口投与では嘔吐が問題となることなどが理由として考えられる[13,14]。

副作用，急性肝不全

アセトアミノフェンの副作用として肝障害が重要である。チトクローム P450 による代謝で生じる NAPQI には強い肝毒性がある。NAPQI はグルタチオン抱合により無毒化されるが，蓄積すると肝壊死を引き起こす。アセトアミノフェンの大量投与（150 mg/kg 以上）により NAPQI が大量に生じるとグルタチオンが急速に消費され，グルタチオンが枯渇すると NAPQI が蓄積し急性肝不全を引き起こす。

Dart ら[15]はアセトアミノフェンを使用した成人を対象とする臨床研究のシステマティックレビューを行い，アセトアミノフェンを治療目的で投与した場合の急性肝不全について検討している。前向き研究の総症例数は 30,865 症例，平均投与日数は 6 日間，平均投与量はトランスアミナーゼが正常範囲の症例で 2.7 g/kg/day，正常範囲を超えた症例（129 症例，0.4％）で 3.7 g/kg/day，急性肝不全の発症は認めなかった。後ろ向き研究の総症例数は 9,337 症例，平均投与日数は 10 日間，トランスアミナーゼが正常範囲を超えた症例が 96 症例（1.0％），急性肝不全を発症した症例が 32 症例，そのうち肝移植を行った症例が 1 症例，死亡例が 6 症例であった。後ろ向き研究でのみ肝不全症例を認めた原因として，患者や併用薬の選択にバイアスを生じた可能性がある。血漿中濃度が中毒域に達していた症例も報告されており，前向き研究に比し意図されず治療域を超えたアセトアミノフェンが投与された可能性も指摘されている。

③ 非ステロイド性消炎鎮痛薬（NSAIDs）

NSAIDs の主な鎮痛機序は末梢でのシクロオキシゲナーゼ（COX）阻害であり，解熱機序は視床下部での COX 阻害である。副作用として消化管出血，腎障害，血小板凝集抑制などがよく知られており，小児においてはインフルエンザ等感染時のライ症候群との関連が指摘されている。

Lesko ら[16]は，6 カ月から 2 歳未満の発熱のある小児の解熱目的に，イブプロフェン（5 mg/kg または 10 mg/kg）またはアセトアミノフェンの内服液を投与し有害事象の発生について検討している。症例数は 27,065 症例（各群約 9,000 症例）であり，急性腎不全，アナフィラキシー，ライ症候群の発症は認めず，喘息・気管支炎による入院率に有

▶13) Bremerich DH, Neidhart G, Heimann K, et al. Prophylactically-administered rectal acetaminophen does not reduce postoperative opioid requirements in infants and small children undergoing elective cleft palate repair. Anesth Analg 2001; 92: 907-12.

▶14) Fearon JA, Dimas V, Ditthakasem K, et al. A Randomized Controlled Trial of Oral Versus Intravenous Administration of a Nonnarcotic Analgesia Protocol Following Pediatric Craniosynostosis Corrections on Nausea and Vomiting Rates. J Craniofac Surg 2015; 26: 1951-3.

▶15) Dart RC, Bailey E. Does therapeutic use of acetaminophen cause acute liver failure? Pharmacotherapy 2007; 27: 1219-30.

▶16) Lesko SM, Mitchell AA. The safety of acetaminophen and ibuprofen among children younger than two years old. Pediatrics 1999; 104: e39.

意差は認めなかった。イブプロフェン群で消化管出血を3症例認め，アセトアミノフェン群では認めなかったが，統計学的な有意差はなかった。この結果からイブプロフェンは小児でも比較的安全に使用できると結論付けられている。

2012年に報告されたNSAIDsの術後鎮痛に関するメタアナリシス[17]では，オピオイドスペアリング効果とPONVの減少が示されている。

小児領域での術後鎮痛におけるNSAIDsの最近の研究としては，小規模なRCT[18]や後ろ向き研究[19,20]，レビュー[21,22]が散見される。対象薬剤は静注薬が多く，術後出血または腎機能障害に関する報告が多く，ほとんどの報告で出血のリスクも腎機能悪化のリスクも認めないと報告されている。症例数が少ないこと，新生児やチアノーゼ性心疾患などの重症患者が含まれていないこと，投与期間が短期間であることに注意が必要であるが，基礎疾患や禁忌がなければ術後鎮痛薬として安全に使用できる。

（大塚　洋司）

17) Michelet D, Andreu-Gallien J, Bensalah T, et al. A meta-analysis of the use of nonsteroidal antiinflammatory drugs for pediatric postoperative pain. Anesth Analg 2012; 114: 393-406.
18) Gupta A, Daggett C, Drant S, et al. Prospective randomized trial of ketorolac after congenital heart surgery. J Cardiothorac Vasc Anesth 2004; 18: 454-7.
19) Gupta A, Daggett C, Ludwick J, et al. Ketorolac after congenital heart surgery: does it increase the risk of significant bleeding complications? Paediatr Anaesth 2005; 15: 139-42.
20) Kay RM, Directo MP, Leathers M, et al. Complications of ketorolac use in children undergoing operative fracture care. J Pediatr Orthop 2010; 30: 655-8.
21) Chan DK, Parikh SR. Perioperative ketorolac increases post-tonsillectomy hemorrhage in adults but not children. Laryngoscope 2014; 124: 1789-93.
22) Jalkut MK. Ketorolac as an analgesic agent for infants and children after cardiac surgery: safety profile and appropriate patient selection. AACN Adv Crit Care 2014; 25: 23-30.

7 鎮静薬

鎮静薬の使用用途は，主に挿管患者に対する集中治療領域での鎮静と非挿管患者に対する処置・検査時の鎮静（procedual sedation）に大別される．両者では，中心となる薬物や投与量が大きく異なる部分も存在するため項を分けて解説する．

1 集中治療領域での鎮静

ミダゾラムを使用した鎮静

鎮静に使用される標準薬は，ミダゾラム（MDZ）とモルヒネが選択されることが多く，これは，10年前の調査とほぼ同じである[1〜4]．Guptaら[2]の標準プロトコールは，MDZ 0.1〜0.3 mg/kgを2-3分かけて投与を行い，0.1 mg/kg/hrの持続投与を開始，Ramsay鎮静スコアが3-4となるよう最大投与量を0.3 mg/kg/hrとして調節を行っている．その際，モルヒネは0.01〜0.03 mg/kg/hrで併用投与している．Curleyら[4]が採用したプロトコールに基づいた鎮静方法でも急性期の第一選択薬はMDZとモルヒネである．まず痛みの評価を十分に行い，必要であればモルヒネ0.05〜0.1 mg/kg（最大10 mg）を5-10分おきに鎮痛が達せられるまで，最大3回まで経静脈的に投与（intravenous injection：IV）を行う．痛みがない場合は患者の鎮静度をstate behavioral scale（SBS）で評価し，目標値より高い場合はMDZ 0.05〜0.1 mg/kg（最大10 mg）をSBSが目標値となるまで5-10分おきに最大3回まで経静脈的に投与することとしている．その後，予測挿管/人工呼吸日数に応じて，間欠投与を継続（2日以下の場合），または，持続投与を開始（前述以上の場合）することとしている（投与量はプロトコール参照[4]）．

ガイドラインと新しい鎮静法

成人においては，2013年に米国集中治療学会からClinical Practice Guidelines for the Management of Pain, Agitation, and Delirium in Adult Patients in the Intensive Care Unit（通常PAD guideline）[5]，翌年にわが国で翻訳・一部改訂されたガイドラインも発表されたが，いずれのガイドラインも小児に言及していない．小児では，英国から2006年に発表されたガイドライン[6]以降に最新版は発表されていないため，成人ガイドラインを応用しているのが現状である．

小児における1日1回鎮静中断方法（daily sedation interruption：DSI）の功罪は，前述のGuptaら[2]とVerlaatら[3]によって報告された．

▶1) Twite MD, Rashid A, Zuk J, et al. Sedation, analgesia, and neuromuscular blockade in the pediatric intensive care unit: survey of fellowship training programs. Pediatr Crit Care Med 2004; 5: 521-2.
▶2) Gupta K, Gupta VK, Jayashree M, et al. Randomized controlled trial of interrupted versus continuous sedative infusions in ventilated children. Pediatr Crit Care Med 2012; 13: 131-5.
▶3) Verlaat CW, Heesen GP, Vet NJ, et al. Randomized controlled trial of daily interruption of sedatives in critically ill children. Paediatr Anaesth 2014; 24: 151-6.
▶4) Curley MA, Wypij D, Watson RS, et al.; RESTORE Study Investigators and the Pediatric Acute Lung Injury and Sepsis Investigators Network. Protocolized sedation vs usual care in pediatric patients mechanically ventilated for acute respiratory failure: a randomized clinical trial. JAMA 2015; 313: 379-89.

▶5) Barr J, Fraser GL, Puntillo K, et al.; American College of Critical Care Medicine. Clinical practice guidelines for the management of pain, agitation, and delirium in adult patients in the Intensive Care Unit: executive summary. Am J Health Syst Pharm 2013; 70: 53-8.
▶6) Playfor S, Jenkins I, Boyles C, et al.; United Kingdom Paediatric Intensive Care Society Sedation; Analgesia and Neuromuscular Blockade Working Group. Consensus guidelines on sedation and analgesia in critically ill children. Intensive Care Med 2006; 32: 1125-36.

Guptaら[2]は，死亡率の高さが追加試験の必要性を示唆しているものの，DSIにより人工呼吸期間が平均10.3日から7.1日に有意に短縮したが，自己抜管などの重篤な副作用は増加させず，薬物コストが減少したことを明らかにした。Verlaatら[3]は，症例数が少ないながらも，DSI群において，鎮静薬の総投与量が少なく，人工呼吸日数およびICU滞在日数が有意に短いことを報告した。

　成人で有用性が報告されている，プロトコールに基づいた鎮静管理方法（protocolized sedation strategy）における小児の功罪は，Curleyらが検証した[4]。SBS −1〜0の日数割合は，高い値であった（86％ vs 75％）ものの，人工呼吸期間やICU滞在期間などのアウトカムに影響を及ぼさなかった。しかし，本研究の対照群も同じ鎮静評価を行っているため，正確な鎮静度の評価の重要性が示唆された。

デクスメデトミジンを使用した鎮静

　デクスメデトミジン（DEX）は，小児においては適応外使用とみなされるが，単独鎮静，鎮静・鎮痛補助として報告が増えている。Aydoganら[7]は，思春期（12-18歳）の側弯症術後鎮静においてDEXの有用性をMDZと比較検討した。$0.25\ \mu g/kg$の初期負荷投与後に$0.4\ \mu g/kg/hr$の持続投与を行ったDEX群がMDZ群と比較して，有意にフェンタニル消費量，痛みスコア，せん妄発生頻度が低かった。Suら[8]は，新生児と乳児（1日-24カ月）の開心術後患者にDEXを投与し，薬物動態を検討した。新生児のクリアランスは低下しており，数週間で急速に増加することが示され，投与量としては，新生児は$0.3\ \mu g/kg/hr$，乳児が$0.75\ \mu g/kg/hr$が耐量と考えられた。Guptaら[9]は，DEXの併用効果を後方視的に検討し，MDZ・モルヒネ使用量，Inotropicスコア（強心薬投与量を反映）が低値であることを明らかにした。

耐性・退薬症状

　作用時間の短い薬物は耐性を来しやすいため，フェンタニルと比較してモルヒネが第一選択麻薬として使用されることが多い[4,10]。長期投与薬物の急激な中止は，退薬症状を来す可能性があり，特に，5日以上の鎮静・鎮痛でリスクが高くなるといわれている。長期投与症例では，Withdrawal Assessment Tool version 1（WAT-1）などのスコアリングで退薬症状を評価しながら，鎮痛薬と鎮静薬を漸減していく。Curleyのプロトコール[4]では，5日以上薬物投与された症例では，モルヒネを8時間ごとに10％減量し，3日かけて中止し，その後，ベンゾジアゼピンは24時間ごとに20％減量し5日で中止することになっている。しかし，モルヒネ離脱中にWAT-1が目標値より上昇した場合，離脱中止・モルヒネレスキュー投与を考慮し，離脱速度低下／クロニジン投与考慮し，メサドン投与を考慮することとなっている。

▶7) Aydogan MS, Korkmaz MF, Ozgul U, et al. Pain, fentanyl consumption, and delirium in adolescents after scoliosis surgery: dexmedetomidine vs midazolam. Paediatr Anaesth 2013; 23: 446-52.
▶8) Su F, Gastonguay MR, Nicolson SC, et al. Dexmedetomidine Pharmacology in Neonates and Infants After Open Heart Surgery. Anesth Analg 2016; 122: 1556-66.
▶9) Gupta P, Whiteside W, Sabati A, et al. Safety and efficacy of prolonged dexmedetomidine use in critically ill children with heart disease*. Pediatr Crit Care Med 2012; 13: 660-6.

▶10) Anand KJ, Willson DF, Berger J, et al; Eunice Kennedy Shriver National Institute of Child Health and Human Development Collaborative Pediatric Critical Care Research Network. Tolerance and withdrawal from prolonged opioid use in critically ill children. Pediatrics 2010; 125: e1208-25.

ベンゾジアゼピン離脱時の WET-1 スコアが目標値より上昇した場合，離脱中断・レスキュー考慮を行い，離脱速度を 24 時間で 10％に下げることになっている。DEX の長期投与は比較的安全であるようだが，退薬症状は 30％程度生じる可能性があると報告されている。

② 処置・検査の鎮静[11]

小児においては，プロポフォール・ケタミンが利用されることが多く，最近では，DEX の使用が増加している。投与経路としては静脈内投与が中心であるが，最近は経鼻投与の報告が増えている。

ミダゾラムを使用した鎮静

作用発現が早く，作用持続時間が短く，抗不安作用・前向性健忘効果を有するため，救急部では，成人・小児において最も広く使用されている経静脈的鎮静薬である[12]。鎮痛作用は有さないため，中等度～深い鎮静/鎮痛を行うためにはモルヒネ・フェンタニルが併用されることが多い。健忘作用に関しては，上部消化管内視鏡検査における鎮静で，プロポフォールより劣性であったと報告されている[13]。抗不安作用は，0.05 mg/kg（最大 2 mg）の IV で達成されることが多い。初回投与量として，0.5-5 歳は 0.05-0.1 mg/kg の IV，6-12 歳は，0.025-0.05 mg/kg が推奨されている[14]。

ケタミンを使用した鎮静

呼吸に及ぼす影響や循環抑制がほとんどなく，鎮静作用と健忘作用を有するため有痛処置において最もよく使用される薬物である。1.5-2 mg/kg のケタミンを 30-60 秒かけて IV することにより，解離性深鎮静状態を引き起こし，完全覚醒まで 1-2 時間を要する[15]。最近の研究では少量のケタミン（0.7-0.8 mg/kg）を急速（5 秒未満）で投与する方法が紹介されている[16]。麻薬の前投薬を受けている前腕骨折患児に対する整復術において，3-5 分の効果的な鎮静を提供し，回復時間は 20-25 分であり，有害事象も従来法より少なかったと報告されている。

プロポフォールを使用した鎮静

小児において，集中治療領域では禁忌であるが，全身麻酔・処置時鎮静では使用可能である（ただし，後者は保険適応外使用となる）。高用量プロポフォールの長時間投与により，乳酸アシドーシス発症し，治療抵抗性の徐脈と心停止を生じうるプロポフォール注入症候群（propofol infusion syndrome：PRIS）を来しうる。短時間投与でもアシドー

11) Roback MG, Carlson DW, Babl FE, et al. Update on pharmacological management of procedural sedation for children. Curr Opin Anaesthesiol 2016; 29: S21-35.

12) Di Liddo L, D'Angelo A, Nguyen B, et al. Etomidate versus midazolam for procedural sedation in pediatric outpatients: a randomized controlled trial. Ann Emerg Med 2006; 48: 433-40.
13) Sienkiewicz E, Albrecht P, Ziolkowski J, et al. Propofol-alfentanyl versus midazolam-alfentanyl in inducing procedural amnesia of upper gastrointestinal endoscopy in children—blind randomised trial. Eur J Pediatr 2015; 174: 1475-80.
14) Krauss B, Green SM. Procedural sedation and analgesia in children. Lancet 2006; 367: 766-80.

15) Green SM, Roback MG, Krauss B, et al; Emergency Department Ketamine Meta-Analysis Study Group. Predictors of emesis and recovery agitation with emergency department ketamine sedation: an individual-patient data meta-analysis of 8,282 children. Ann Emerg Med 2009; 54: 171-80, e1-4.
16) Chinta SS, Schrock CR, McAllister JD, et al. Rapid administration technique of ketamine for pediatric forearm fracture reduction: a dose-finding study. Ann Emerg Med 2015; 65: 640-8, e2.

シスの進行を認めた症例も報告しているため，投与時は，心電図モニタリングを中心とした厳重な観察が必要である．痛みの生じない処置・検査では，1-2 mg/kg IV の後，75-200 μg/kg/min の持続投与が行われ[17,18]，有痛性の処置の場合は，フェンタニル 1 μg/kg が併用されることが多い[18]．CT・MRI 撮影などでは，初回投与量を 1 mg/kg として，必要な鎮静が得られるまで 0.5-1 μg/kg の追加投与が行われる[19,20]．ケタミン併用の報告は多く，さまざまな投与量での研究が進められている．

デクスメデトミジンを使用した鎮静

鎮痛作用を有する鎮静薬で，呼吸に及ぼす影響がほとんどなく，自然睡眠に近い鎮静状態をもたらすため，理想的な鎮静薬と考えられる．血圧変動，徐脈など循環に及ぼす影響に留意する必要があるが，薬物学的特性から使用頻度が増加している．CT，MRI 撮影時における鎮静薬として使用が開始され，呼吸に及ぼす影響が少ない点から小児領域でも普及してきた．しかし，分布容積は小さくなく，クリアランスも大きくないため，作用発現時間，覚醒時間などの点から，プロポフォールに優位性を示せなかった[21]ため，最近では，後述の経鼻・経粘膜投与の報告[22]が多い．

経鼻投与による鎮静

経鼻投与は，吸収が早く，肝臓による初回通過効果を受けず，非協力的な患児にも投与できるという利点が有り，IV で生じる一時的な血中濃度高値を来すことなく有効血漿濃度を形成できる可能性があるため，有用な投与法である．フェンタニルは生物学的利用能が 70-89% と高く，1.5 μg/kg の投与が行われている[23]．DEX の経鼻投与における生物学的利用能は IV と同等で，鼻粘膜刺激性はなく，検査や痛みを伴わない手技での使用例は多い[22,24,25]．2-2.5 μg/kg の投与量で有害事象が少なく，良好な鎮静を得られた報告が多いが，Tug ら[22]は，MRI 検査において，3 μg/kg と比較し 4 μg/kg の投与量の優位性を示した．ケタミンの生物学的利用能は，50%以下であることが高用量を必要とし，これは鼻外への流出も引き起こすため，さらに高用量が必要となる．Tsze ら[26]は，裂傷縫合術の鎮静において，9 mg/kg の経鼻投与が必要であり，回復に 35-70 分を要したと報告している．MDZ の経鼻投与の報告は比較的多いが，鼻粘膜刺激性，不快な味，嘔気・嘔吐，運動失調などが問題となる．0.3-0.5 mg/kg の投与で，5-10 分で効果が出現し，30-60 分継続する．

おわりに

集中治療領域では，新しい薬物とのランダム化比較試験が行いにく

---

[17] Srinivasan M, Turmelle M, Depalma LM, et al. Procedural sedation for diagnostic imaging in children by pediatric hospitalists using propofol: analysis of the nature, frequency, and predictors of adverse events and interventions. J Pediatr 2012; 160: 801-6, e1.

[18] Miner JR, Burton JH. Clinical practice advisory: Emergency department procedural sedation with propofol. Ann Emerg Med 2007; 50: 182-7, e1.

[19] Malviya S, Voepel-Lewis T, Tait AR, et al. Depth of sedation in children undergoing computed tomography: validity and reliability of the University of Michigan Sedation Scale (UMSS). Br J Anaesth 2002; 88: 241-5.

[20] Hasan RA, Shayevitz JR, Patel V. Deep sedation with propofol for children undergoing ambulatory magnetic resonance imaging of the brain: experience from a pediatric intensive care unit. Pediatr Crit Care Med 2003; 4: 454-8.

[21] Fang H, Yang L, Wang X, et al. Clinical efficacy of dexmedetomidine versus propofol in children undergoing magnetic resonance imaging: a meta-analysis. Int J Clin Exp Med 2015; 8: 11881-9.

[22] Tug A, Hanci A, Turk HS, et al. Comparison of Two Different Intranasal Doses of Dexmedetomidine in Children for Magnetic Resonance Imaging Sedation. Paediatr Drugs 2015; 17: 479-85.

[23] Hansen MS, Mathiesen O, Trautner S, et al. Intranasal fentanyl in the treatment of acute pain--a systematic review. Acta Anaesthesiol Scand 2012; 56: 407-19.

[24] Mekitarian Filho E, Robinson F, de Carvalho WB, et al. Intranasal dexmedetomidine for sedation for pediatric computed tomography imaging. J Pediatr 2015; 166: 1313-5. e1.

[25] Li BL, Ni J, Huang JX, et al. Intranasal dexmedetomidine for sedation in children undergoing transthoracic echocardiography study--a prospective observational study. Paediatr Anaesth 2015; 25: 891-6.

[26] Tsze DS, Steele DW, Machan JT, et al. Intranasal ketamine for procedural sedation in pediatric laceration repair: a preliminary report. Pediatr Emerg Care 2012; 28: 767-70.

いこともあり，従来からのMDZ・モルヒネによる鎮静が依然主流である。ただ，鎮静度，痛み，退薬症状の評価が重視・実践され，浅鎮静・計画的鎮静法の功罪が試みられている。処置・検査における鎮静では，プロポフォール，ケタミンの報告が多く，DEX，経鼻投与（含：DEX以外の薬物）の有用性を検証する研究が多い。本項で呈示した多くの薬物の投与量，投与経路の安全性は確立されておらず，保険外適応となっていることを十分認識し，わが国で使用する際は，倫理委員会の承認，本人家族の説明・同意の必要性を十分認識しながら，実際の投与を行う必要がある。

（川田　大輔，国沢　卓之）

8 筋弛緩薬

筋弛緩薬の投与は，良好な気管挿管，手術視野の確保，他の麻酔薬の必要量の減少，喉頭痙攣の解除などに役立っている．また，小児患者ではその成長段階，つまり新生児・乳児・小児期（幼児・学童期）により，筋弛緩薬の使用法は成人とは異なっている．

1 小児患者での生理機能変化（薬物動態と薬力学）

心拍出量，肝機能，腎機能，蛋白結合，筋肉量，脂肪比率，細胞外液量，神経筋刺激伝達，神経筋接合部におけるアセチルコリン（acetylcholine：ACh）受容体の成熟度といったさまざまな要因が重なり合い，筋弛緩の効果は年齢によって異なる[1]．

一般的に心拍出量が多い場合には，筋弛緩薬は組織移行速度が速いと考えられるため作用発現は早く，組織からの移行速度も早くなるため作用持続時間も短縮する．

肝，腎機能は新生児では乳児に比べ未熟であり，肝臓，腎臓で代謝・排泄される薬物は作用持続時間が延長する．

筋肉量は成長期にある学童期は他の年齢層に比較して体重当たりの筋肉の占める割合がもっとも多い．そのため相対的にAch受容体の数も増加するため，成長期にある幼児，学童期児では他の年齢と比較するとより多くの筋弛緩薬が必要である[2]．また，筋線維にはタイプⅠ（遅筋，赤筋）とタイプⅡ（速筋，白筋）の2種類に分けられる．タイプⅠ線維は持続的な運動を担い，タイプⅡ線維は瞬発的運動を担っている．タイプⅠ線維はタイプⅡと比較すると非脱分極性筋弛緩薬に対して感受性が高いことが知られているが，各筋肉ではその割合が異なっている．筋弛緩モニタリングで一般的に用いられる母指内転筋では80％以上がタイプⅠ線維であり，呼吸筋の1つである横隔膜ではその割合は年齢により異なっている．横隔膜の組成は成人ではタイプⅠ線維が55％を占めるが早期産児では10％，正期産児では25％であり，新生児の呼吸筋は疲労しやすい．そして2歳までにはその組成は成人と同等に変化する[3]．

細胞外液量は新生児45％，乳児30％，幼児25％，学童時期では20％と変化し，これは薬物分布容積に影響する．分布容量が大きければ薬物は希釈されるため，作用発現時間は遅くなると考えられるが，受容体の成熟度，心拍出量などの影響が大きく，発現時間は成人と比較すると速くなる．

神経筋刺激伝達の機能も成人と比較すると大きく異なっている．生後2カ月未満の児では神経終末内の即時放出型のシナプス小胞に存在するAch貯蔵が十分ではないため，生理的に4連刺激に対して減衰が

▶1）Fisher DM. Neuromuscular blocking agents in pediatric anesthesia. Br J Anaesth 1999; 83: 58-64.

▶2）Davis PJ, Cladis FP, Motoyama EK. Smith's Anesthesia for Infants and Children 8th ed. Elsevier Mosby, Philadelphia, 239-261, 2011.

▶3）Keen TG, Bryan AC, Levision H, et al. Developmental pattern of muscle fiber types in human ventilatory muscles. J Appl Physiol 1978; 44: 909-13.

認められる[4]。また神経筋接合部の機能は受容体のサブユニット，受容体数，シナプス間隙，前シナプスの成熟度が関係しているが2歳ごろまでにはその解剖学的構造は成熟すると考えられている[5]。ACh受容体は5量体であり，成人型は$α2βδε$のサブユニットで構成されているが，胎児型は$α2βδγ$で構成されている。胎児型のAch受容体は成人型と比べると開口時間が長く，チャネルのコンダクタンスも小さい。そのため，非脱分極性筋弛緩薬に対して感受性が高く，脱分極性筋弛緩薬に対しては感受性が高いといわれている。胎生初期には筋表面に胎児型ACh受容体が散在しており，多数の神経支配を受けている。その後1本の神経により支配を受けると胎児型ACh受容体は成人型に置き換わり接合部ヒダにACh受容体が密集するクラスターを形成する。成人型ACh受容体に置き換わるのは胎生31週ごろと報告されており，出生児には胎児型Ach受容体は存在しないとされている[6]。

▶4) Goudsouzian NG. Maturation of neuromuscular transmission in the infant. Br J Anaesth 1980; 52: 205-14.
▶5) Hall ZW, Sanes JR. Synaptic structure and development: the neuromuscular junction. Cell 1993; 72: 99-121.
▶6) Hesselmans LFGM, Jennekens FGI, Van Den Oord CJM, et al. Development of innervation of skeletal muscle fibers in man: relation to acetylcholine receptors. Anat Rec 1993; 236: 553-62.

2 筋弛緩薬

わが国で現在臨床使用されている筋弛緩薬は脱分極性筋弛緩薬であるスキサメトニウムと非脱分極性筋弛緩薬であるベクロニウムとロクロニウムがあげられる。特にスキサメトニウムの使用は1994年に米国食品医薬品局（Food and Drug Administration：FDA）より使用禁忌の勧告（喉頭痙攣や気道確保困難症例，フルストマックなどの緊急時のみ）が出されており，使用には注意が必要である。

脱分極性筋弛緩薬：スキサメトニウム（suxamethonium）

わが国で唯一臨床使用できる脱分極性筋弛緩薬である。
●作用機序と薬理作用

スキサメトニウムはACh分子が2個結合した化学構造（ジアセチルコリン）をもつ。そのためAChと同様に神経筋接合部に存在するニコチン性ACh受容体にアゴニストとして作用し終板の脱分極を起こす。脱分極が起こることにより，一過性の細かい筋収縮（線維束収縮：fasciculation）が生じる。スキサメトニウムはAChと異なりアセチルコリンエステラーゼで分解されないため持続的な脱分極性遮断（phase Iブロック）を生じる。また脱分極により細胞内のカリウムが細胞外，血中内に流出するために，血漿内のカリウム濃度が0.5 mEq/L程度上昇することがある。静脈内投与による総量が5 mg/kgをこえる反復投与や持続投与によりAChに不感応となるphase IIブロックを生じる。phase IIブロックは神経筋接合部での脱感作性ブロックと考えられ，非脱分極性筋弛緩薬による筋弛緩作用とよく類似してい

る。血漿コリンエステラーゼであるブチリルコリンエステラーゼにより速やかに分解される。

● 臨床使用量とその効果[2,7]

新生児・乳児では 2-3 mg/kg，幼児以上では 1 mg/kg を静脈内投与する。投与 40 秒後に 95％抑制がみられ，気管挿管が可能である。また静脈内投与が困難な場合には筋注で乳児 5 mg/kg，小児 4 mg/kg も投与が可能であり，約 3 分で気管挿管が可能である。Kopman らの報告では，0.5-0.6 mg/kg の静脈内投与でも 60 秒後に良好な気管挿管が得られることが報告されている[8]。

● 注意点および副作用

スキサメトニウムはその構造からもわかるように，副交感神経刺激作用も併せ持つ。そのため洞性徐脈，心室性期外性収縮や不整脈を引き起こす。特に乳児に多いが，その予防にアトロピン 20 μg/kg の先行投与が有効である。

副作用は多く，不整脈，高カリウム血症，筋肉痛，線維束収縮，ミオグロビン値上昇，CPK 上昇，咬筋硬直，悪性高熱，眼圧上昇，脳圧上昇，胃内圧上昇があげられる。特に脊髄損傷，脊髄腫瘍，麻痺を伴う中枢神経障害と運動ニューロン疾患，広範囲熱傷などの疾患では神経外 Ach 受容体が多く発現するため高カリウム血症になりやすく，不整脈や心停止の原因になりうる。

先天性ミオパチー，進行性筋萎縮症では悪性高熱症，または類似の病態を起こしうるため禁忌である。

非脱分極性筋弛緩薬

● 作用機序と薬理作用

非脱分極性筋弛緩薬はステロイド系筋弛緩薬とベンジルイソキノリン系筋弛緩薬に分類される。わが国ではステロイド系筋弛緩薬であるベクロニウムとロクロニウムが臨床で使用されている。また，その作用時間によって，短時間作用型（10-20 分），中時間作用型（20-50 分），長時間作用型（>50 分）に分類され，ベクロニウム，ロクロニウムは中時間作用型に分類される。しかし，新生児や乳児では分布容積の違い，代謝，排泄の未熟性により成人に比して，作用が延長するため，長時間作用型といえる。作用機序はシナプス後のニコチン様 ACh 受容体の α サブユニットに ACh と競合拮抗的に作用する。その結果，脱分極は起こらずに筋弛緩作用を示す。

ベクロニウムの排泄は大部分が肝依存性であり，腎排泄は 20％ほどである。蓄積作用はないが，代謝産物である 3-OH 体がベクロニウムの 80％ほどの力価を有するため，肝，腎臓機能が未熟な新生児，乳児では作用持続時間は遷延する。

ロクロニウムの排泄も肝依存性だが，約 70％は胆汁中に未変化体のまま排泄される。また 10％ほどは腎臓から排泄される。そして，代謝

[7] Meakin GH. Role of muscular relaxants in pediatric anesthesia. Curr Opin Anaesthesiol 2007; 20: 227-231.

[8] Kopman AF, Zhaku BA, Lai KS. The "intubating dose" of succinylcholine: the effect of decreasing doses on recovery time. Anesthesiology 2003; 99: 1050-4.

産物は17-OH体のみと理論上は考えられており，力価もロクロニウムの1/20である．なおかつ，ヒトでは検出されていない．

● 臨床使用量とその効果

・ベクロニウム（vecuronium）

新生児・乳児での初回投与量は0.07 mg/kgであり，小児（1-10歳）は成人と同様0.1 mg/kgである．効果発現時間はハロタン麻酔下に0.07 mg/kgを投与した場合では乳児で1.5分，小児では2.4分であった[9]．追加投与は新生児・乳児では30-40分後に初回投与の1/3量を投与し，小児では20分後に初回投与の1/3量を投与する．

・ロクロニウム（rocuronium）

新生児・乳児での初回投与量は0.3-0.6 mg/kgであり，小児（1-10歳）では0.6-1.2 mg/kgである．効果発現時間はハロタン麻酔下に0.6 mg/kgを投与した場合では乳児で64秒，小児では78秒であった[10]．作用持続時間（T1が25％に回復するまでの時間）は0.6 mg/kg投与においては新生児（生後30日）で61分，1-4カ月では49分，5カ月-1歳は44分であり，新生児で延長する[11]．

ハロタン麻酔下に0.3 mg/kg投与での回復時間は6カ月未満で26分，2歳以上で13分であり，新生児・乳児で小児に比して延長し，小児では成人と比べ回復は早くなる[12,13]．追加投与は成人では0.1-0.2 mg/kgであるが，新生児・乳児は作用延長，小児では作用短縮することを考慮した追加投与することが必要である．新生児，乳児での持続投与はエビデンスに乏しいため推奨されない．筋注も可能であり，乳児1 mg/kg，小児1.8 mg/kgを投与した場合3-4分後で挿管可能となるが，良好な挿管状態はえられない．

● 注意点および副作用

ベクロニウム，ロクロニウムともにチオペンタール，チアミラールと混合すると白濁沈殿を生じる．

吸入麻酔薬，抗生物質，マグネシウムなどの薬剤は作用を増強させる．抗癲癇薬であるカルバマゼピン，フェニトインなどは作用を減弱させる．また熱傷患者でも作用は抑制される．

ロクロニウムは酸性性剤であるため，血管痛を生じる．

神経筋疾患の患者ではその作用が増強または減弱が生じるため，筋弛緩薬を使用する場合には筋弛緩モニタリングを行い，慎重に投与することが必要である．

▶ 9) Fisher DM, Miller RD. Neuromuscular effects of venuronium（ORG NC45）in infants and children furing N₂O, halothane anesthesia. Anesthesiology 1983; 58: 519-523.

▶ 10) Driessen JJ, Robertson EN, Van Egmond, et al. The time-course of action and recovery of rocuronium 0.3 mg/kg in infants and children during halothane anaesthesia measured with acceleromyography. Paediatr Anaesth 2000; 10: 493-7.

▶ 11) Rapp HJ, Altenmueller CA, Waschke C. Neuromuscular recovery following rocuronium bromide single dose in infants. Paediatr Anaesth 2004; 14: 329-35.

▶ 12) Bevan JC, Collins L, Fowler C, et al. Early and late reversal of rocuronium and vecuronium with neostigmine in adults and children. Anesth Analg 1999; 89: 333-9.

▶ 13) Baykara N, Woelfel S, Fine GF, et al. Predicting recovery from deep neuromuscular block by rocuronium in children and adult. J Clin Anesth 2002 May; 14: 214-7.

3 拮抗薬

ネオスチグミン（neostigmine）

● 作用機序と薬理作用

ネオスチグミンは抗コリンエステラーゼ薬である．その主作用はア

セチルコリンエステラーゼと結合することによりAChの分解を阻害し，増加したAChがACh受容体に対して非脱分極性筋弛緩薬と競合拮抗する。さらに，神経終末からのAChの放出を促進し，ACh受容体に直接作用することで，脱分極を増強させる。

● 臨床使用量とその効果

成人ではアトロピン 0.01-0.02 mg/kg とともにネオスチグミ 0.02-0.06 mg/kg（最高 5 mg）を 2-3 分かけて緩徐に静注する。またムスカリン様作用を防止するためアトロピン：ネオスチグミン＝1：2の割合で用いる。

小児での必要量は成人に比して少ないが，通常，アトロピン 0.02 mg/kg とネオスチグミ 0.04 mg/kg で投与する。持続時間は 60 分ほどと考えられているが，拮抗時の筋弛緩の程度で再クラーレ化の危険性を考慮する必要がある。

● 注意点および副作用

深い筋弛緩状態にある時にネオスチグミンを投与しても，完全に拮抗できない。また回復までの時間も短縮できない。これは，内因性のAChを介しているためであり，その効果は天井効果がある。そのため，ネオスチグミンの投与は自発呼吸確認時か，筋弛緩モニタでTOFカウント 4 を確認して投与すべきである[14]。

副作用として徐脈，気管支収縮，消化管運動更新，分泌物増加などのムスカリン様作用があるため，その抑制にアトロピンを併用する。

大量投与時には，コリン作動性ブロックを誘発する。

4 筋弛緩回復薬

スガマデクス（sugammadex）

小児におけるスガマデクスの効果の評価した報告は少ないため，小児における至適量や回復性に関してはまだまだデータの集積が必要と思われる。スガマデクスはその特異な作用機序により，その効果は生理学的変化にはあまり左右されず筋弛緩状態からの回復が可能であると考えられる。Plaudら[14]の乳児，小児，思春期，成人を対象とした報告では，ロクロニウム 0.6 mg/kg を投与し，T2 再出現時にスガマデクス 2 mg/kg を投与した結果，どの年代においても，2 分以内にTOF 比 0.9 に回復している。また鈴木らの報告[15]では 1-11 カ月，12-23 カ月，2-7 歳，8-15 歳，16-24 歳の 5 群に分け，T1 出現時にスガマデクス 4 mg/kg を投与したところ，すべての群において 70-100 秒でTOF 比 0.9 に回復しており，再クラーレ化も認められなかった。また，生後 1-24 カ月の患児を対象に，ロクロニウム深部筋弛緩からのスガマデクスによる回復評価した場合[16]，スガマデクス 2 mg/kg と 4 mg/kg では約 1 分で至適回復である TOF 比 0.9 を示した。成人での

14) Plaud B, Meretoja O, Hofmockel R, et al. Reversal of rocuronium-induced neuromuscular blockade with sugammadex in pediatric and adult surgical patients. Anesthesiology 2009; 110: 284-294.

15) 鈴木康之．小児におけるロクロニウムの持続投与量の検討．小児等の特殊患者に対する医薬品の適正使用に関する研究平成 23 年度研究報告書. 2012；655-8.

16) 西尾知美，五十嵐千尋，宮澤典子，ほか．小児におけるロクロニウム深部筋弛緩からのスガマデクスによる拮抗評価．2012；第 59 回日本麻酔科学会学術集会；P2-28-3.

深部遮断時の至適量は4 mg/kgであるが，乳児では成人と比べて少ないスガマデクス量でも迅速に神経筋機能の回復がみられた。乳児は成人と比べてロクロニウムに対する感受性が高いため，同じ程度の神経筋遮断を得るためのロクロニウム分子数は，成人に比べて乳児では少量でよいと考えられる。つまり同じレベルの神経筋遮断を回復させるためのスガマデクス必要量は成人に比べて乳児で減量できる可能性がある。

（北島　治）

9 血管作動薬

1 交感神経作動薬

交感神経作動薬はアドレナリン受容体に作用してさまざまな生体反応を引き起こす。アドレナリン受容体は$α_1$, $α_2$, $β_1$, $β_2$, $β_3$に分類される。交感神経作動薬が受容体に到達してから細胞内での作用機序を簡潔に**図1**に示す。

交感神経作動薬に対する反応は$α$あるいは$β$受容体が各組織にどの程度存在するか，またその親和性により異なってくる。アドレナリン受容体はカテコラミン濃度が長期に上昇した状態ではダウンレギュレーションを受け作用が減弱する。

一般的に，小児は発達過程においてカテコラミンの心筋への作用は変化する。例えば，新生児の特徴としては，心筋には$β$受容体が少なく，生後数日は安静時でも血中カテコラミン濃度が高い。また，心筋のコンプライアンスも低くカルシウムの運搬システムも発達していないため，カテコラミンへの反応も成人と比較して弱く，より多くの投与量が必要になることがある。

アドレナリン

アドレナリンは$α$, $β$受容体刺激作用を持つ。全身に作用するが特に心血管系，平滑筋にもたらす影響が大きい。

心筋への作用としては直接$β_1$受容体に作用し，心収縮力増加（陽性変力作用），心拍数増加（陽性変時作用），血管平滑筋収縮により血圧を上昇させる。拡張期血圧よりも収縮期血圧の上昇の方が大きいため，脈圧も増大する。また，収縮期が短縮するため，拡張期は相対的に延長する。心拍数は低用量では増加するが，高用量では反射性徐脈により著明に低下する。

血管系に対しては，動脈と静脈の両方に作用するが，主に細動脈に強く作用する。各組織における血管床での反応が異なるため，結果的

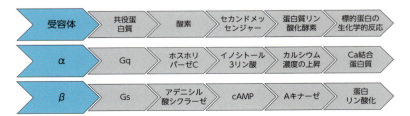

図1　交感神経作動薬の作用機序

に血流の再分布をもたらす。例えば皮膚へは前毛細血管の収縮により血流が低下するが、骨格筋への血流は増加する。脳血管に対しては、治療量ではわずかな収縮作用を示すのみで、基本的には自動調節能に依存している。腎臓に対しては血管抵抗を上昇させ腎血流を40％近くも減少させる。それに伴いナトリウム、カリウム、クロールの排泄は減少するが、尿量に対する作用は一律でない。肺血管は収縮するが、体血管の収縮作用の方が強いため体血流から肺血流への再分布が生じ、結果として肺動脈圧や肺静脈圧は上昇する。心拍数の軽度増加により相対的に拡張期が延長するため冠血流は血圧に関わらず増加する。収縮期には冠動脈周辺の心筋の収縮が増加し冠動脈が機械的に圧迫されるため、収縮期の冠動脈血流は減少する。

代謝系への作用としては、グルコースや乳酸濃度が上昇する。

一般的に蘇生薬としても用いられ、成人においては心停止時の第一選択薬である。小児においては長らくエビデンス乏しかったが、2015年Andersenら[1]の報告によると、病院内で発生した18歳以下の除細動を必要としない心停止で、アドレナリンの投与が遅れると予後が悪化するという結果が出た。したがって、成人同様に蘇生薬の第一選択薬として用いるべきである。

アドレナリンの半減期は約2分であり、体内で急速に不活性化される。細胞内ではモノアミン酸化酵素（MAO）、細胞外では主にカテコール-O-メチルトランスフェラーゼ（COMT）により分解され、尿へ少量排泄される。小児の重症患者における報告では、血漿中のアドレナリン濃度は投与量に比例し、クリアランスは成人のそれよりもかなり低い値であった[2]。

副作用としては、異常高血圧やそれによる頭蓋内出血、心室性頻脈、心筋虚血、高血糖、低カリウム血症などが認められ、非特異的β受容体拮抗薬を使用している患者への使用は相対的な禁忌である。

ノルアドレナリン

ノルアドレナリンは$α$、$β_1$、$β_2$受容体刺激作用を持つ。アドレナリンとの構造的な違いは末端にメチル基を持たないことのみである。主に$α$受容体に作用し、$β_2$に関しては比較的作用は弱い。

心血管系への効果として、収縮期血圧、拡張期血圧、脈圧とすべてを上昇させる。心拍出量は不変かやや減少し、全血管抵抗は上昇する。血圧の上昇に伴い反射性徐脈が生じる。$β_2$刺激作用によって冠血管は拡張し、また血圧の上昇に伴い、冠血流は増加する。高用量での、代謝系などの全身に与える影響はアドレナリンと同等である。乳児や小児におけるデータは限られているが、血行動態に与える影響としては成人と同様と考えられている。

半減期は2-5分程度であり、代謝経路や副作用はアドレナリンと同様である。小児においてノルアドレナリンが昇圧剤としての第一選択

▶ 1) Andersen LW, Berg KM, Saindon BZ, et al; American Heart Association Get With the Guidelines-Resuscitation Investigators. Time to Epinephrine and survival after pediatric in-hospital cardiac arrest. JAMA 2015; 314: 802-10.

▶ 2) Fisher DG, Schwartz PH, Davis AL. Pharmacokinetics of exogenous epinephrine in critically ill children. Crit Care Med 1993; 21: 111-7.

になることは少ないが，末梢血管抵抗が低いショックの病態や，拡張期血圧を上昇させたい場合にはよい適応となる。腎臓や腸管などの臓器血流が減少することを念頭に置く。

イソプロテレノール

　非選択的β受容体刺激薬であり，α受容体への作用はない。主に心血管系に作用し，骨格筋，腎血管，腸管などの末梢血管抵抗を低下させる。拡張期血圧は低下，収縮期血圧は不変かやや上昇，平均血圧は低下する。心拍出量は陽性変力，変時作用によって増加し，頻脈や不整脈を認める。また，拡張期血圧低下と頻脈に伴う拡張期時間の短縮により心筋への酸素供給が損なわれる。平滑筋弛緩作用もあるため，小児の喘息には古典的に広く用いられていた。

　イソプロテレノールは，緊急で心拍数を増加させる必要のある患者，すなわち高度徐脈やブロックのある患者などに使用される。ペースメーカー患者やtorsades de poitnsなどの不整脈のある患者にもよい適応である。

　代謝経路としては主に肝臓でCOMTによって分解され，半減期は1.5-4.2分である。

　副作用としては，動悸，頻脈，不整脈，頭痛，顔面紅潮，心筋虚血などがある。

ドブタミン

　ドブタミンはドパミンと異なり，ノルアドレナリンを放出させるのではなく，直接α，β受容体を刺激するが，主にβ作用を示す。α作用は顕著ではないが，β受容体遮断薬が投与されている患者にドブタミンを投与すると，心拍出量は増加しないが，全末梢血管抵抗は増加するため，結果として直接的なα作用が存在することがわかる。治療量では，イソプロテレノールほどではないが洞結節を刺激するため心拍数が増大する。

　成人では，効果発現時間は2分ほどであり，10分程度で最大効果に達する。新生児における体内薬物動態に関するデータは乏しい。

　小児においては，敗血症性ショックやうっ血性心不全などの心原性ショックに用いられるが，長期使用での利点は不明である。

　副作用としては，高血圧，頻脈がある。洞結節に作用するため，心房細動患者への使用にも注意を要し，心室の異所性興奮をもたらすこともある。また，陽性変力作用のため，心筋での酸素需要が増し，虚血のある患者では梗塞巣を増大させる可能性もある。

ドパミン

ドパミンは，ドパミン受容体とアドレナリン受容体に対して直接作用する。心血管系への作用はそれぞれのサブタイプへの親和性により異なる。成人，あるいは小児においては用量が5 μg/kg/min以下の低用量ではD_1受容体，5-10 μg/kg/minの中等量では$β_1$受容体，10 μg/kg/min以上の高用量ではα受容体刺激作用が主体となる。早産児の場合は，アドレナリン受容体や薬物代謝経路の発達が未熟なため，α受容体刺激作用が比較的低用量から認められ，引き続いてβ受容体刺激作用が認められる。

在胎週数24週以降の児には，すでに心血管系や腎臓においてβ受容体やドパミン受容体が存在しており，ドパミンの投与によって心拍出量の増加や糸球体濾過率の改善が見込める。また，状態の悪い早産児の場合には，生後数日間は血漿中でのドパミンのクリアランス率が低下しているため低用量でも低血圧や乏尿を改善することがある。早産児の低血圧は，脳内出血などの合併症を引き起こすとして積極的な治療の対象となっておりドパミンとドブタミンが古くから用いられてきた。最近の報告によると，短期的な血圧のコントロールにはドパミンがドブタミンよりも優れているが，生存率や出血などの予後不良因子の発生率には差を認めなかった[3]。

ドパミンの肺血管抵抗への影響は，生来肺高血圧がない患者の場合には，ドパミン受容体の血管拡張効果とα受容体の血管収縮効果のバランスによって決まる。もともと肺高血圧がある患者，すなわち，新生児肺高血圧症などでは高用量では肺血管収縮を起こす可能性が示唆されているがこれまでに副作用の報告はない。

ドブタミン同様，乏尿や，重篤なうっ血性心不全の患者の治療に使用され，短期的には心機能の急激な改善をもたらすが，長期的なエビデンスは少ない。

ドパミンもまた，MAOとCOMTで分解される。新生児や小児における薬物動態報告は多数あるが，半減期に関する報告はさまざまで2-8分程度である。

副作用として，悪心・嘔吐，頻脈，狭心痛，不整脈，頭痛，高血圧，末梢血管収縮などが認められる。血管外漏出はもっとも重篤な合併症であり，組織壊死をもたらすため注意が必要である。

▶ 3) Subhendar NV, Shaw NJ. Dopamine versus dobutamine for hypotensive preterm infants. Cochrane Database Syst Rev 2003;(3): CD001242.

② ホスホジエステラーゼ阻害薬

ホスホジエステラーゼⅢ（PDEⅢ）阻害薬はPDEⅢの選択的阻害によってcAMPの分解を抑制し，結果として心筋内と平滑筋内のcAMP濃度を上昇させる。cAMP依存性のプロテインキナーゼAの活性化によりCa^{2+}の流入と筋小胞体へのCa^{2+}の取り込みを促進し，収縮蛋白

のCa^{2+}の感受性を低下させ，心筋の弛緩を促進する。

陽性変力作用と末梢血管抵抗の減少効果があるため前負荷と後負荷を軽減し心拍出の改善をもたらす。β受容体を介さないため，慢性心不全に見られるようなβ受容体の減少によるダウンレギュレーションの影響をうけない。

ミルリノン

末梢血管抵抗を下げ，左室収縮能を増強させるため小児の心臓血管外科手術後に広く用いられる。しかしながら，ドブタミンと比較すると，血管拡張効果がより強く出るため低血圧に陥りやすい点には注意が必要である。

小児の場合は成人より分布容積が大きいため，より多くのローディングドーズが必要となることがある。半減期は0.5-1時間と比較的長く，腎排泄であるため，腎機能の低下した症例には慎重に投与する。

主な副作用として，血圧低下，不整脈，腎機能障害，嘔吐などがある。血小板減少の副作用も認めることがあるが非常にまれで，不整脈も成人と比べると発生頻度は低い。

開心術後の乳児を対象とした研究では体血管抵抗と肺血管抵抗を著名に低下させ，1回拍出量を増加させたという報告もあるが[4]最近のシステマティックレビューではその優位性は否定されている[5]。

オルプリノン

ミルリノンと同様，強心作用と血管拡張作用を持つが，ミルリノンよりも血管拡張作用は強い。成人の開心術後のデータでは，アムリノン，ミルリノン，オルプリノンを比較したところオルプリノンだけが腹部臓器への血流を増加させたという報告がある[6]。

成人における血中半減期は57分であり，ミルリノン同様，腎機能の低下した患者への使用は注意を要する。副作用はミルリノンと同じである。

シルデナフィル

肺に特異的なPDE V阻害薬である。肺高血圧にともなう右心不全による慢性心不全に限定して使用されていたが，最近の報告では左室の収縮障害による肺高血圧患者にも効果があるといわれている[7]。また新生児遷延性肺高血圧症ではシルデナフィルの使用によって重篤な合併症を伴うことなく死亡率を減少させたという報告がある[8]。

[4] Hoffman TM, Wernovsky G, Atz AM, et al. Efficacy and safety of milrinone in preventing low cardiac output syndrome after corrective surgery for congenital heart disease. Circulation 2003; 107: 996-1002.

[5] Burkhardt BE, Rucker G, Stiller B. Prophylactic milrinone for prevention of low cardiac output syndrome and mortality in children undergoing surgery for congenital heart disease. Cochrane Database Syst Rev 2015; (3): CD009515.

[6] Iribe G, Yamada H, Matsunaga A, et al. Effects of the phosphdiesterase III inhibitors olprinone, milrinone and amrinone on hepatosplanchnic oxygen metabolism. Crit Care Med 2000; 28: 743-8.

[7] Lewis GD, Shah R, Shahzad K, et al. Sildenafil improves exercise capacity and quality of life in patients with systolic heart failure and secondary pulmonary hypertension. Circulation 2007; 116: 1555-62.

[8] Shah PS, Ohlsson A. Sildenafil for pulmonary hypertension in neonates. Cochrane Database Syst Rev 2011; (8): CD005494.

表1 血管拡張薬の比較

	PVRを15%減少させる投与量	その投与量でのSVRの低下率（％）
ニトログリセリン	6.1 μg/kg/min	9.0%
PGE$_1$	0.0097 μg/kg/min	14%
PGI$_2$	10.6 ng/kg/min	15.3%
ニトロプルシド	1.9 μg/kg/min	24.0%

（Judith Lorraine Kermode：Vasodilator drugs in infants after cardiac surgery. 1991, Melbourne University より改変引用）

3 血管拡張薬

　小児において使用される血管拡張薬として，硝酸薬，プロスタグランジン類縁体，ニトロプルシドなどがあげられる。作用機序として，硝酸薬，ニトロプルシドは最終的にNOを遊離することにより血管拡張作用をもたらすが，両者の違いとしてNOの放出に酵素の関与が必要であるかという点である。プロスタグランジン類縁体は，細胞膜の構成成分であるリン脂質がホスホリパーゼにより加水分解されて生成される不飽和脂肪酸の代謝産物であり，それ自体に血管拡張作用を有する。血管拡張薬の使用に関してはエビデンスが乏しいが，参考となる表を示す（**表1**）。

硝酸薬

　血中に入った硝酸薬はニトロソチオールの形となって血管内皮細胞から平滑筋細胞へ移行しNOを放出し，活性化されたグアニシル酸シクラーゼによりGTPからcGMPが産生されcGMPがミオシン軽鎖リン酸加酵素を活性化する。これにより血管平滑筋が弛緩し血管拡張作用が認められる。また，NOはCa^{2+}依存性チャネルを活性化することによりK$^+$を細胞外に流出させ，細胞膜の過分極により細胞内へのCa^{2+}流入抑制が起こり平滑筋が弛緩し血管が拡張する。硝酸薬は長期投与，高濃度使用により投与量，期間に応じて耐性を生じる。また，ニトログリセリンと硝酸イソソルビドとの間には交叉耐性が認められるため，休薬期間をおくことが必要になる。投与中止による反跳作用にも注意が必要である。

● ニトログリセリン

　基本的に静脈の血管拡張作用によって前負荷を軽減し，左室の負荷を減少させる。高用量になると，動脈拡張作用も認められ強い肺血管拡張作用を示す。冠動脈では即副血行路と心外膜側の比較的太い血管に作用し細い血管には限られた作用しか示さないため，自己調節能を温存しスティールをおこしにくい。副作用としては頭痛，低血圧，メトヘモグロビン血症などがみられる。肺血管に高い選択性を示し，肺

高血圧の治療に用いられる。

●硝酸イソソルビド

ニトログリセリンに比べて冠血管拡張作用が強く血圧低下が軽度であり，肺血管への選択性が高い。また，効果発現時間も遅く，効果時間も長い。副作用はニトログリセリンと同じである。

ニトロプルシド

ニトロプルシドも硝酸薬と同様にNOを放出し血管拡張作用をもたらすが，酵素は関与せず赤血球のオキシヘモグロビンで還元剤によって還元反応を起こす。これによりオキシヘモグロビンはメトヘモグロビンとなりNOが供給される。ニトロプルシドによる血管拡張作用は細動脈と静脈に起こり前負荷と後負荷をともに減少させる。作用時間は1-10分で調節性がよいため安全に投与できる。小児では心臓術後の低心拍出状態の心拍出量増加の目的で用いられる。腎血流や糸球体濾過量は低下させず，また体血圧が低下しても肝血流は低下しないことが知られており低血圧麻酔に用いられる。副作用として，低酸素性肺血管収縮作用抑制による動脈血酸素分圧の低下，シアン中毒，反跳現象が認められる。耐性を生じ効果が減弱してきた場合や代謝性アシドーシスの場合にシアン中毒を疑い，基本的にはニトロプルシドの中止が必要となる。

プロスタグランジン類縁体

プロスタグランジンは，不飽和脂肪酸の代謝産物である。この不飽和脂肪酸のうち，アラキドン酸より生合成された物質がプロスタグランジンI_2（PGI_2）などであり，エイコサペンタエン酸から生合成された物質がプロスタグランジンE_1（PGE_1）である。アラキドン酸は生体内に存在する物質であるが，エイコサペンタエン酸は外因性の物質である。したがって，内因性物質であるPGI_2は，作用は強力だが大量投与によって生体内での生成を抑制する可能性があり薬剤の急激な中止には注意を要する。対して，PGE_1は外因性物質であるため作用は弱いが大量投与が可能であり，投与中止に際しての制約が少ない。プロスタグランジンの生物学的半減期は極めて短いため合成された局所で作用し，ホメオスタシスの維持や種々の病態形成に関係していると考えられている。

●PGE_1

PGE_1は先に述べたように外因性物質であり，血管平滑筋の細胞膜上にあるプロスタグランジン受容体を介しアデニシル酸シクラーゼを活性化して作用を発現する。主に，細動脈に作用し強力な血管拡張作用を呈するが大静脈には作用せず，血管拡張作用は大血管よりも肺血管に強い。投与されたPGE_1は肺で不活化される。血管拡張作用のた

めに，血圧は低下するが心臓や腸間膜，腎臓などの多くの臓器への血流は増加する。脳圧に及ぼす影響は少ない。

　術中の高血圧の管理，右心不全の治療，末梢循環改善などに用いられるが，小児においては新生児の動脈管開存の目的で用いられる。現在わが国で使用されている PGE_1 製剤は3種類あり，欧米を中心に使用されているエタノール可溶化 PGE_1 製剤，わが国で開発された α-CD 製剤，わが国と韓国で承認されているリポ化 PGE_1 製剤である。リポ化製剤は肺での失活が少なく作用時間が長い反面，作用発現に時間を要するため緊急に動脈管を開存する必要がある症例には適さず，また高用量が必要な症例においては無呼吸や，高脂血症といった副作用も増加する。これらの症例に関しては α-CD 製剤がよい適応となる。リポ化製剤は 5 ng/kg/min で開始することが推奨されておりその有効性は一定のコンセンサスを得ている。α-CD 製剤に関しては，50-100 ng/kg/min で開始し適宜調節することが勧められている。一般的 PGE_1 製剤の副作用として発熱，無呼吸発作，消化器症状，多毛，骨膜肥厚などが認められる。

● PGI_2

　PGI_2 は血管内皮細胞で生成され，強い血管拡張作用と血小板凝集抑制作用示す。特に肺血管においてその効果は顕著である。成人においては経口薬が抗凝固薬として用いられるが，新生児・小児においては肺高血圧の治療に非常に効果的である。最近の報告によると，重症肺高血圧の小児に PGI_2 製剤による治療を行ったところ，生存率が飛躍的に改善した[9]。先天性横隔膜ヘルニアの重症肺高血圧の治療にも使用されることがあるが，生存率を改善させるほどの効果があるかどうかには議論の余地がある[10]。半減期は約 3-5 分で投与量は 2 ng/kg/min 程度から開始するが，投与初期は肺血管拡張作用に比して体血管拡張作用が強いため治療開始時の血圧低下には注意が必要である。副作用として，血圧低下，反射性徐脈，顔面紅潮，悪心，下痢，頭痛，関節痛などがある。

（脇本　麻由子，谷口　晃啓）

▶9) Lammers AE, Hisolp AA, Flynn Y, et al. Epoprostenol treatment in children with severe pulmonary hypertension. Heart 2007; 93: 739-43.
▶10) Skarda DE, Yoder BA, Anstadt EE, et al. Epoprostenol does not affect mortality in neonates with congenital diaphragmatic hernia. Eur J Pediatr Surg 2015; 25: 454-9.

10　β遮断薬

1　背景

　成人同様，小児の慢性心不全でも，β遮断薬は心保護作用を期待して投与されている．一方，術前にβ遮断薬の投与を受けていない小児に対して，麻酔中に急遽，β遮断薬を投与する頻度は多くない．その理由として，小児は心筋コンプライアンスが低く，心拍出量を維持するために心拍数が重要な因子であることが挙げられている．このため，小児麻酔におけるβ遮断薬に関し，エビデンスと称されるような論文は見当たらないのが現実である．後述のような目的でβ遮断薬が用いられているが，麻酔中におけるエビデンスレベルは不明である．

2　β遮断薬の薬理作用

　βアドレナリン受容体には，サブタイプとしてβ_1からβ_3までの3つが存在する．β_1受容体は主に心臓に分布し，心拍数増加，房室伝導の促進，心収縮や弛緩の増大に関与している．β_2受容体は血管や気管の平滑筋に分布し，平滑筋の弛緩を起こす．β_2受容体は心臓にも存在し，β_1受容体を補完しているものと考えられている．β_3受容体は脂肪組織や膀胱に存在し，脂肪分解や膀胱平滑筋の弛緩に関与している．これらのことから，β遮断薬として臨床的に有用性があるのはβ_1遮断薬であり，それゆえ，β_1受容体に対して選択性の高いものが好まれている．β_1受容体の心臓に対する効果は，陰性変時作用，陰性変伝導作用，抗不整脈作用，陰性変力作用，抗虚血作用，と表現されている．

3　β遮断薬の効果

陰性変時作用・陰性変伝導作用

　洞性頻拍や異所性心房頻拍，心房粗細動のレートコントロール目的で使用される[1]．β受容体遮断作用により心拍数は緩徐となり，心拍出量が減少する．また，房室伝導を抑制し，心筋の自動能が低下する．

抗不整脈作用

　β遮断薬を抗不整脈薬として用いる病態として，上室性ならびに心

▶1) JSC Joint Working Group. Guidelines for drug therapy in pediatric patients with cardiovascular diseases (JCS 2012). Circ J 2014; 78: 507-33.

室性期外収縮がある。β遮断薬は心機能が正常または軽度低下例での第一選択薬となる[1]。QT延長症候群では，手術などのストレスや麻酔中に投与される薬物が原因で，心室頻拍（torsades de pointes）が誘発されることがある[2,3]。不整脈の予防や治療にはβ遮断薬が第一選択となる。このほか，肥大型心筋症では麻酔中，突然の心停止を起こすことがある[4,5]。肥大型心筋症の突然死を防止するうえでβ遮断薬が有効とされる[6]。

陰性変力作用

左室流出路狭窄のある肥大型心筋症では，交感神経刺激による心筋収縮力増加により狭窄症状が悪化するため，流出路狭窄を抑制するためにβ遮断薬が有効である。同様に，ファロー四徴症のような右室流出路狭窄のある患児でも，交感神経刺激により狭窄が悪化し肺血流量が減少するため，β遮断薬が肺血流量維持に有効である[7]。

抗虚血作用

交感神経が緊張すると心機能が亢進し，酸素消費量が増大する。β遮断薬は心拍数を減少させ，心筋収縮力を低下させることで，心筋酸素消費量を減少し，狭心症発作の予防や寛解に有効である。また，心拍数減少に伴い拡張期時間が延長するため，特に左冠動脈血流量が増加する。

小児期に認められる心筋虚血は，川崎病後の冠動脈瘤合併例がほとんどであり，他にわずかながら先天性冠動脈異常や，完全大血管転位症に対する冠動脈移植術後の狭窄等がある[1]。一般的に小児期には側副血行路が豊富で，貫壁性の心筋虚血はまれである。

小児心室中隔欠損症修復術の麻酔中にエスモロールを投与すると，術中術後の心筋障害が緩和され，ドパミンの投与量が減少したという報告がある[8]。また，人工心肺中の心保護液にエスモロールを加えると，術中の心筋障害が緩和され，術後の昇圧薬使用量が減少し，心機能が改善したとする報告もある[9]。これらの報告はいずれも症例数が少なく，大規模な研究が期待される。

4 小児に対するβ遮断薬の投与法

心筋炎や心筋症，動静脈奇形などで心不全となっている小児に術前からβ遮断薬が投与されていた場合，手術当日朝まで内服を継続するのが一般的である。

術中および術直後におけるβ遮断薬は，静脈内投与が可能であること，$β_1$選択性が高いこと，および短時間作用性であることから，ラン

▶2) Nathan AT, Berkowitz DH, Montenegro LM, et al. Implications of anesthesia in children with long QT syndrome. Anesth Analg 2011; 112: 1163-8.
▶3) Whyte SD, Nathan A, Myers D, et al. The safety of modern anesthesia for children with long QT syndrome. Anesth Analg 2014; 119: 932-8.
▶4) Seggewiss H, Rigopoulos A. Management of hypertrophic cardiomyopathy in children. Paediatr Drugs 2003; 5: 663-72.
▶5) Lynch J, Pehora C, Holtby H, et al. Cardiac arrest upon induction of anesthesia in children with cardiomyopathy: an analysis of incidence and risk factors. Paediatr Anaesth 2011; 21: 951-7.
▶6) Ostman-Smith I. Hypertrophic cardiomyopathy in childhood and adolescence- strategies to prevent sudden death. Fundam Clin Pharmacol 2010; 24: 637-52.

▶7) Shah PM, Kidd L. Circulatory effects of propranolol in children with Fallot's tetralogy. Observations with isoproterenol infusion, exercise and crying. Am J Cardiol 1967; 19: 653-7.

▶8) Gui P, Wu Q, Wu J, et al. Protective effect of esmolol on myocardial ischemic injury during open heart surgery in children. Paediatr Anaesth. 2013; 23: 217-21.
▶9) Fazelifar S, Bigdelian H. Effect of esmolol on myocardial protection in pediatrics congenital heart defects. Adv Biomed Res 2015; 4: 246.

ジオロールまたはエスモロールを選択すべきであろう。いずれの薬物も小児に対する安全性は確立されておらず，下記の投与量は，著者らの個人的見解である。特に周術期は循環血液量が変動しやすく，同一の投与速度でも，血中濃度が予期しないほど上昇することがある。成人と違い，小児は頻脈によく耐えるため，低用量から慎重に投与開始すべきである。低用量で開始しても，早期に十分な心拍数低下効果が得られることがあるので，監視を怠らないことが重要である。

ランジオロール

- 性　質：血漿中では偽コリンエステラーゼで，肝臓ではカルボキシルエステラーゼで主に代謝され，消失半減期は約4分である。エスモロールよりも β_1 選択性が高く，血圧に比べて心拍数増加に対する抑制効果が高い。
- 投与法：1-3 μg/kg/min で開始し，数分ごとに漸増する。

エスモロール

- 性　質：赤血球中のエラスターゼにより速やかに代謝され，消失半減期は約9分である。代謝産物にも 1/1,500 の作用強度がある。
- 投与法：5-10 μg/kg/min で開始し，数分ごとに漸増する。

（金子　有理子，土田　英昭）

11 局所麻酔薬

1 背景

　局所麻酔薬(以下,局麻薬)の主な作用機序は中枢神経,末梢神経,骨格筋,心筋などの細胞膜に存在する電位依存性ナトリウムチャネル(Nav)に結合し,活動電位の伝導・伝達を阻害することである。19世紀末には小児の脊髄くも膜下麻酔に使用されていたが,20世紀中盤に全身麻酔の安全性が高まったため,区域麻酔の発展は一時停滞した。しかし近年では,超音波機器の進歩や術後回復能力強化(enhanced recovery after surgery:ERAS)の普及により区域麻酔が再評価されている。そのため小児に対する区域麻酔が発展し,小児患者が局麻薬に曝露される機会は増加している[1]。本項では臨床使用される局麻薬の近年の話題をまとめ,現在開発されている新規薬物についても触れる。

▶1) Brown TC. History of pediatric regional anesthesia. Paediatr Anaesth 2012; 22: 3-9.

2 近年開発され,臨床使用されている局麻薬

　局麻薬にはアミド型とエステル型があるが,アレルギー反応の少なさや製剤の安定性から,前者が広く使用されている。本項で取り上げる局麻薬もすべてアミド型である。リドカイン・メピバカインの開発に続き,長時間作用型で力価の強い局麻薬として,メピバカインの誘導体であるブピバカインが開発された。その特性から,ブピバカインは局所浸潤麻酔や末梢神経ブロックだけでなく,脊髄くも膜下麻酔や硬膜外麻酔にも広く使用された。しかし,その後ブピバカインによる心停止症例が報告され,原因検索がなされた。その結果,R(+)光学異性体であるデクスブピバカインが強い心毒性を示すと判明した[2〜4]。

　そのため,心毒性の低減を目指してS(-)光学異性体であるレボブピバカインやロピバカインが開発された。これらS(-)光学異性体はラセミ体ブピバカインと比べ低い心毒性を示す。その分子学的機序としては①血管収縮作用により血管内移行が少ないこと[5,6],②α1酸性糖蛋白への結合率が高く血中遊離分画が少ないこと[7],③脂溶性が低いこと[8],④心筋ナトリウムチャネルに対する親和性が異なり阻害作用が小さいこと[2],⑤房室伝導の抑制が少ないこと[9],などが挙げられる。

　心毒性がラセミ体ブピバカインより低いレボブピバカインとロピバカインは,現在第一選択の局麻薬候補として用いられている。鼠径ヘルニア修復術・睾丸固定術を予定された小児患者で,全身麻酔導入後

▶2) Albright GA. Cardiac arrest following regional anesthesia with etidocaine or bupivacaine. Anesthesiology 1979; 51: 285-7.
▶3) Vanhoutte F, Vereecke J, Verbeke N, et al. Stereoselective effects of the enantiomers of bupivacaine on the electrophysiological properties of the guinea-pig papillary muscle. Br J Pharmacol 1991; 103: 1275-81.
▶4) Bardsley H, Gristwood R, Baker H, et al. A comparison of the cardiovascular effects of levobupivacaine and rac-bupivacaine following intravenous administration to healthy volunteers. Br J Clin Pharmacol 1998; 46: 245-9.
▶5) Newton DJ, Burke D, Khan F, et al. Skin blood flow changes in response to intradermal injection of bupivacaine and levobupivacaine, assessed by laser Doppler imaging. Reg Anesth Pain Med 2000; 25: 626-31.
▶6) Khodorova AB, Strichartz GR. The addition of dilute epinephrine produces equieffectiveness of bupivacaine enantiomers for cutaneous analgesia in the rat. Anesth Analg 2000; 91: 410-6.
▶7) Burlacu CL, Buggy DJ. Update on local anesthetics: focus on levobupivacaine. Ther Clin Risk Manag 2008; 4: 381-92.
▶8) Whiteside JB, Wildsmith JA. Developments in local anaesthetic drugs. Br J Anaesth 2001; 87: 27-35.
▶9) Graf BM, Martin E, Bosnjak ZJ, et al. Stereospecific effect of bupivacaine isomers on atrioventricular conduction in the isolated perfused guinea pig heart. Anesthesiology 1997; 86: 410-9.

10) Breschan C, Jost R, Krumpholz R, et al. A prospective study comparing the analgesic efficacy of levobupivacaine, ropivacaine and bupivacaine in pediatric patients undergoing caudal blockade. Paediatr Anaesth 2005; 15: 301-6.
11) Ivani G, De Negri P, Lonnqvist PA, et al. Caudal anesthesia for minor pediatric surgery: a prospective randomized comparison of ropivacaine 0.2% vs levobupivacaine 0.2%. Paediatr Anaesth 2005; 15: 491-4.
12) Breschan C, Jost R, Krumpholz R, et al. A prospective study comparing the analgesic efficacy of levobupivacaine, ropivacaine and bupivacaine in pediatric patients undergoing caudal blockade. Paediatr Anaesth 2005; 15: 301-6.
13) De Cosmo G, Congedo E, Lai C, et al. Ropivacaine vs. levobupivacaine combined with sufentanil for epidural analgesia after lung surgery. Eur J Anaesthesiol 2008; 25: 1020-5.
14) Kanai Y, Tateyama S, Nakamura T, et al. Effects of levobupivacaine, bupivacaine, and ropivacaine on tail-flick response and motor function in rats following epidural or intrathecal administration. Reg Anesth Pain Med 1999; 24: 444-52.
15) 医薬品インタビューフォーム. ポプスカイン®0.25%注，ポプスカイン®0.75%注 改定第3版，2012.

16) Ohmura S, Kawada M, Ohta T, et al. Systemic toxicity and resuscitation in bupivacaine-, levobupivacaine-, or ropivacaine-infused rats. Anesth Analg 2001; 93: 743-8.
17) Santos AC, DeArmas PI. Systemic toxicity of levobupivacaine, bupivacaine, and ropivacaine during continuous intravenous infusion to nonpregnant and pregnant ewes. Anesthesiology 2001; 95: 1256-64.
18) Takenami T, Wang G, Nara Y, et al. Intrathecally administered ropivacaine is less neurotoxic than procaine, bupivacaine, and levobupivacaine in a rat spinal model. Can J Anaesth 2012; 59: 456-65.

に仙骨硬膜外麻酔をレボブピバカイン（0.2%，1 mL/kg）またはロピバカイン（0.2%，1 mL/kg）で行った2つのランダム化比較試験がある[10,11]。いずれの研究でもCHIPPS（children's and infants' postoperative pain scale）を用いて術後鎮痛効果と安全性を比較しているが，両群間に差はなかった。硬膜外などカテーテル留置による術後持続鎮痛について，小児患者で両局麻薬を比較した前向き試験はないが，成人での結果からは両者の間に鎮痛効果・安全性や患者満足度の差異は無いとする報告が多い[12,13]。

このように，臨床試験ではレボブピバカインとロピバカインの差が小さいが，動物実験では両者の差が示されている。成体ラットにレボブピバカインとロピバカインを投与し，知覚神経と運動神経の遮断効果を比較すると，0.25%および0.5%のレボブピバカインは同濃度のロピバカインに比べ運動神経遮断効果が弱かった。一方，レボブピバカインはロピバカインに比べ知覚神経遮断効果は強かった[14]。また，ラットの脊髄後根神経節を摘出し，同濃度のレボブピバカインとロピバカインの活動電位遮断効果を比較した研究では，その機序を示唆する結果が示された。すなわち，レボブピバカインのAβ線維に対する抑制率はロピバカインの1/2であったのに対し，Aδ線維とC線維に対する抑制率は1.2倍であった[15]。つまり，レボブピバカインはロピバカインに比べ，Aβ線維のような太い神経線維は遮断しづらく，Aδ線維やC線維のような細い神経線維の遮断効果は強い。運動神経は主にAα線維であり，Aβ線維よりも太いため，レボブピバカインによる遮断に抵抗する可能性がある。このように，レボブピバカインにはロピバカインと比べ，知覚神経に対する作用が運動神経への作用よりも大きい，いわゆる分離神経遮断の効果があると考えられる。

一方，1%イソフルラン麻酔下の成体ラットに同量のロピバカインおよびレボブピバカインを静脈内持続投与し，致死的不整脈および心停止を誘発すると，ロピバカインの投与総量はレボブピバカインの2倍であった[16]。同様の結果は成体雌羊でも確認され，心停止発現時の血中濃度はロピバカインがレボブピバカインの約1.5倍であった[17]。成体ラットにおいてロピバカインとレボブピバカインを脊髄くも膜下投与し神経毒性を起こすと，ロピバカインはレボブピバカインに比べ運動麻痺の回復が早く，脊髄後根の神経脱落が有意に少なかった[18]。したがって，多量の局麻薬を使用する場合には，神経毒性の点からはロピバカインを選択するのがより安全と考えられる。

③ 局麻薬中毒と Lipid rescue

局麻薬中毒は，局麻薬の大量使用や血管内誤注入により，局麻薬の血中濃度が上昇して発生する。症状は主に中枢神経症状（感覚異常・興奮・けいれん・意識消失・呼吸停止など）と心血管系症状（一過性

血圧上昇・心室性不整脈・心停止など）に分類される。リドカインは局麻薬であり，かつ Vaughan-Williams 抗不整脈薬分類のⅠb群の抗不整脈薬でもあり，局麻薬中毒による心血管系イベントは少なかった。

しかし長時間作用型のアミド型局麻薬が臨床使用量で致死的な心血管系イベントを起こすことがあり，治療方法が検討されてきた[2]。中でも20％脂肪乳剤の静脈内投与は Lipid rescue と呼ばれ，現在では ASRA（American Society of Regional Anesthesia and Pain Medicine）から臨床ガイドラインが提示されており，小児患者でも有用である[19,20]。その基本は，20％脂肪乳剤を 1.5 mL/kg をボーラス投与し，続いて 0.25 mL/kg/min で静脈内投与しながら心肺蘇生法を実施することである。しかし，アドレナリンは1回あたり 1 μg/kg 以下に減量する。アドレナリンはこれまで作用時間延長を目的として局麻薬に添加して投与されてきたが，局麻薬の中枢神経への移行を促進し，中枢神経症状出現の一因にもなる[21]。成体ラットにブピバカインを過量投与して心停止を起こし Lipid rescue を行うと，アドレナリンの1回量 1 μg/kg 群と 2.5 μg/kg 群ではコントロール群と比べ有意に自己心拍再開率が高かったものの，10 μg/kg 以上のアドレナリンを使用した群では，逆に自己心拍再開率が低下した[22]。

同ガイドラインでは，中枢神経症状に対しても脂肪乳剤投与が推奨されている。だが，局麻薬中毒でけいれんが出現した場合，プロポフォールを抗けいれん目的で投与してはならない。プロポフォールも脂肪乳剤であり，手術室であればすぐ利用可能である。しかし，脂肪乳剤としては10％と Lipid rescue に用いるのには低濃度で，強力な心血管系抑制作用を持つため心血管系虚脱につながる。同ガイドラインでは抗けいれん目的での鎮静薬投与はベンゾジアゼピン系が推奨されている[19]。

Lipid rescue 作用機序としてはこれまで①脂質による局麻薬の取り込み，②脂肪酸代謝改善による心収縮能の改善，③心筋ナトリウムチャネルにおける局麻薬の結合阻害，④Akt カスケードによる細胞保護，⑤心筋カルシウムチャネルの透過性向上，⑥肝臓での局麻薬代謝促進，などが明らかとなっている[23]。これらに加え，近年オピオイド受容体との関連も報告された[24]。同研究では成体ラットでの Lipid rescue が，κ受容体阻害薬とδ受容体阻害薬で阻害されたため，Lipid rescue がκおよびδ受容体を介している可能性が示された。

▶19）Neal JM, Mulroy MF, Weinberg GL; American Society of Regional Anesthesia and Pain Medicine. American Society of Regional Anesthesia and Pain Medicine checklist for managing local anesthetic systemic toxicity: 2012 version. Reg Anesth Pain Med 2012 ; 37: 16-8.
▶20）Levine M, Brooks DE, Franken A, et al. Delayed-onset seizure and cardiac arrest after amitriptyline overdose, treated with intravenous lipid emulsion therapy. Pediatrics 2012; 130: e432-8.
▶21）Takahashi R, Oda Y, Tanaka K, et al. Epinephrine increases the extracellular lidocaine concentration in the brain: a possible mechanism for increased central nervous system toxicity. Anesthesiology 2006; 105: 984-9.
▶22）Hiller DB, Gregorio GD, Ripper R, et al. Epinephrine impairs lipid resuscitation from bupivacaine overdose: a threshold effect. Anesthesiology 2009; 111: 498-505.

▶23）Weinberg GL. Lipid emulsion infusion: resuscitation for local anesthetic and other drug overdose. Anesthesiology 2012; 117: 180-7.
▶24）Partownavid P, Sharma S, Li J, et al. Involvement of Opioid Receptors in the Lipid Rescue of Bupivacaine-Induced Cardiotoxicity. Anesth Analg 2015; 121: 340-7.

既存薬や新薬の動向

リポソームブピバカイン

リポソームブピバカインは，リポソームからの緩徐な放出により，局所でのブピバカイン作用時間を延長させる新規剤形である。予定の結腸切除術患者や人工膝関節置換術患者で，術後に創部へリポソーム

ブピバカインで局所浸潤麻酔を行った研究では，従来型のブピバカインやオピオイドによるPCA（患者自己調節鎮痛法）と比べ鎮痛効果・患者満足度が向上し，在院期間短縮や医療費低減の効果が確認された[25,26]。近年では伝達麻酔への応用も進んでいる。予定肺切除術患者に対し，リポソームブピバカインによる執刀前の肋間神経ブロックと，ブピバカイン＋オピオイド併用の術中・術後持続硬膜外麻酔とを比較した研究では，両者の術後鎮痛効果に差はなかった[27]。現在までに小児患者へ適応された研究はないが，今後の術中・術後鎮痛の新たな選択肢となりうる。一方，動物実験では従来型のブピバカインと比べて神経周囲の組織障害が強いと報告されており，今後の臨床試験でも評価が必要である[28]。

ガス圧入法によるリドカイン局注

小児患者では静脈路確保が時に困難であり，緩徐導入で対応する場面は多い。米国では穿刺針を使わず，緩衝化リドカインをガス圧入するデバイス（J-Tip®）が販売されている。8歳以上の小児で従来のリドカインクリーム30分塗布と比べ，短時間で強い鎮痛効果を発揮することが示されていた[29]。近年，6歳以下の小児では初めてとなるランダム化比較試験が行われ，有効性と安全性が示された[30]。今後わが国で利用可能となれば，小児の迅速導入が増える可能性がある。

選択的Nav阻害薬

局麻薬の主なターゲットであるNavのαサブユニットは，現在までにNav 1.1～Nav 1.9の9種類が同定されている。Nav 1.1～1.3とNav 1.6は中枢神経，Nav 1.4は骨格筋，Nav 1.5は心筋に分布し，残るNav 1.7～1.9が脊髄後根神経節や交感神経に分布して痛みの伝導に関与している。現在利用されている局麻薬は中枢神経や心筋のNavも同時に阻害するため，体循環に移行した際に局麻薬中毒が発生する。近年，痛みの伝導に関わるNavを選択的に阻害する物質が開発され，経口内服や静脈内投与により全身投与する鎮痛薬として臨床試験が進行している。

中でもNav 1.7遺伝子は，機能喪失型変異で先天性無痛無汗症を呈し，機能獲得型変異で肢端紅痛症などの慢性痛を呈することが知られ，体性痛との強い関連が示されている[31]。そのため，Nav 1.7阻害薬は急性痛・慢性痛に対する有望な鎮痛薬として，三叉神経痛・糖尿病性神経障害・歯科術後痛などの患者を対象に積極的に臨床試験が行われている。中でもXEN402，CVN1014802，PF-05089771などがすでにPhase 2を完了しているが，現在のところPhase 3に至ったものはない[32]。

▶25) Cohen SM. Extended pain relief trial utilizing infiltration of Exparel (®), a long-acting multivesicular liposome formulation of bupivacaine: a Phase IV health economic trial in adult patients undergoing open colectomy. J Pain Res 2012; 5: 567-72.

▶26) Bramlett K, Onel E, Viscusi ER, et al. A randomized, double-blind, dose-ranging study comparing wound infiltration of DepoFoam Bupivacaine, an extended-release liposomal bupivacaine, to bupivacaine HCl for postsurgical analgesia in total knee arhroplasty. Knee 2012; 19: 530-6.

▶27) Rice DC, Cata JP, Mena GE, et al. Posterior Intercostal Nerve Block With Liposomal Bupivacaine: An Alternative to Thoracic Epidural Analgesia. Ann Thorac Surg 2015; 99: 1953-60.

▶28) McAlvin JB, Padera RF, Shankarappa SA, et al. Multivesicular liposomal bupivacaine at the sciatic nerve. Biomaterials. 2014; 35: 4557-64.

▶29) Spanos S, Booth R, Koenig H, et al. Jet Injection of 1% buffered lidocaine versus topical ELA-Max for anesthesia before peripheral intravenous catheterization in children: a randomized controlled trial. Pediatr Emerg Care 2008; 24: 511-5.

▶30) Lunoe MM, Drendel AL, Levas MN, et al. A Randomized Clinical Trial of Jet-Injected Lidocaine to Reduce Venipuncture Pain for Young Children. Ann Emerg Med 2015; 66: 466-74.

▶31) Laedermann CJ, Abriel H, Decosterd I. Post-translational modifications of voltage-gated sodium channels in chronic pain syndromes. Front Pharmacol 2015; 6: 263.

▶32) https://clinicaltrials.gov

テトロドトキシンの再評価

　テトロドトキシンはフグ毒として知られるNav阻害薬であり，中毒死の主な成因は呼吸筋麻痺である。一方動物実験では，テトロドトキシンが急性痛・慢性痛・神経障害性疼痛などさまざまな痛みを緩和することが報告されていた[33]。オピオイド抵抗性のがん性疼痛患者に対し，テトロドトキシンを皮下投与したPhase 2試験では，その鎮痛効果と安全性が確認された[34]。現在までにいくつかのPhase 3試験が進行・完了しており，がん性疼痛治療薬の新薬となる可能性がある。

〔峰村　仁志，川真田　樹人〕

[33] Salas MM, McIntyre MK, Petz LN, et al. Tetrodotoxin suppresses thermal hyperalgesia and mechanical allodynia in a rat full thickness thermal injury pain model. Neurosci Lett 2015; 607: 108-13.

[34] Hagen NA, Fisher KM, Lapointe B, et al. Canadian Tetrodotoxin Study Group. An open-label, multi-dose efficacy and safety study of intramuscular tetrodotoxin in patients with severe cancer-related pain. J Pain Symptom Manage 2007; 34: 171-82.

8 麻酔薬の神経毒性

1 背景

　げっ歯類および霊長類などを用いた動物実験で，麻酔薬が発達期の脳に対して不可逆的な影響を及ぼし，長期的に高次脳機能へ悪影響を及ぼすことを示すことが2000年代に入ってわかってきた。同様なことがヒトでも起こることが懸念されるが，現時点では毒性を示す科学的根拠は確立されていない。しかしながらこの問題は小児麻酔の安全性の根幹に関わる可能性があり，2015年にはニューヨークタイムズでもこの問題に対する社説が掲載されるなど，医療関係者のみならず一般の人にも関心が広まっている。2000年以前からも発達期の麻酔薬曝露が神経毒性を有するという報告は多くあったが，大多数は麻酔薬曝露直後の影響を調べたものであり，長期的な影響を調べてみようという視点はほとんどなかった。今回対象にする麻酔薬の神経毒性とは，発達期の麻酔曝露から長時間後の成熟後に見られる高次脳機能障害であり，動物では数カ月後，ヒトでは数年後を想定しており麻酔薬曝露直後に見られる異常とは論点が大きく異なることに注意したい。

2 動物実験による知見

　この問題の直接に発端となったのは2003年のJevtovic-Todorovicら[1]による動物実験の報告である。生後7日目のラットに麻酔薬3剤（ミダゾラム，亜酸化窒素，イソフルラン）を併用投与したところ，麻酔曝露直後に神経系におけるアポトーシスが増加した。さらに成長後の脳機能について，モーリス水迷路テストを用いて空間記憶能力を行動学的に解析したところ，非麻酔対象群と比較して有意に低下していることが解った。また，脳海馬スライスを用いて長期増強（long-term potentiation：LTP）を電気生理学的に解析したところ，シナプス可塑性の異常が確認された。LTPはシナプスにおいて長期的にシグナルの伝達効率が上昇する現象であり，シナプス可塑性を知るための実験モデルとしてよく使われる（シナプス可塑性は，記憶や学習に重要な役割を持つと考えられている）。麻酔曝露直後のアポトーシスの増加は短期的な影響であるが，電気生理および行動実験において成熟後の異常を調べたことが，それ以前の大多数の報告と論点が違う所以である。成熟後の異常といっても麻酔薬曝露時に何らかの不可逆的変化が

▶1) Jevtovic-Todorovic V, Hartman RE, Izumi Y, et al. Early exposure to common anesthetic agents causes widespread neurodegeneration in the developing rat brain and persistent learning deficits. J Neurosci 2003; 23: 876-82.

神経系に起こることが原因と考えられるが，どのようにして成熟後の高次脳機能異常に結びつくのか，そのメカニズムの解明がこの問題の本質の一つである。現在でもアポトーシスの増加を含む麻酔直後の異常と成熟後の高次脳機能異常の間の因果関係が解明されていないことに注意したい。

また霊長類においても，Brambrinkら[2]は生後6日目のサルに呼吸管理下イソフルランを5時間曝露し，麻酔終了3時間後に脳サンプルを採取して解析したところ，神経アポトーシスが増加していたと報告した。その後，Paule ら[3]は生後5または6日目のサルに24時間ケタミンを投与によって，成長後に認知障害などが起こることを報告した。また，Raperら[4]は生後6-10日にセボフルラン4時間曝露を3回繰り返し，さらに同様の麻酔曝露を14日，28日後にも繰り返した。その後6カ月齢で不安行動を調べたところ，対象群に比べて増加したと報告している。現在，動物実験においては臨床で良く使われる麻酔薬を含め，ほとんどの麻酔薬が発達期の神経に対して神経毒性を持つということがわかっている。

ヒトを含めた脳の発達過程において，環境からの刺激や経験，学習に対して神経システムが敏感で変化し易い時期があることが解っており，「臨界期」と呼ばれている。例えば言語機能に関しては臨界期においては覚える力が強く，一度覚えると一生に渡って忘れることはないことは良く知られている。また視覚機能に関しては，臨界期に視覚信号が遮断されると視覚野の神経の正常な発達が妨げられ，将来に渡って視覚機能に大きな異常が残る。神経回路の発達メカニズムは現在でも不明な点が多いが，臨界期開始前は外部からの刺激に依存しない，遺伝的な要因や自発的な神経活動を基にしたプログラムによって神経回路が構成されていく。その後外部環境からの刺激が入るようになると，その刺激に応じて神経回路が再構成されて精巧な回路へと発達すると考えられ，この神経回路再構成の時期が臨界期に相当すると考えられている。解剖学的には臨界期以前に過剰な神経結合（シナプス）が形成され，臨界期になると入力信号に依存してシナプスを形成しない神経細胞は抑制性神経によって徐々に絞込みが行われ，逆に生き残った神経細胞はシナプスが増加して，成熟した神経回路が形成すると考えられる。注意することは，脳の重量が増加する時期と臨界期は必ずしも一致しないということである。そのため，脳重量が増える時期を神経回路の形成時期と短絡的に考えることは正しくない。

臨界期に抑制が過剰になったり，あるいは興奮性神経の活性が抑えられたりすると神経回路の正常な形成が妨げられると推測される。発達期の脳への麻酔薬の投与によって生じるアポトーシスの増加の分子メカニズムはいまだによくわかっていないが，この現象には非常に強い時期依存性があり，げっ歯類ではおおむね臨界期と一致していると考えられている。この時期を過ぎると麻酔薬を投与しても神経におけるアポトーシスの増加は観察されない[5,6]。

▶2) Brambrink AM, Back SA, Riddle A, et al. Isoflurane-induced apoptosis of oligodendrocytes in the neonatal primate brain. Ann Neurol 2012; 72: 525-35.

▶3) Paule MG, Li M, Allen RR, et al. Ketamine anesthesia during the first week of life can cause long-lasting cognitive deficits in rhesus monkeys. Neurotoxicol Teratol 2011; 33: 220-30.

▶4) Raper J, Alvarado MC, Murphy KL, et al. Multiple Anesthetic Exposure in Infant Monkeys Alters Emotional Reactivity to an Acute Stressor. Anesthesiology 2015; 123: 1084-92.

▶5) Yufune S, Satoh Y, Takamatsu I, et al. Transient Blockade of ERK Phosphorylation in the Critical Period Causes Autistic Phenotypes as an Adult in Mice. Sci Rep 2015; 5: 10252.

▶6) Yufune S, Satoh Y, Akai R, et al. Suppression of ERK phosphorylation through oxidative stress is involved in the mechanism underlying sevoflurane-induced toxicity in the developing brain. Sci Rep 2016; 6: 21859.

Fredicssonら[7]は，プロポフォールあるいはケタミン単独よりも，二剤を併用すると，神経毒性が相乗的に増えることから，NMDA受容体抑制作用とGABA受容体活性作用が同時にすることによって，その神経毒性が相乗的に増えると報告した．胎児性アルコール症候群のように，エタノールが発達期の脳に対して悪影響を及ぼすことはよく知られているが[8]，エタノールはNMDA受容体とGABA受容体の両方に作用を及ぼす．興味深いことに，動物実験における神経病態や行動異常を見る限り，エタノールと麻酔薬の神経発達に及ぼす影響は非常によく似ている[9]．

　現時点では動物実験の結果をヒトに外挿することはできず，必要性を犠牲にしてまで麻酔法を変えることは科学的根拠があるとはいえない．しかしながら，動物実験においてどのようなことが起こっているのか，詳細なメカニズムが解明されれば臨床的にも大きな意味を持つことは論を待たない．もし，そのメカニズムが動物でのみで起こりうるものとわかれば，ヒトにおける麻酔薬の安全性を担保することとなり得る．一方，動物実験の麻酔条件が臨床の麻酔条件を大きく逸脱しており，動物実験の結果は医学的に意味がないという批判もあるが，動物とヒトの神経発達過程の種差が大きく，麻酔条件を単純比較することはできない．そのため，麻酔条件の違いを理由に危険性を否定することも科学的根拠があるとはいえない．他の医療分野においても動物実験のヒトへの外挿可能性については大きな問題であり，疾患の種類・性質に種差が大きいこと，疾患の好発年齢と実験動物の年齢が一致しないことなどが疾患モデル動物開発のハードルとなっている．

▶7) Fredriksson A, Ponten E, Gordh T, et al. Neonatal exposure to a combination of N-methyl-D-aspartate and gamma-aminobutyric acid type A receptor anesthetic agents potentiates apoptotic neurodegeneration and persistent behavioral deficits. Anesthesiology 2007; 107: 427-36.

▶8) Lemoine P, Harousseau H, Borteyru JP, et al. Children of alcoholic parents--observed anomalies: discussion of 127 cases. Ther Drug Monit 2003; 25: 132-6.

▶9) Ikonomidou C, Bittigau P, Ishimaru MJ, et al. Ethanol-induced apoptotic neurodegeneration and fetal alcohol syndrome. Science 2000; 287: 1056-60.

③ ヒトにおける知見

　動物実験が発端となった問題であるが，米国だけでも年間150万人以上の乳幼児が手術を受けていると試算されており，2007年に米国食品医薬品局（FDA）はヒトにおける研究が必要であるという見解を示した．2009年にはFDAを中心として大型プロジェクト「SAFEKIDS（The Safety of Key Inhaled and Intravenous Drugs in Pediatrics）」が開始され，ヒトにおける研究のサポートを開始した．その後2010年より国際麻酔研究学会（IARS）も加わり，「SmartTots（Strategies for Mitigating Anesthetic-Related neuroToxicity in Tots）」と名称を変更して継続中である．欧州においても欧州麻酔科学会（ESA）による同様のプロジェクト"EUROpean Safe Tots Anaesthesia Research（EUROSTAR）"が進行中である．

後ろ向き研究による知見

　動物実験の報告を受けて，2000年代後半から多くの疫学的研究の結

果が報告されているが，現時点ではほとんどが後ろ向き研究によるものである。

米国のメイヨー・クリニックのグループはミネソタ州の5つの群区の記録から1976年から1982年の間に生まれた5,357人の小児を対象とした後ろ向きコホート研究を行った[10]。その結果，4歳以下で2回以上の手術を受けた児は19歳までに学習障害のリスクが有意に上昇していたと報告した。また，このグループは同じコホートにおいて注意欠如多動性障害（attention deficit hyperactiviy disorder：ADHD）と麻酔曝露との関連も解析しており，4歳以下で多数回麻酔を受けた児のADHDのリスクが上昇していたと報告している[11]。さらに同じコホートにおいて，帝王切開中に短時間の麻酔の学習障害への影響を調べたところ，5歳時においては麻酔を受けた群と非麻酔対象群の間で有意な差はなかったと報告している[12]。

米国コロンビア大学の研究チームは，ニューヨーク州の医療記録から1999年から2001年に生まれた5,433人を対象とした後ろ向きコホート研究を行った[13]。その結果，3歳以下で鼠径ヘルニアの手術を全身麻酔下に受けた383人の児は麻酔を受けていない5,050人の児よりも発達障害や行動異常のリスクが2から3倍程度上昇していたと報告した。また，同じニューヨーク州の医療記録から1999年から2005年に生まれた10,450人の兄弟を対象としてコホート研究を行ったところ，3歳以下で手術を受けた304人の児の発達障害や行動障害を起こすリスクは，手術を受けていない10,146人の兄弟と比較して有意に増加しており，その数値は麻酔の回数が多いほど大きかったと報告している[14]。さらにこのグループはオーストラリアの施設と協力し，西オーストラリア州で1989年から1992年に生まれた2,608人の児についてもコホート研究を行った[15]。その内321人が3歳以下で手術を受けており，10歳時点で言語および認知機能を解析したところ，異常があるリスクが麻酔を受けていない児に比べて有意に高かったと報告している。

デンマークのオーデンセ大学のグループは同国において1986年から1990年に生まれた児を対象としたコホート研究を行った[16]。1歳までに鼠径ヘルニア手術を受けた2,547人の児と，手術を受けていない13,640人の児の学習能力を15または16歳時点での学習能力を比較したところ，手術を受けたグループでは有意に低下していたと報告した。しかしながら，同じデータを性別，出産時体重，および両親の教育でマッチさせたところ，有意な差はなくなったと報告している。同グループは同じコホートにおいて，3歳以下で幽門狭窄の手術を行った779人の児についても同様の解析を行い，前報告と同様の結果を得たと報告している[17]。

オランダのユトレヒト大学の研究グループは同大学小児病院で1987年から1995年の間に6歳以下で泌尿器科の手術を受けた314人の小児を対象に研究を行なった結果，手術を受けた児に行動異常のリスクが上昇したと報告している[18]。しかしながらこの研究では明らか

[10] Wilder RT, Flick RP, Sprung J, et al. Early exposure to anesthesia and learning disabilities in a population-based birth cohort. Anesthesiology 2009; 110: 796-804.

[11] Sprung J, Flick RP, Katusic SK, et al. Attention-deficit/hyperactivity disorder after early exposure to procedures requiring general anesthesia. Mayo Clin Proc 2012; 87: 120-9.

[12] Sprung J, Flick RP, Wilder RT, et al. Anesthesia for cesarean delivery and learning disabilities in a population-based birth cohort. Anesthesiology 2009; 111: 302-10.

[13] DiMaggio C, Sun LS, Kakavouli A, et al. A retrospective cohort study of the association of anesthesia and hernia repair surgery with behavioral and developmental disorders in young children. J Neurosurg anesthesiol 2009; 21: 286-91.

[14] DiMaggio C, Sun LS, Li G. Early childhood exposure to anesthesia and risk of developmental and behavioral disorders in a sibling birth cohort. Anesth Analg 2011; 113: 1143-51.

[15] Ing C, DiMaggio C, Whitehouse A, et al. Long-term differences in language and cognitive function after childhood exposure to anesthesia. Pediatrics 2012; 130: e476-85.

[16] Hansen TG, Pedersen JK, Henneberg SW, et al. Academic performance in adolescence after inguinal hernia repair in infancy: a nationwide cohort study. Anesthesiology 2011; 114: 1076-85.

[17] Hansen TG, Pedersen JK, Henneberg SW, et al. Educational outcome in adolescence following pyloric stenosis repair before 3 months of age: a nationwide cohort study. Paediatr Anaesth 2013; 23: 883-90.

[18] Kalkman CJ, Peelen L, Moons KG, et al. Behavior and development in children and age at the time of first anesthetic exposure. Anesthesiology 2009; 110: 805-12.

にサンプルサイズが小さく，統計的な有意差は出ていない。

オランダのVU大学のグループは同国の1,143組の一卵性双生児の記録を用いて研究を行った[19]。発達障害や学習障害などは家庭環境も大きく影響すると推測されるため双生児を対象とした研究は貴重である。3歳までに手術を受けた児の12歳における学習機能を解析したところ，全体としては麻酔を受けていない児に比べて有意に成績が低かったと報告した。しかしながら双生児間で麻酔を受けている児と受けていない児を比較すると有意な差は見られなかったため，麻酔の学習機能への影響はなかったと結論づけている。しかしながら，メイヨー・クリニックのグループなどから学習能力の検査法などに関して批判を受けている。

[19] Bartels M, Althoff RR, Boomsma DI. Anesthesia and cognitive performance in children: no evidence for a causal relationship. Twin Res Hum Genet 2009; 12: 246-53.

後ろ向き研究の限界

このように後ろ向き研究の結果は麻酔の影響があるというものとないというものが拮抗しており，また後ろ向き観察研究の方法的な限界もあり，断定的な結論は得られていない。後ろ向き研究の限界は，第一に交絡因子の影響を取り除くことが難しい，あるいは交絡因子が必ずしも明らかではない（未知の条件を揃えること自体が不可能である）ということである。交絡因子としては患者の原疾患，手術侵襲や術前後の各種の投薬・処置，教育環境の影響などが考えられる。第二に，これらの多くの研究においては用いられている学習障害の診断基準が，神経学的に客観的な尺度といえないという批判がある。第三にこれまでの研究においては麻酔曝露が1970年代後半から1980年代前半のものが多く，現在の麻酔状況と大きな違いがあることが指摘されている。例えばメイヨー・クリニックの研究では90％近くの麻酔でハロタンと亜酸化窒素が使われている[10]。また，コロンビア大学の研究[13]に用いた記録には麻酔の詳細がないことも指摘されている。

前向き研究の必要性

以上のような理由により，現時点ではどの研究も麻酔の効果のみを見ているとは言い難い。そのため，より精密で信頼度が高い方法が必要ということになり，前向き研究の必要性がいわれるようになった。無作為化二重盲検での前向き研究であれば，後ろ向き研究の問題点の多くを回避できる可能性があるが，健康な児に麻酔をしたり，麻酔をしないで手術を行うことによって麻酔の影響のみを抽出することは倫理的に不可能である。また，児の成長を待つのに長い時間がかかるなどの制約もある。このような制約を回避するため，研究デザインに工夫が施された以下の前向き研究が進行中である。しかしながら現時点ではいずれも，最終報告は出ていない。

- PANDA（Pediatric Anesthesia and Neurodevelopment Assessment）study

米国コロンビア大学の研究グループを中心とした多施設研究で，3歳までに鼠径ヘルニアの手術時に麻酔を受けた児と受けていない兄弟のペアを500対後ろ向きに選び，8歳と15歳になった時点で神経発達および認知機能を調べる予定である[20]。ペアの抽出は後ろ向きなので，前向きというよりも両方向性研究といえる。

- GAS（General Anesthesia and Spinal）study

米国ボストン小児病院およびオーストラリア王立小児病院を中心とした多施設研究で，受胎後60週齢までに鼠径ヘルニアの手術を単回受けた772人の児について，2歳と5歳になった時点での神経発達および認知機能を調べる予定である[21]。鼠径ヘルニアの手術は無作為に全身麻酔か局所麻酔に振り分けられており，無作為化前向き研究である。2015年に2歳時点での結果を発表したが，全身麻酔と局所麻酔患者の間で有意な差は認められなかった[21]と報告している。

- MASK（Mayo Anesthesia Safety in Kids）study

米国のメイヨー・クリニックおよび国立毒性研究センターで行われている研究で，3歳以下に1回または多数回麻酔を受けた児の認知機能について，まったく麻酔を受けていない児と比べる予定である。認知機能テストは研究開始以前に定義されたテストバッテリーを用いる[22]。

前向き研究の限界

前向き研究は後ろ向き研究における多くの問題を回避できる可能性があるが，前向き研究にも限界が存在する。例えば比較的短い麻酔，あるいは少ない麻酔回数が毒性リスクを示さないことが分かったとしても，より強い条件で毒性を示すことを否定できる訳ではない。例えばGAS studyにおいては麻酔を1回受けた児のみを対象としており，複数回の麻酔の影響については答えが得られない。後ろ向き研究のいくつかは複数回以上の麻酔を受けた時の神経毒性を示唆しており，そもそも単回の麻酔経験が学習機能に影響を与えるという報告は少ない。本来，無作為化での研究においては麻酔の回数と神経毒性の関係を推察できるような研究デザインは難しく，前向き研究の限界といえるだろう。

4 対処法の開発

現時点でヒトにおける影響が明らかになっていない以上，麻酔法を変更する必要はないというのがSmartTotsの見解である。しかしながら病態の解明よりも安全性を優先するという考えから，対処法の開発も行われている。

デクスメデトミジン

　動物実験によればα_2受容体に作用するデクスメデトミジンは，発達期のイソフルラン曝露によるアポトーシス増加を軽減することが報告されている[23]。オーストラリアのマードック子供研究所では1-12歳齢の児の手術において，デクスメデトミジンとレミフェンタニルを用い，仙骨麻酔と併用することで一般の全身麻酔の代替とすることを検討している。また，シンガポールのKK女性・小児病院でも乳幼児鼠径ヘルニア手術時におけるデクスメデトミジンと仙骨麻酔の併用を研究しているが[24]，いずれの研究はまだパイロット研究の段階である。

おわりに

　現時点では，ヒトにおいて吸入麻酔を含めた全身麻酔が神経発達に影響を与えるのかは解らない。そのためただちに麻酔法を変更することは推奨できない。しかしながら，動物実験においてはほとんどの麻酔薬が神経発達に悪影響を与えることも事実である。今後，産科・小児麻酔の安全性の向上のためには，麻酔薬の発達期の脳に対する作用メカニズムについて，脳科学の最新の手法を用いて明らかしていく必要があるとともに，疫学研究においては前向き研究の結果に注意する必要がある。

（佐藤　泰司）

▶23) Sanders RD, Xu J, Shu Y, et al. Dexmedetomidine attenuates isoflurane-induced neurocognitive impairment in neonatal rats. Anesthesiology 2009; 110: 1077-85.

▶24) Bong CL, Yeo AS, Fabila T, et al. A pilot study of dexmedetomidine sedation and caudal anesthesia for inguinal hernia repair in infants. Paediatr Anaesth 2016; 26: 621-7.

9 神経ブロック

1 硬膜外麻酔・脊髄くも膜下麻酔

1 背景

近年小児麻酔領域では，発達期の脳に対する全身麻酔薬の神経毒性が注目されている。全身麻酔薬の使用量を減らすために区域麻酔の併用を推奨する意見もあり[1]，区域麻酔の施行は全体として増えている。硬膜外麻酔・脊髄くも膜下麻酔などの脊髄幹麻酔は優れた鎮痛法であり依然として周術期疼痛管理の重要な選択肢の一つである反面，末梢神経ブロックに比べれば潜在的なリスクがあり，現在でも解剖学的理解など安全な施行のための研究が行われている。

2 硬膜外麻酔・脊髄くも膜下麻酔の利点，適応

硬膜外麻酔・脊髄くも膜下麻酔の利点は，ブロック単独でも十分な鎮痛効果が発揮できる点である。術中の全身麻酔薬や麻薬の使用量を減少できるだけでなく，手術侵襲に伴うストレス反応の抑制[2]や術後腸管機能の早期回復[3]，周術期合併症の減少[4]にも寄与している。また，早期産児や気道・呼吸に異常がある児で全身麻酔や麻薬の使用を避けたい場合も優れており，術後の呼吸循環イベントを減少[5]させる。早期産児の鼠径ヘルニア根治術では，脊髄くも膜下麻酔は全身麻酔に比較して術後の無呼吸の頻度を減少させる[6]。しかし片側の鼠径ヘルニア根治術[7]など末梢神経ブロックで対応できるような体表手術の場合は，脊髄幹麻酔以外の方法でも同等の鎮痛効果が得られやすい。遠位型尿道下裂の手術では，陰部神経ブロックに比べ仙骨硬膜外麻酔の方が術後疼痛のVAS値や合併症である瘻孔発生率が高いとの報告がある[8]。術式や合併症など患者背景を考慮し，リスクベネフィットを考えて適応を選択する。

▶1) Sinner B, Becke K, Engelhard K. General anaesthetics and the developing brain: an overview. Anaesthesia 2014; 69: 1009-22.
▶2) Bozza P, Morini F, Conforti A, et al. Stress and ano-colorectal surgery in newborn/infant: role of anesthesia. Pediatr Surg Int 2012; 28: 821-4.
▶3) Somri M, Matter I, Parisinos CA, et al. The effect of combined spinal-epidural anesthesia versus general anesthesia on the recovery time of intestinal function in young infants undergoing intestinal surgery: a randomized, prospective, controlled trial. J Clin Anesth 2012; 24: 439-45.
▶4) Di Pede A, Morini F, Lombardi MH, et al. Comparison of regional vs. systemic analgesia for post-thoracotomy care in infants. Paediatr Anaesth 2014; 24: 569-73.
▶5) Somri M, Coran AG, Mattar I, et al. The postoperative occurrence of cardio-respiratory adverse events in small infants undergoing gastrointestinal surgery: a prospective comparison of general anesthesia and combined spinal-epidural anesthesia. Pediatr Surg Int 2011; 27: 1173-8.
▶6) Jones LJ, Craven PD, Lakkundi A, et al. Regional (spinal, epidural, caudal) versus general anaesthesia in preterm infants undergoing inguinal herniorrhaphy in early infancy. Cochrane Database Syst Rev 2015;(6): CD003669.
▶7) Baird R, Guilbault MP, Tessier R, et al. A systematic review and meta-analysis of caudal blockade versus alternative analgesic strategies for pediatric inguinal hernia repair. J Pediatr Surg 2013; 48: 1077-85.
▶8) Kundra P, Yuvaraj K, Agrawal K, et al. Surgical outcome in children undergoing hypospadias repair under caudal epidural vs penile block. Paediatr Anaesth 2012; 22: 707-12.

③ 穿刺部位の同定

一般にランドマーク法では両側の腸骨稜を結んだ腸骨稜間線の線上が小児ではL3/4，新生児ではL4/5といわれているが，触診による同定は不正確なことが多い。Hayesら[9)]は0-12歳の腰椎穿刺を受ける患児において腸骨稜間線の触診からL3/4を同定してその位置をX線透視で確認した場合，正確に同定できたのは40％のみで27％は2椎間以上頭側にずれていた，と報告している。また新生児では脊髄下端がL3まで存在するので，脊髄くも膜下麻酔はL4/5以下での穿刺が安全であり，Schoorら[10)]は新生児の遺体解剖では腸骨稜間線上がL4/5でありこの線以下で穿刺すればよいと報告しているが，Baxterら[11)]は生体で腸骨稜を触診して同定した場合，腸骨稜間線上は実際にはL2/3からL5/S1とばらつきが大きく36％は頭側にずれており，これに基づく穿刺では脊髄損傷のリスクがあるので注意が必要と報告している。

仙骨硬膜外麻酔での仙骨角の同定も従来のランドマーク法では限界がある。Kimら[12)]は，ランドマーク法で用いられる仙骨裂孔と両側後上腸骨棘がなす形は実際には正三角形でなく，個体差も大きいと報告している。現在では，正確な仙骨角の同定のために超音波診断装置（ultrasound：US）の使用を推奨する報告が出されている。Mirjaliliら[13)]は，1-38ヵ月の26人を調査し対象の15％で仙骨角が触知不可能だったがUSではその全例で仙骨角の画出が可能であり，仙骨角を触知できない場合にはUSでの確認は必須であると報告している。

④ 超音波診断装置（US）の活用

小児は成人と異なり靱帯の骨化や骨の変形もなく，USで構造を認識しやすい。硬膜外麻酔の際にプレスキャンし構造を確認して硬膜外腔までの距離を測定することで，より安全な穿刺が可能である。Tachibanaら[14)]は，Nuss手術を受ける患児に対し硬膜外穿刺前に傍正中縦断面の脊柱管構造をUSで評価した場合，有意に施行時間が短縮し難易度が低減したと報告している。

仙骨硬膜外麻酔でも近年はUSを利用した報告が増えている。仙骨硬膜外麻酔ではリアルタイムでUSガイド下に穿刺することが比較的容易であり，穿刺針の操作性が向上すると共に薬液の硬膜外腔への広がりを確認でき[15)]，合併症発生率を低下させる[16)]。Tsuiらは，薬液投与時にカラードプラパターンを使用すると髄腔内投与の有無を100％検出可能だったと報告している[17)]。また，まれではあるが仙骨レベルには稽留脊髄やくも膜囊胞などの構造異常が存在する。乳児でよく見られる単純な仙骨部陥凹も，USでスクリーニングすると3.4％に異常所見が存在する[18)]。特に泌尿器手術を受ける児では通常より構造異常

---

9) Hayes J, Borges B, Armstrong D, et al. Accuracy of manual palpation vs ultrasound for identifying the L3-L4 intervertebral space level inchildren. Paediatr Anaesth 2014; 24: 510-5.

10) van Schoor A, Bosman MC, Bosenberg AT. The value of Tuffier's line for neonatal neuraxial procedures. Clin Anat 2014; 27: 370-5.

11) Baxter B, Evans J, Morris R, et al. Neonatal lumbar puncture: are clinical landmarks accurate? Arch Dis Child Fetal Neonatal Ed 2016; 101: F448-50.

12) Kim MS, Han KH, Kim EM, et al. The myth of the equiangular triangle for identification of sacral hiatus in children disproved by ultrasonography. Reg Anesth Pain Med 2013; 38: 243-7.

13) Mirjalili SA, Taghavi K, Frawley G, et al. Should we abandon landmark-based technique for caudal anesthesia in neonates and infants? Paediatr Anaesth 2015; 25: 511-6.

14) Tachibana N, Yamauchi M, Sugino S, et al. Utility of longitudinal paramedian view of ultrasound imaging for middle thoracic epidural anesthesia in children. J Anesth 2012; 26: 242-5.

15) Brenner L, Marhofer P, Kettner SC, et al. Ultrasound assessment of cranial spread during caudal blockade in children: the effect of different volumes of local anaesthetics. Br J Anaesth 2011; 107: 229-35.

16) Wang LZ, Hu XX, Zhang YF, et al. A randomized comparison of caudal block by sacral hiatus injection under ultrasound guidance with traditional sacral canal injection in children. Paediatr Anaesth 2013; 23: 395-400.

17) Tsui B, Leipoldt C, Desai S. Color flow Doppler ultrasonography can distinguish caudal epidural injection from intrathecal injection. Anesth Analg 2013; 116: 1376-9.

18) Kucera JN, Coley I, O'Hara S, et al. The simple sacral dimple: diagnostic yield of ultrasound in neonates. Pediatr Radiol 2015; 45: 211-6.

の発生頻度は高く，USを使用できる環境ならば仙骨麻酔施行前にUSで構造異常の有無を確認すべきである[19]と報告されている。

脊髄くも膜下麻酔でもUSは活用されている。新生児の脊髄くも膜下麻酔にUSを使用して脊髄円錐レベルを確認し適切な穿刺位置や穿刺角度や深さの測定が行える[20]。またリアルタイムにUSガイド下の穿刺も可能で，髄腔内への薬液投与もカラードプラで確認できる[21]。

5 添加薬物

単回投与の硬膜外麻酔や脊髄くも膜下麻酔の欠点の一つは作用時間が短いことである。これまで，成人と同様に局所麻酔薬にさまざまな薬物を添加することで作用時間の延長，鎮痛効果の増強がはかられてきた。ケタミンは以前よく用いられていたが，神経毒性作用の懸念があり近年使用されなくなってきた[22]。最近は，クロニジン，デクスメデトミジンなどのα_2アゴニスト併用の報告が増えている[23]。硬膜外投与ではクロニジンは1-2 μg/kg，デクスメデトミジンは1（-2）μg/kgでの局所麻酔薬との併用で作用時間が延長し，術後鎮痛薬の必要量が有意に減少する[24]。α_2アゴニストの硬膜外投与の効果は広く示されているが，適応外使用であり組織学的評価を含む安全性に関してはまだ十分な根拠はそろっていないため使用には慎重な意見もある（わが国からの小児脊髄幹麻酔への臨床使用の報告は調べた限りでは見当たらない）。また，Zhangら[25]は脊髄くも膜下麻酔中にデクスメデトミジンを静脈内投与しても効果があり鎮痛作用が延長すると報告している。

6 発達中の脊髄への薬物の影響

発達脳と同様に脊髄もアポトーシスに感受性が高く，脊髄幹麻酔で使用する薬物も発達中の脊髄への影響について調査されてきている[26]。近年動物実験での組織変化や神経症状の有無が調査されており，ケタミンは幼若ラットで脊髄後角のアポトーシスを増加させる[27]。また臨床使用濃度では，モルヒネ[28]，クロニジン[29]，レボブピバカイン[30]は対象群に比べて脊髄でのアポトーシスを増加させず，神経学的にも毒性を示す有意な変化はないとの報告がある。デクスメデトミジンは，サルの胎児脳でアポトーシスを誘発しないとの報告がある[31]が，十分なデータはまだ集積されていない。

19) Koo BN, Hong JY, Song HT, et al. Ultrasonography reveals a high prevalence of lower spinal dysraphism in children with urogenital anomalies. Acta Anaesthesiol Scand 2012; 56: 624-8.
20) Oulego-Erroz I, Mora-Matilla M, Alonso-Quintela P, et al. Ultrasound evaluation of lumbar spine anatomy in newborn infants: implications for optimal performance of lumbar puncture. J Pediatr 2014; 165: 862-5.
21) Wang PI, Wang AC, Naidu JO, et al. Sonographically guided lumbar puncture in pediatric patients. J Ultrasound Med 2013; 32: 2191-7.
22) Bosenberg A. Adjuvants in pediatric regional anesthesia. Pain Manag 2012; 2: 479-86.
23) Tong Y, Ren H, Ding X, et al. Analgesic effect and adverse events of dexmedetomidine as additive for pediatric caudal anesthesia: a meta-analysis. Paediatr Anaesth 2014; 24: 1224-30.
24) Al-Zaben KR, Qudaisat IY, Abu-Halaweh SA, et al. Comparison of caudal bupivacaine alone with bupivacaine plus two doses of dexmedetomidine for postoperative analgesia in pediatric patients undergoing infra-umbilical surgery: a randomized controlled double-blinded study. Paediatr Anaesth 2015; 25: 883-90.
25) Zhang H, Li M, Zhang SY, et al. Intravenous Dexmedetomidine Promotes Spinal Bupivacaine Anesthesia and Postoperative Analgesia in Lower Limb Surgery: A Double-Blind, Randomized Clinical CONSORT Study. Medicine 2016; 95: e2880.
26) Walker SM, Yaksh TL. Neuraxial analgesia in neonates and infants: a review of clinical and preclinical strategies for the development of safety and efficacy data. Anesth Analg 2012; 115: 638-62.
27) Walker SM, Westin BD, Deumens R, et al. Effects of intrathecal ketamine in the neonatal rat: evaluation of apoptosis and long-term functional outcome. Anesthesiology 2010; 113: 147-59.
28) Westin BD, Walker SM, Deumens R, et al. Validation of a preclinical spinal safety model: effects of intrathecal morphine in the neonatal rat. Anesthesiology 2010; 113: 183-99.
29) Walker SM, Grafe M, Yaksh TL. Intrathecal clonidine in the neonatal rat: dose-dependent analgesia and evaluation of spinal apoptosis and toxicity. Anesth Analg 2012; 115: 450-60.
30) Hamurtekin E, Fitzsimmons BL, Shubayev VI, et al. Evaluation of spinal toxicity and long-term spinal reflex function after intrathecal levobupivaciane in the neonatal rat. Anesthesiology 2013; 119: 142-55.
31) Koo E, Oshodi T, Meschter C, et al. Neurotoxic effects of dexmedetomidine in fetal cynomolgus monkey brains. J Toxicol Sci 2014; 39: 251-62.

7　硬膜外麻酔・脊髄くも膜下麻酔の安全性：全身麻酔下での施行について

小児で区域麻酔を行う場合は安静を保つことが難しく，ほとんどは全身麻酔下に行うためその安全性が議論されており，これまでに大規模調査がいくつか報告されている。2010年のFrench-language Society of Pediatric Anesthesiologists（ADARPEF）からの約3万件の小児区域麻酔での調査では，脊髄幹麻酔での合併症発生率は0.29％で，多くは局所麻酔中毒であり1年以上残存する障害はなかった[32]。2014年のPediatric Regional Anesthesia Network（PRAN）の約5万件の小児区域麻酔の調査では，合併症発生率は全身麻酔下の施行では0.82％であり，覚醒下の1.84％，鎮静下の1.6％に比べ低かった。全身麻酔下に比べて覚醒下や鎮静下は施行数が少ない，年齢分布が両群で異なるなどはあるが，全身麻酔下での小児区域麻酔は安全で標準的な医療とみなされるべきである，と結論付けている[33]。また，2015年にPRANから報告された仙骨硬膜外麻酔の約1万8千件の調査では，合併症全体の発生率は1.9％で一過性も含めて神経障害の発生はなく，多くはブロック効果不十分・血液吸引・血管内注入であった。また，全体の25％で局所麻酔薬の投与量が中毒を起こし得る量であり，適切な投与量への配慮が重要であった[34]。

[32] Ecoffey C, Lacroix F, Giaufré E, et al. Association des Anesthésistes Réanimateurs Pédiatriques d'Expression Française（ADARPEF）. Epidemiology and morbidity of regional anesthesia in children: a follow-up one-year prospective survey of the French-Language Society of Paediatric Anaesthesiologists（ADARPEF）. Paediatr Anaesth 2010; 20: 1061-9.

[33] Taenzer AH, Walker BJ, Bosenberg AT, et al. Asleep versus awake: does it matter?: Pediatric regional block complications by patient state: a report from the Pediatric Regional Anesthesia Network. Reg Anesth Pain Med 2014; 39: 279-83.

[34] Suresh S, Long J, Birmingham PK, et al. Are caudal blocks for pain control safe in children? an analysis of 18,650 caudal blocks from the Pediatric Regional Anesthesia Network（PRAN）database. Anesth Analg 2015; 120: 151-6.

8　まれな合併症

Meyerら[35]は硬膜外麻酔後の4例の永続的な神経障害を報告している。4例とも硬膜外カテーテルが問題なく挿入された後に神経障害が起きた。2例は薬液が比較的高容量で硬膜外持続投与されていた。1例は局所麻酔薬投与後に高度の低血圧になり髄腔内投与が疑われた。いずれも血腫や膿瘍，穿刺による脊髄の直接損傷の所見はなく，はっきりした原因は不明だった。可能性として脊髄虚血・還流障害も考慮され，薬液投与による髄腔内圧の変化などの研究が今後望まれる，と論じている。この報告を受けてBerdeら[36]は，脊髄血流維持に注意し，極端な低血圧を避ける，テストドーズのアドレナリン量を制限する，硬膜外腔への薬液の負荷投与はゆっくり注入する，多量ステロイド投与や病的肥満の患者では脊柱管内のコンプライアンスが低下していることを念頭に置くことを，暫定的ではあるが推奨している。

脊髄くも膜下麻酔後に硬膜下血腫が発見された報告がある[37]。2例の乳児で，1例は手術翌日から不穏状態が続き数週間後に頭囲拡大を気付かれMRI検査で発見された。もう1例は数週間後に異常な眼球運動で気付かれた。2例とも脊髄くも膜下麻酔施行時には問題はなかったが，硬膜下血腫の潜在的なリスクとされている外水頭症が存在していた。

[35] Meyer MJ, Krane EJ, Goldschneider KR, et al. Case report: neurological complications associated with epidural analgesia in children: a report of 4 cases of ambiguous etiologies. Anesth Analg 2012; 115: 1365-70.

[36] Berde C, Greco C. Pediatric regional anesthesia: drawing inferences on safety from prospective registries and case reports. Anesth Analg 2012; 115: 1259-62.

[37] McDougall RJ, Barnes R, Danks RA, et al. Subdural haematoma following infant spinal anaesthesia. Childs Nerv Syst 2016; 32: 579-81.

9 安全面での課題と指針

小児区域麻酔での安全面の課題については，2015年にAmerican Society of Regional Anesthesia and Pain MedicineとEuropean Society of Regional Anesthesia and Pain Therapyが共同で，これまでの報告をまとめて指針を出した[38]。内容は，①適切な準備のもとでの小児の全身麻酔下での区域麻酔施行は安全面でも許容され，標準的な医療とみなされるべきである，②全身麻酔下のテストドーズは偽陰性もあるので，局所麻酔薬の投与は心電図変化にも留意しながら血液の逆流がないのを時々確認して少量ずつゆっくり間欠的に投与する，③抵抗消失法に空気を用いる場合は量を最小限にする（乳児ではシリンジ内に入れる空気は1 mL以下にして，使用を繰り返さない：ただし空気の安全量のエビデンスはない），④区域麻酔がコンパートメント症候群の増加やその発見を遅らすという明らかなエビデンスは現在ないが，その症状をマスクしないように持続投与薬の濃度は低濃度のものを使用する，ハイリスク患者では投与する局所麻酔薬の濃度と量を制限してよく経過観察する，持続ブロック中に急な疼痛増強があった場合はコンパートメント症候群も念頭において対処し，疑わしい場合は可能であれば組織内圧を測定する，としている。ただしエビデンスレベルは高くなく，さまざまな議論の余地が残っており今後も調査が進められる。

（大坂　佳子）

[38] Ivani G, Suresh S, Ecoffey C, et al. The European Society of Regional Anaesthesia and Pain Therapy and the American Society of Regional Anesthesia and Pain Medicine Joint Committee Practice Advisory on Controversial Topics in Pediatric Regional Anesthesia. Reg Anesth Pain Med 2015; 40: 526-32.

2 末梢神経ブロック

1 背景

1) American Society of Anesthesiologists task force on acute pain management: Practice guidelines for acute pain management in the perioperative setting: an updated report by the American Society of Anesthesiology task force on acute pain management. Anesthesiology 2012; 116: 248-73.

局所麻酔薬を用いた麻酔・鎮痛法を急性期の疼痛管理に積極的に用いると，年齢にかかわらず患者に利益をもたらす[1]。オピオイドの必要量が減り，オピオイド関連副作用を最少にした優れた疼痛管理が可能になるからである。区域麻酔は，小児手術の80％の手技において使用可能といわれるが，実際の使用状況は施設によりさまざまである。しかし，超音波ガイド法の普及が，現状を変え始めている。小さな神経や組織が見えるようになり，以前は避けられていたブロックも行われるようになってきた。各手技における安全性や有効性についての報告はまだ少ないが，増えてきている。本項では，最近の報告を基に，脊柱管より末梢の小児区域麻酔について述べる。

2 小児における末梢神経ブロックの安全性と推奨性

2) Ecoffey C, Lacroix F, Giaufre E, et al; Association des Anesthesistes Reanimateurs Pediatriques D'Expression Francaise (ADARPEF). Epidemiology and morbidity of regional anesthesia in children: a follow-up one year prospective survey of the French-language Society of Paediatric Anaesthesiologist (ADARPEF). Paediatr Anaesth 2010; 20: 1061-9.
3) Polaner DM, Tenzer AH, Walker BJ, et al. Pediatric Regional Anesthesia Network (PRAN): a multi-institutional study of the use and incidence of complications of pediatric regional anesthesia. Anesth Analg 2012; 115: 1353-64.
4) Boretsky KR. Regional anesthesia in pediatrics: marching forward. Curr Opin Anesthesiol 2014; 27: 556-60.
5) Chou R, Gordon DB, de Leon-Casasola OA, et al. Management of postoperative pain: a clinical practice guideline from the American Pain Society, the American Society of Regional Anesthesia and Pain Medicine, and the American Society of Anesthesiologists' Committee on Regional Anesthesia, Executive Committee, and Administrative Council. J Pain 2016; 17: 131-57.
6) Ivani G, Suresh S, Ecoffey C, et al. The European Society of Regional Anesthesia and Pain Therapy and the American Society of Regional Anesthesia and Pain Medicine joint committee practice advisory on controversial topics in pediatric regional anesthesia. Reg Anesth Pain Med 2015; 40: 526-32.

よい区域麻酔は，鎮痛効果が優れていることはもちろん，小児にも安全に応用されなくてはならない。小児における区域麻酔の安全性はいくつかの大規模調査で報告されている。Ecoffeyら[2]は，欧州を中心とした47施設で2005-2006年に施行された3万件余りの小児区域麻酔症例について，調査結果を発表した。深刻な合併症の発生率は0.12％程度と低かったが，末梢神経ブロック（0.04％）に比べ脊髄幹麻酔（0.26％）で6-7倍高いことを明らかにした。Polanerら[3]も，米国の小児区域麻酔情報網（Pediatric Regional Anesthesia Network：PRAN）から2007-2010年のデータを集めて調査し，1万4000件あまりの小児区域麻酔症例において死亡例もしくは3カ月以上続く合併症はなかったと報告している。彼らの報告でも深刻な合併症の発生率は，末梢神経ブロック（0.02％）に比べ脊髄幹麻酔（0.23％）で11倍高かった（各数値はBoretsky[4]の記載より）。

最近，米国の疼痛学会，区域麻酔学会および麻酔学会は合同で，有効かつ安全な術後疼痛管理を奨励するためのエビデンスに基づいたガイドラインを提唱した[5]。彼らは，手術部位にあわせた末梢神経ブロックを，多様式鎮痛法の一要素として，小児にも成人にも高いエビデンスをもって強く推奨している。また，ブロック施行医にはその手技（超音波ガイド法を含む）や合併症についての熟知を要請している。

四肢の区域麻酔は，コンパートメント症候群の発見を遅らすとも懸念されているが，症例報告のエビデンスしかなく，細かい観察がもっ

とも勧められている[6]。

3 区域麻酔を深鎮静または全身麻酔下の小児に実施するのは安全か

　Taenzerら[7]は，米国PRANの5万例以上の情報を基に，区域麻酔施行後の神経症状や局所麻酔薬中毒などの発生率とブロック時の鎮静状態との関係について調査した。全身麻酔下でのブロックは，神経症状の発生率（0.92/1000）が鎮静または覚醒下の発生率（6.82/1000）の1/7であり，危険性が増すとはいえないと結論している。局所麻酔薬中毒の発生率も同様に，全身麻酔下（0.08/1000）では鎮静または覚醒下（0.34/1000）より低かった。しかし，これらの結果は，患者の年齢が0-18歳と幅広く，区域麻酔の実施状況もさまざまであったことなどを考慮して評価する必要がある。欧州と米国の区域麻酔学会が合同で発表した勧告書[6]では，小児の区域麻酔を鎮静または全身麻酔下に行うことの安全性は，エビデンスレベルBで認めるものの，標準的な観察を厳守するよう強調している。

　しかし，腕神経叢ブロックの斜角筋間アプローチは特別扱いで，小児においても全身麻酔下の施行は危険であると忠告されてきた[8]。Taenzerら[9]とGurnaneyら[10]は安全に管理できると反論している。

▶7) Taenzer AH, Walker BJ, Bosenberg AT, et al. Asleep versus awake: does it matter? Pediatric regional block complications by patient state: a report from the Pediatric Regional Anesthesia Network. Reg Anesth Pain Med 2014; 39: 279-83.
▶8) Bernards CM, Hadzic A, Suresh S, et al. Regional anesthesia in anesthetized or heavily sedated patients. Reg Anesth Pain Med 2008; 33: 449-60.
▶9) Taenzer A, Walker BJ, Bosenberg AT, et al. Interscalene brachial plexus under general anesthesia in children: is this safe practice?: A report from the Pediatric Regional Anesthesia Network (PRAN). Reg Anesth Pain Med 2014; 39; 502-5.
▶10) Gurnaney H, Muhly WT, Kraemer FW, et al. Safty of pediatric continuous interscalene block catheters placed under general anesthesia: a single center's experience. Acta Anaesthesiol Scand 2015; 59: 377-83.

4 末梢神経ブロック法の種類と推奨度

　末梢神経ブロック法には，ランドマーク法，神経刺激法，超音波ガイド法などがある。神経刺激法はランドマーク法にくらべ有効性の面で優勢であったが，超音波ガイド法がより支持されるようになっている。

　Lamら[11]は，最近5年間（2009-2014年）の超音波ガイド下小児区域麻酔のエビデンスを基に系統的総説を発表した。超音波ガイド法は，組織，ブロック針，カテーテル，および薬液注入の視認を可能とし，一部の四肢や体幹部のブロックにおいては，ブロック施行時間が短縮し良質な鎮痛が得られるなどの点で，エビデンスレベルIb，推奨度Aで勧めている。超音波ガイド法を用いると，多くのブロックにおいて，局所麻酔薬が従来量（0.3-0.5 mL/kg）の25～60％まで減量が可能である[12]。

　神経刺激法は，超音波ガイド法との併用が勧められている。針先─神経間距離をより正確にとらえることができ，ブロックの成功率上昇と神経内注入の回避が期待されるからである[13]。下肢などで，深部の神経の位置確認に多く併用されている[3]。

▶11) Lam DK, Corry GN, Tsui BC. Evidence for the use of ultrasound imaging in pediatric regional anesthesia: a systematic review. Reg Anesth Pain Med 2016; 41: 229-41.

▶12) Ecoffey C. Safety in pediatric regional anesthesia. Paediatr Anaesth 2012; 22: 25-30.

▶13) Dillane D, Tsui BC. Is there still a place for the use of nerve stimulation? Paediatr Anaesth 2012; 22: 102-8.

5 末梢神経ブロックの種類と施行状況

施行されている末梢神経ブロックの種類と頻度は，術式が年齢によって傾向を異にすることもあり，患者によりまた施設によりさまざまである。全体的には，末梢神経ブロックが増加する一方で，脊髄幹麻酔が減少する傾向にある。2005-2006年の欧州[2]では，脊髄幹麻酔と末梢神経ブロックの割合は，3歳以下でほぼ等しいが，3歳以上では4倍以上の頻度で末梢神経ブロックが多かった。末梢神経ブロックが全区域麻酔の中で占める割合は，彼らの14年前の報告（38％）と比べ激増している（66％）。2007-2010年の米国[3]では，単回投与の区域麻酔のうち，約45％が末梢神経ブロックであった。以下に，各末梢神経ブロックの施行状況と最近のエビデンスについて記す。頻度は米国PRANの情報[3]を基にした。

上肢の末梢神経ブロック[14]

14) Marhofer P, Willschke H, Ketner SC. Ultrasound-guided upper extremity blocks-tips and tricks to improve the clinical practice. Paediatric Anaesth 2012; 22: 65-71.

全区域麻酔の約4％，全末梢神経ブロックの中では約9％で行われている。腕神経叢ブロックがほとんどであるが，頻度順に並べると，鎖骨上（36％），腋窩（21.8％），斜角筋間（17.6％），鎖骨下（7.7％）アプローチとなる。他には，筋皮・正中・橈骨・尺骨神経などのさらに末梢でのブロックがある。

超音波ガイド法の使用率は，腋窩アプローチでは78％であるが，これより近位のアプローチでは95％以上と高い。神経刺激法の使用率は，超音波ガイド法との併用を含めて，斜角筋間および鎖骨下アプローチで20％台であり，全体としても14％と低い[3]。

Marhoferら[14]は，腕神経叢ブロックの中で，超音波ガイド下での鎖骨上アプローチを最も勧めている。肩関節の外転が不要であることと鎖骨下動脈の外側にすべての神経が観察できる唯一のアプローチであることが理由である。2005-2006年の欧州[2]では，腋窩アプローチがもっとも多く（43％）行われているが，超音波ガイド法については述べていない。超音波ガイド法の普及が傾向を変えつつあると思われる。

斜角筋間アプローチを全身麻酔下で施行することの是非については前述した。

下肢の末梢神経ブロック[15]

15) Flack S, Anderson C. Ultrasound guided lower extremity blocks. Paediatr Anaesth 2012; 22: 72-80.

全区域麻酔の約20％，全末梢神経ブロックの中では約45％に行われている。下肢における整形外科手術では術後鎮痛の必要性が高いため，カテーテル挿入率も高い。また，複数の下肢ブロックがしばしば同時に必要になる。頻度順に並べると，大腿神経ブロック（37.8％），坐骨神経ブロック（17.9％），坐骨神経ブロック膝窩部アプローチ

（13.8%），腸骨筋膜下ブロック（9.6%），伏在神経ブロック（3.4%），腰神経叢ブロック（3.4%）である．他には，閉鎖神経や外側大腿皮神経などのブロックがある．

　超音波ガイド法の使用率は，下肢全体では70%である．大腿神経や坐骨神経のブロックでは80%以上と高率に用いられるが，腰神経叢ブロックでは12%と低い．

　神経刺激法の使用率は上肢に比べると高く，超音波ガイド法との併用を含め全体で33%である．腰神経叢ブロックの77%，坐骨神経ブロックの47%，大腿神経ブロックの36%に使用されている[3]．

体幹部の末梢神経ブロック[16]

　全区域麻酔の約16%，全末梢神経ブロックの中では約36%に行われている．頻度順に並べると，腸骨鼠径・腸骨下腹神経ブロック（40%），腹直筋鞘ブロック（16%），陰茎ブロック（12.4%），腹横筋膜面ブロック（7.6%），肋間神経ブロック（2.1%），胸部傍脊椎ブロック（0.7%）となる．新しいブロックとして，前胸壁ブロック（胸筋神経ブロック，鋸筋面ブロック）や腰方形筋ブロックなどがあるが，小児では症例報告もまだ珍しい[17]．超音波ガイド法の使用率は，腸骨鼠径・腸骨下腹神経ブロック（76%），腹直筋鞘ブロック（87%），腹横筋膜面ブロック（92%），肋間神経ブロック（77%）で高く，胸部傍脊椎ブロック（29%）や陰茎ブロック（0.9%）で低い[3]．

- 腸骨鼠径・腸骨下腹神経ブロックや腹直筋鞘ブロックは，超音波ガイド法で行うとランドマーク法で用いる局所麻酔薬量の1/3まで減量ができると報告されている[12]．
- 腹横筋膜面ブロックは新しく，成人での最初の報告が2001年である[18]．小児における良質な報告は少ない．米国PRANのデータ[19]によると，2007年からの5年間で急速に施行数が増加しているが，局所麻酔薬の使用量が症例間で5倍も差があり，特に年齢が小さいほど過量投与の傾向があることが分かった．合併症の発生率は他の区域麻酔と同程度（0.3%）と計算され，安全であると一応結論されたものの，局所麻酔薬の適切使用に関する課題が残った．同じころ，Solaら[20]は，ヘルニア根治術予定の27例を対象に上げ下げ法による前向き研究を行い，腹横筋膜面ブロックの至適投与量は0.2%レボブピバカインで0.2 mL/kgであると発表した．最近では，Sureshら[21]が，腹部手術予定新生児10例を対象に前向き観察研究を行い，0.125%ブピバカイン1 mL/kgを用いた腹横筋膜面ブロック後の血中濃度は安全なレベルだと報告した．
- 腹直筋鞘ブロックと腹横筋膜面ブロックの有効性については，ヘルニア手術を除く小児腹部手術でのメタアナリシス結果がある[22]．いずれのブロックもある程度は有効であるとしているが，分析の対象となった報告に術式やブロック法などの統一性がなく，明確な結論

▶16) Bhalla T, Sawardekar A, Drwhirst E, et al. Ultrasound-guided trunk and core blocks in infants and children. J Anesth 2013; 27: 109-23.

▶17) Visoiu M, Yakovleva N. Continuous postoperative analgesia via quadratus lumborum block-an alternative to transversus abdominis plane block. Paedatr Anaesth 2013; 23: 959-61.

▶18) Rafi AN. Abdominal field block: a new approach via the lumbar triangle. Anaesthesia 2001; 56: 1024-6.
▶19) Long JB, Birmingham PK, De Oliveira GS, et al. Transversus abdominis plane block in children: a multicenter safety analysis of 1994 cases from the PRAN (Pediatric Regional Anesthesia Network) database. Anesth Analg 2014; 119: 395-9.
▶20) Sola C, Menace C, Rochette A, et al. Ultrasound-guided transversus abdominis plane block for herniorraphy in children. What is the optimal dose of levobupivacaine? Eur J Anaesthesiol 2014; 31: 327-32.
▶21) Suresh S, De Oliveira GS. Blood bupivacaine concentrations after transversus abdominis plane block in neonates: a prospective observational study. Anesth Analg 2016; 122: 814-7.

▶22) Hamill JK, Rahiri J, Liley A, et al. Rectus sheath and transversus abdominis plane blocks in children: a systematic review and meta-analysis of randomized trials. Paediatr Anaesth 2016; 26: 363-71.

23) Lönnqvist PA. Continuous paravertebral block in children. Initial experience. Anaesthesia 1992; 47: 607-9.
24) Hall Burton DM, Boretsky KR. A comparison of parvertebral nerve block catheters and thoracic epidural catheters for postoperative analgesia following the Nuss procedure for pectus excavatum repair. Paediatr Anaesth 2014; 24: 516-20.
25) Qi J, Du B, Gurnaney H, et al. A prospective randomized observer-blinded study to assess postoperative analgesia provided by an ultrasound-guided bilateral thoracic paravertebral block for children undergoing the Nuss procedure. Reg Anesth Pain Med 2014; 39: 208-13.

26) Suresh S, Voronov P. Head and Neck blocks in infants, children, and adolescents. Paediatr Anaesth 2012; 22: 81-7.

には至っていない。
● 傍脊椎ブロックも，小児における最初の報告は1992年で比較的新しい[23]。硬膜外麻酔が不可能な症例での鎮痛手段として期待されるが，限られた施設における少数例の後ろ向き報告が多かった[24]。Qiら[25]は漏斗胸に対するNuss法予定患者30例を対象に前向き無作為研究を行い，超音波ガイド下傍脊椎ブロック例は，非ブロック例に比べ鎮痛効果があると評価している。
● 環状切開術における超音波ガイド下陰茎ブロックは，ランドマーク法より所要時間が長くなり利点がないとも報告されている。また，単独よりも表面麻酔との併用がよいと強く勧められている[5]。

頭頸部の末梢神経ブロック[26]

全区域麻酔の5％で，全末梢神経ブロックの中では約11％で施行されている。頻度順では，眼窩下神経（25％），大耳介神経（28％），後頭神経（18％）ブロックとなる。他に，眼窩上ブロック，大口蓋神経ブロックがある。超音波ガイド法使用の報告はまれである。

6 効果時間延長のための工夫

長時間作用性の局所麻酔薬（ロピバカインやレボブピバカインなど）を用いても単回投与では，効果持続時間に限りがある。さらに長時間の鎮痛が望まれる場合には工夫が必要である。

局所麻酔薬の添加薬

27) Lönnqvist PA. Adjuncts should always be used in pediatric regional anesthesia. Paediatr Anaesth 2015; 25: 100-6.

米国の術後疼痛管理ガイドライン[5]では，クロニジンの添加のみを中等度のエビデンスレベルで弱く勧めている。小児の末梢神経ブロックにおける報告は成人に比べ少ないが，Lönnqvist[27]も，クロニジン（1-2 μg/kg）の添加がもっとも安全で持続時間延長効果があると評価している。添加する場合は，低血圧や鎮静の合併症に注意する。

カテーテル挿入法

28) Walker BJ, Long JB, Oliveira GS, et al; the PRAN Investigators. Peripheral nerve catheters in children: an analysis of safety and practice patterns from the pediatric regional anesthesia network (PRAN). Br J Anaesth 2015; 115: 457-62.

米国の術後疼痛管理ガイドライン[4]では，局所麻酔薬を用いた末梢神経の持続鎮痛法を強く推奨している。下肢の整形外科手術などで高率（75-91％）にカテーテルが挿入されている[2,3,28]。Walkerら[28]は2007-2013年のPRANのデータを集め，小児における末梢神経カテーテル挿入法の安全性について調査した。重症合併症の発生率は，成人と同程度の0.04％と予想され安全だと結論した。しかし，ロピバカインの過量投与（0.5 mg/kg/hr以上）が0.7％にあることが判明し

た．彼らは，感染のリスクから3日以内のカテーテル抜去を勧めている．

7 局所麻酔薬中毒のリスクと至適投与量明確化の必要性

小児は局所麻酔薬中毒が起こりやすい薬物動態を有する．全身麻酔下に比較的大量の局所麻酔薬を用いるブロックをする際には，注意が必要である．Ecoffeyら[2]は，腕神経叢ブロック（腋窩アプローチ）後の痙攣と陰茎ブロックを併用した腸骨鼠径腸骨下腹神経ブロック後の不整脈を報告している．前述のように，腹横筋膜面ブロック[19]や持続注入[28]で過量投与の現状もある．年齢に応じた最大投与量を厳守し，中毒症状が発現した場合の治療法を熟知しておくことが大切である[29]．また，年齢・手術・ブロック別に，低用量かつ有効な局所麻酔薬の投与量が今後明確にされる必要がある．

（紫藤　明美）

▶29) Lönnqvist PA. Toxicity of local anesthetic drugs: a pediatric perspective. Paediatr Anaesth 2012; 22: 39-43.

10 疼痛管理

1 術後疼痛管理

　術後疼痛管理は，周術期管理の一翼を担っており麻酔科医はすべての症例において術中から継続した疼痛管理を行っていかなくてはならない。"疼痛の程度は本人しか解らない"が基本であり，成人の場合は硬膜外や静脈内 PCA（patient controlled analgesia：自己調節鎮痛法）による疼痛管理は本人の評価に基づく鎮痛方法でありボタンの押す回数はもっとも信頼のおける疼痛評価のひとつであろう。しかし，小児においては4歳以上でないと自ら PCA ボタンを押すことができないが親や看護師による疼痛評価を行ったうえで鎮痛薬を投与する方法は有用である[1]。小児は言葉による痛みの表現が困難であるため，さまざまな痛みの評価方法が行われている。よりよい効果的な疼痛管理を行うためには施設毎に統一した評価を行うことで疼痛管理の質が向上するものと思われる。疼痛管理のためには multimodal analgesia（多様式鎮痛法）に基づいて麻薬・アセトアミノフェン・非ステロイド性抗炎症薬（nonsteroidal anti-inflammatory drugs：NSAIDs）・デクスメデトミジンなどの薬物や区域麻酔などを積極的に併用していく必要がある。ASA2012 のガイドラインでも小児では過去には十分な対処が行われてこなかったとして周術期管理として発達に応じた適切な疼痛評価を行い，行動療法を含めた multimodal analgesia に基づいて治療を行うことが推奨されている[2]。また，患児の疼痛治療ばかりではなく両親への教育の重要性も指摘されている[3]。

▶1) Franson HE. Postoperative patient-controlled analgesia in the pediatric population: a literature review. AANA J 2010; 78: 374-8.
▶2) American Society of Anesthesiologists Task Force on Acute Pain Management. Practice Guidelines for Acute Pain Management in the Perioperative Setting: An Updated Report by the American Society of Anesthesiologists Task Force on Acute Pain Management. Anesthesiology 2012; 116: 248-73.
▶3) Chou R, Gordon DB, de Leon-Casasola OA, et al. Management of Postoperative Pain: A Clinical Practice Guideline From the American Pain Society, the American Society of Regional Anesthesia and Pain Medicine, and the American Society of Anesthesiologists' Committee on Regional Anesthesia. J Pain 2016; 17: 131-57.

Multimodal analgesia, Preemptive analgesia, Preventive analgesia とは

- Multimodal analgesia：2種類以上の薬物や局所麻酔薬などで鎮痛を計り麻薬の使用量を減少させる。
- Preemptive analgesia：手術刺激から侵害刺激を抑制し中枢性感作を生じさせない。
- Preventive analgesia：周術期に有害刺激が生じないようにして術後鎮痛を計る。

　この項では，痛みの評価・鎮痛薬・年齢毎の鎮痛方法・区域麻酔・術後悪心・嘔吐（postoperative nausea and vomiting：PONV）や覚醒時興奮（emergence agitation：EA）の予防について述べる。

1 痛みの評価

　患児自身が体験する痛みは成長発達段階に基づく身体的要因・心理的要因・経験的要因などが影響しているが，認知能力や言語的表現能力が十分に発達していない小児では痛みをどのように捉えているかを把握することは難しい。さらに，疼痛以外にも環境や手足の抑制など安楽を妨げる環境に曝されるため不安や恐怖などを感じて泣いたりしてしまうことも疼痛評価を一層困難にしてしまう。そのためさまざまな疼痛評価方法が開発され現在以下のものが用いられている。

痛みの強さの評価を患児が行うもの

- Visual Analogue Scale（VAS）：100 mm の水平な直線上に痛みの程度を患者自身に印を付けてもらいその長さで痛みの程度を数値化して評価する方法。5歳以上。
- Numerical Rating Scale（NRS）：0から10までの11段階の数字を用いて患者自身に痛みの程度を数字として示してもらう。5歳以上。
- Verbal Rating Scale（VRS）：数段階の痛みの強さを表す言葉を直線上に書いて選択してもらう。年長児でも難しい。
- Face Scale：言葉ではなく痛みを顔の表情（痛みのない顔から非常に痛みが強い顔まで）から数段階で痛みの状態を推察する。3歳以上の小児で，信頼性・妥当性は支持されている[4]。

痛みの強さの評価を観察者が行うもの

- Children's Hospital of Eastern Ontario Pain Scale（CHEOPS）：泣き方・表情・痛みの訴え・姿勢・傷を触れようとするか・脚位置を段階的に評価する。1-7歳。欠点は煩雑すぎる[5]。
- Face, Legs, Activity, Cry, Consolability Scale（FLACC）：顔表情・足・活動性・啼泣・あやしやすさを点数化する。2カ月から7歳まで有用。また術後疼痛評価の有用性も報告されている[6]。
- Behavioral Observational Pain Scale（BOPS）：表情・言語・体位をそれぞれ0から2点として客観的に評価する。1歳から7歳の術後疼痛評価に有用とされている[7]。

新生児領域の評価方法

　新生児にとってもさまざまな医療行為による疼痛は有害で，除痛により成長発達も改善し有用で新生児においても疼痛管理は必要である[8]。新生児は成人よりも痛みを強く感じやすいとする報告もあり採血などの処置にも鎮痛が必要である[9,10]。最近では新生児に対する鎮

痛の必要性は小児科領域の間でも知られるようになってきており，処置によって生じる疼痛に対して薬物ばかりでなくそれ以外の鎮痛方法も取り入れられるようになって来た．しかし，疼痛の評価方法に関しての検証はまだ十分に行われていない．

評価方法

- Neonatal Infant Pain Scale（NIPS）：対象は修正 31-39 週．呼吸様式・顔の表情・啼泣状態・腕の動き・足の動き・睡眠覚醒状態[11]．
- Premature Infant Pain Profile（PIPP）：在胎 24-40 週，生後 28 日以下．睡眠覚醒状態・心拍数・酸素飽和度・顔表情．
- 日本語版 PIPP：上記の日本語版．対象が修正 37-42 週[12]．
- PIPP-R：PIPP の改良版．在胎 25-41 週．生後 1 週以下[13]．
- Face Scales for Pain Assessment of Preterm Infants（FSPAPI）：顔色・全身の弛緩・顔表情・上部顔面のしわ形成を分類・顔表情を図式化[14,15]．
- Neonatal Infant Acute Pain Assessment Scale（NIPAS）：在胎 23-42 週．生後 1-2 週以上．呼吸様式・心拍数・酸素飽和度・睡眠覚醒状態・顔表情・啼泣・筋緊張・在胎週数[16]．

新生児や乳幼児において処置に伴う急性痛は上記のいずれかの行動指標の測定ツールを用いて，痛みの評価を行う．いずれかの評価方法で疼痛の評価を行いつつ鎮痛薬などを投与すべきであるが，小児では鎮痛薬の投与時期に関して定時の方が良いのか痛みを感じたときに投与すべきか明確にされていない[17]．

2 鎮痛薬

- アセトアミノフェン

アセトアミノフェンは NSAIDs と異なり抗炎症作用はほとんどないうえ通常量では胃腸障害・血液凝固障害・腎障害・肝障害が少ないため，小児では比較的安心して使用することができるとされている．また，剤型もシロップ・粉末・錠剤・座薬・注射剤と年齢層によって使い分けが可能なため使用しやすい．術後の鎮痛や疼痛を伴う処置に対しての静脈内投与量は，新生児では 20 mg/kg 投与後 6 時間ごとに 10 mg/kg，生後 1 カ月未満で在胎週数 37-42 週の場合は 50-60 mg/kg/day，生後 1-3 カ月の場合は 60-75 mg/kg/day が目安になる[18,19]．動物実験において新生児時期の投与が脳の発達に影響を与える可能性が示され，麻酔薬同様今後の研究が待たれる[20]．

- 非ステロイド性抗炎症薬（NSAIDs）

NSAIDs の鎮痛効果は高く有用であるが，血小板凝集抑制作用のため出血を増加させる可能性がありまた肝機能障害，腎機能障害などが

11) Lawrence J, Alcock D, McGrath P, et al. The development of a tool to assess neonatal pain. Neonatal Netw 1993; 12: 59-66.
12) 小澤未緒, 菅田勝也, 平田倫生, ほか. 日本語版 Premature Infant Pain Profile の有用性の検討. 日本新生児看護学会雑誌 2010；16：28-33.
13) Gibbins S, Stevens BJ, Yamada J, et al. Validation of the Premature Infant Pain Profile-Revised (PIPP-R). Early Hum Dev 2014; 90: 189-93.
14) 横尾京子, 阿部明子. 早産児の痛みのアセスメント・ツール（FSPAPI）の開発：上部顔面表情運動の定量に基づいたフェース・スケール. 日本新生児看護学会誌 2010；16：11-8.
15) 阿部明子, 横尾京子. 早産児の痛みのアセスメントのためのフェース・スケール（FSPAPI）の信頼性と妥当性の検証. 日本新生児看護学会誌 2010；16：19-24.
16) Pölkki T, Korhonen A, Axelin A, et al. Development and preliminary validation of the Neonatal Infant Acute Pain Assessment Scale (NIAPAS). Int J Nurs Stud 2014; 51: 1585-94.
17) Erskine A, Wiffen PJ, Conlon JA. As required versus fixed schedule analgesic administration for postoperative pain in children. Cochrane Database of Systematic Reviews 2015; 26: 2.

18) Allegaert K, Pamer GM, Anderson BJ. The pharmacokinetics of intravenous paracetamol in neonate: size matters most. Arch Dis Child 2011; 96: 575-80.
19) Cuzzolin L, Antonucci R, Fanos V. Paracetamol (acetaminophen) efficacy and safety in the newborn. Curr Drug Metab 2013; 14: 178-85.
20) Wu JP, Li MH. Inhitory effects of pain relief drugs on neurological enzymes: implications on their potential neurotoxicity to aquatic animals. Environ Toxicol Phamacol 2015; 39: 89905.

21) Kokki H. Nonsteroidal anti-inflammatory drugs for postoperative pain: a focus on children. Paediatric day-case surgery. Paediatric Drugs 2003; 5: 103-23.
22) Morris JL, RosenDA, RosenKK. Nonsteroidal anti-inflammatory agents in neonates. Paediatric Drugs 2003; 5: 385-405.
23) Schnabel A, Reichl SU, Poepping DM, et al. Efficacy and safety of intraoperative dexmedetomidine for acute postoperative pain in children: a meta-analysis of randomized controlled trials. Pediatr Anesth 2013; 23: 170-9.
24) Lundblad M, Trifa M, Kaabachi O, et al. Alpha-2 adrenoceptor agonist as adjuncts to peripheral nerve blocks in children: a meta-analysis. Pediatr Anesth 2016; 26: 232-8.
25) Hauber JA, Davis PJ, Bendel LP, et al. Dexmedetomidine as a Rapid Bolus for Treatment and Prophylactic Prevention of Emergence Agitation in Anesthetized Children. Anesth Analg 2015; 121: 1308-15.

ある場合には使用には注意が必要である[21]。6カ月以降の乳幼児に対して安全に使用できる[22]。

● デクスメデトメジン

$α2$アドレナリン受容体のアゴニストで青斑核や脊髄後核に作用し，呼吸抑制は少なく鎮痛鎮静作用を持つ。通常は持続静注（0.2-1 $μg/kg/hr$）で使用する。デクスメデトメジンの併用により，術後のオピオイドの使用量が減少し術後の疼痛も減少させられる[23]。また，末梢神経ブロックの際に局所麻酔薬と混合して使用することにより作用時間の延長が認められ重篤な合併症も生じなかった[24]。また，麻酔からの覚醒時興奮（EA）を手術終了前に 0.5 $μg/kg$ の投与によって，治療を必要とする徐脈や低血圧や高血圧を引き起こすことなく EA の発生を抑制することができる[25]。さまざまな領域でデクスメデトメジンの有用性が多数報告されている。今後，わが国での適応拡大に期待したい。

3 年齢に基づいた multimodal analgesia

26) Kokki H. Spinal blocks. Paediatr Anaesth 2012; 22: 56-64.
27) Jones LJ, Craven PD, Lakkundi A, et al. Regional（spinal, epidural, caudal）versus general anaesthesia in preterm infants undergoing inguinal herniorrhaphy in early infancy. Cochrane Database Syst Rev 2015;(6): CD003669.
28) Davidson AJ, Morton NS, Arnup SJ, et al; General Anesthesia compared to Spinal anesthesia (GAS) Consortium. Apnea after Awake Regional and General Anesthesia in Infants: The General Anesthesia Compared to Spinal Anesthesia Study--Comparing Apnea and Neurodevelopmental Outcomes, a Randomized Controlled Trial. Anesthesiology 2015; 123: 38-54.
29) Frawley G, Bell G, Disma N, et al. Predictors of Failure of Awake Regional Anesthesia for Neonatal Hernia Repair: Data from the General Anesthesia Compared to Spinal Anesthesia Study--Comparing Apnea and Neurodevelopmental Outcomes. Anesthesiology 2015; 123: 55-65.
30) Wong I, St John-Green C, Walker SM. Opioid-sparing effects of perioperative paracetamol and nonsteroidal anti-inflammatory drugs (NSAIDs) in children. Paediatr Anaesth 2013; 23: 475-95.
31) Shah RD, Suresh S. Applications of regional anaesthesia in paediatric. Br J Anaesth 2013; 111: 114-24.
32) Anghelescu DL, Faughnan LG, Oakes LL, et al. Patient-controlled PCA for pain management in pediatric oncology: is it safe? J Pediatri Hematol Oncol 2012; 34: 416-20.

年齢により各種薬物の極量は異なる。局所麻酔薬による区域麻酔を併用しつつ，麻薬・アセトアミノフェン・NSAIDs・デクスメデトメジンなどを使い分ける必要がある。

新生児

アセトアミノフェンを中心として局所浸潤麻酔や区域麻酔（超音波ガイド下）を併用するとよい。全身麻酔は早産児において術後無呼吸の危険性があるため，成人と同様に有用である脊髄くも膜下麻酔が選択されることもある[26,27]。未熟児に対する鼠径ヘルニア手術では脊髄くも膜下麻酔は全身麻酔と比較して術後の無呼吸の危険性が少なく安全性は高いとされているが，すべての患児に術後の呼吸のモニタリングはすべきである[28]。新生児に対する鼠径ヘルニア手術では，区域麻酔による成功率は83.2%で最初の穿刺で血液が引けると成功率が下がることも報告されている[29]。区域麻酔を併用することによって術中の麻薬使用量を減少させることができ術後鎮痛も得られる。

乳幼児

アセトアミノフェンとNSAIDsの投与により術後の麻薬の必要量が減少させられる[30]。区域麻酔の併用も有用性が高い[31]。またPCAが行えない場合には，親あるいは看護師によるPCAによる鎮痛薬投与を行うが，PCAと同等以上の安全性がある[32]。

● 学童期

　学童期 PONV の頻度が高いため，フェンタニルなどの麻薬の使用量を減らしたい。そのため可能な限り区域麻酔の併用が望ましい。また，吸入麻酔薬より完全静脈麻酔を選択したい[33,34]。

　EA も生じやすいので予防策（プロポフォールなど）を講じておく必要がある[35,36]。

　また PCA により良好な鎮痛が得られるが，施行時は定時的に鎮痛を評価しつつ酸素飽和度などを看視しながら行うことでさらに合併症を減らすことができる[37]。

4　区域麻酔に関して

　小児においても区域麻酔の安全性に関しては，安全性が示された[38]。小児では全身麻酔下あるいは鎮静下に区域麻酔が行われることが多いが，これに関しても覚醒下あるいは鎮静下で行われても合併症の発生率に差がないことが報告された[39]。末梢神経ブロックに関して 1 回注入法が安全性は高いが，作用持続時間の制約がある[40]。動物実験において局所麻酔薬にデクスメデトミジンを添加すると用量依存的に麻酔効果の増強と作用時間の延長や作用発現時間の短縮が認められた[41,42]。また腕神経叢ブロックにおいて局所麻酔薬にデキサメサゾンを添加すると鎮痛効果は延長する[43]。デキサメサゾンの静脈内投与でも同様な効果が認められるがいずれの場合も作用機序は不明である。デキサメサゾンによる作用機序も作用延長の至適投与量も未定であるが，小児でも同様の効果が得られる可能性はある[44]。また，マグネシウムも有害事象もなく作用持続時間を延長させられる[45]。末梢神経ブロックは，良好な術後の鎮痛を得るため超音波ガイド下に併用するとよい[31]。

● 局所浸潤麻酔

　整形外科領域の手術において区域麻酔と同等以上の鎮痛効果を示すため，可能であれば全例実施してもらいたい[46]。

● 脊髄くも膜下麻酔

　単独で手術は可能である。0.5％高比重ブピバカインの場合，5 kg 以下では 0.5-0.6 mg/kg，5-15 kg では 0.4 mg/kg，15 kg 以上では 0.3 mg/kg が推奨されている[47]。未熟児など術後の無呼吸発作に対しては，全身麻酔より安全性が高い[26,27]。新生児を含めた乳幼児のレボブピバカイン 1 mg/kg の脊髄くも膜下麻酔後の静脈内濃度は中毒域よりも低く安全と報告されている[48]。

● 局所麻酔薬

　成人よりも低濃度の局所麻酔薬で効果が得られ，効果発現は早いが

▶33) Kovac AL. Management of postoperative nausea and vomiting in children. Paediatr Drugs 2007; 9: 47-69.
▶34) Apfel CC, Stoecklein K, Lipfert P. PONV: a problem of inhalational anaesthesia? Best Pract Res Clin Anaesthesiol 2005; 19: 485-500.
▶35) Dahmani S, Delivet H, Hilly J. Emergence delirium in children: an update. Curr Opin Anaesthesiol 2014; 27: 309-15.
▶36) van Hoff SL, O'Neill ES, Cohen LC, et al. Does a prophylactic dose of propofol reduce emergence agitation in children receiving anesthesia? A systematic review and meta-analysis. Paediatr Anaesth 2015; 25: 668-76.
▶37) Franson HE. Postoperative patient-controlled analgesia in the pediatric population: a literature review. AANA J 2010; 78: 374-8.

▶38) Polaner DM, Taenzer AH, Walker BJ, et al. Pediatric Regional Anesthesia Network (PRAN): a multi-institutional study of the use and incidence of complications of pediatric regional anesthesia. Anesth Analg 2012; 115: 1353-64.
▶39) Taenzer AH, Walker BJ, Bosenberg AT, et al. Asleep versus awake: does it matter?: Pediatric regional block complications by patient state: a report from the Pediatric Regional Anesthesia Network. Reg Anesth Pain Med 2014; 39: 279-83.
▶40) Walker BJ, Long JB, De Oliveira GS, et al. PRAN Investigators. Peripheral nerve catheters in children: an analysis of safety and practice patterns from the pediatric regional anesthesia network (PRAN). Br J Anaesth 2015; 115: 457-62.
▶41) Brummett CM, Padda AK, Amodeo FS, et al. Perineural dexmedetomidine added to ropivacaine causes a dose-dependent increase in the duration of thermal antinociception in sciatic nerve block in rat. Anesthsiology 2009; 111: 1111-9.
▶42) Choi S, Rodseth R, McCartney CJ. Effects of dexamethasone as a local anaesthetic adjuvant for brachial plexus block: a systematic review and meta-analysis of randomized trials. Br J Anaesth 2014; 112: 427-39.
▶43) De Oliveira GS Jr, Castro Alves LJ, Nader A, et al. Perineural Dexamethasone to Improve Postoperative Analgesia with Peripheral Nerve Blocks: A Meta-Analysis of Randomized Controlled Trials. Pain Res Treat 2014; 2014: 179029.
▶44) Leurcharusmee P, Aliste J, Van Zundert TC, et al. A Multicenter Randomized Comparison Between Intravenous and Perineural Dexamethasone for Ultrasound-Guided Infraclavicular Block. Reg Anesth Pain Med 2016; 41: 328-33.

45) Kim EM, Kim MS, Han SJ, et al. Magnesium as an adjuvant for caudal analgesia in children. Paediatr Anaesth 2014; 24: 1231-8.
46) Jiménez-Almonte JH, Wyles CC, Wyles SP, et al. Is Local Infiltration Analgesia Superior to Peripheral Nerve Blockade for Pain Management After THA: A Network Meta-analysis. Clin Orthop Relat Res 2016; 474: 495-516.
47) Gupta A, Saha U. Spinal anesthesia in children: A review. J Anaesthesiol Clin Pharmacol 2014; 30: 10-8.
48) Frawley G, Hallett B, Velkov T, et al. Pharmacokinetics of levobupivacaine following infant spinal anesthesia. Paediatr Anaesth 2016; 26: 575-81.
49) Jöhr M. Regional anaesthesia in neonates, infants and children: an educational review. Eur J Anaesthesiol 2015; 32: 289-97.
50) Mazoit JX, Dalens BJ. Pharmacokinetics of local anaesthetics in infants and children. Clin Pharmacokinet 2004; 43: 17-32.
51) Calder A, Bell GT, Andersson M, et al. Pharmacokinetic profiles of epidural bupivacaine and ropivacaine following single-shot and continuous epidural use in young infants. Paediatr Anaesth 2012; 22: 430-7.
52) Lundblad M, Lönnqvist PA. Adjunct analgesic drugs to local anaesthetics for neuroaxial blocks in children. Curr Opin Anaesthesiol 2016 Jul 6. [Epub ahead of print].
53) Choudhry DK, Brenn BR, Sacks K, et al. Continuous chest wall ropivacaine infusion for analgesia in children undergoing Nuss procedure: a comparison with thoracic epidural. Pediatr Anesth 2016; 26: 582-9.
54) Loftus PD, Elder CT, Russell KW, et al. Paravertebral regional blocks decrease length of stay following surgery for pectus excavatum in children. J Pediatr Surg 2016; 51: 149-53.
55) Bosenberg AT, Gouws E. Skin-epidural distance in children. Anaesthsia 1995; 50: 895-7.
56) Kil HK, Cho JE, Kim WO, et al. Prepuncure ultrasound-measured distance: an accurate reflection of epidural depth in infants and small children. Reg Anesth Pain Med 2007; 32: 102-6.
57) Walker BJ, Long JB, De Oliveira GS, et al. PRAN Investigators. Peripheral nerve catheters in children: an analysis of safety and practice patterns from the pediatric regional anesthesia network (PRAN). Br J Anaesth 2015; 115: 457-62.
58) Dunwoody JM, Reichert CC, Brown KL. Compartment syndrome associated with bupivacaine and fentanyl epidural analgesia in pediatric orthopaedics. J Pediatr Orthop 1997; 17: 285-8.
59) Meyer MJ, Krane EJ, Goldschneider KR, et al. Case report: neurological complications associated with epidural analgesia in children: a report of 4 cases of ambiguous etiologies. Anesth Analg 2012; 115: 1365-70.

作用時間は短いという特徴がある[49]。

小児は，局所麻酔薬の除去率が低く血清蛋白未結合率が高いという局所麻酔中毒の潜在的な危険性はあるが局所麻酔薬の分布容積は大きいため，1回注入法の場合成人と極量は同程度である[50]。

持続注入の安全性に関しても研究されつつある[51]。

● 仙骨硬膜外麻酔

硬膜は，出生直後はS4，生後1年でS2の位置にある。比較的手技が容易であるとされているが，触知が難しい場合は超音波で穿刺部の確認をした方がよい。局所麻酔薬にさまざまな薬物の添加で作用時間を延長することは可能であるが特に優れている薬物はない[52]。

● 胸部，腰部硬膜外麻酔

脊髄末端は，出生直後L3生後1年ではL1-2の高さとされている。高度の痛みを伴うと考えられる漏斗胸に対するNuss手術後の鎮痛方法として，硬膜外鎮痛法は局所麻酔薬の持続胸壁注入法と静脈内PCA法の併用よりも優れている[53]。最近では，傍脊椎ブロックの有用性も報告されている[54]。硬膜外腔までの穿刺距離は6カ月から10歳までは，腰部の皮膚硬膜外距離（mm）＝0.8×体重（kg）＋3.93（R2＝0.74）が簡便である[55]。腰部では超音波での計測も有用（R2＝0.848）である[56]。穿刺部位の決定のためのヤコビ線（Tuffier's line）は成人ではL4とされているが，小児では屈曲位でL5になるので注意が必要である。硬膜外カテーテルは頻用されるが，重度の合併症は1/1,000，永続的な合併症は1/10,000ともいわれているので慎重に扱うべきである[57]。硬膜外コンパートメント症候群などの大きな合併症も生じる可能性もあるので訓練した医師が行う[58,59]。

● 体幹末梢神経ブロック

超音波ガイド下に注意して行えば良い術後鎮痛が得られる[31,60]。腹直筋鞘ブロック（rectus sheath block：RSB）は臍周囲の切開などが適応となるが使用量は0.1-0.2 mL/kg，腹横筋膜面（transversus abdominis plane：TAP）ブロックは，脊椎に異常などがあり中枢神経ブロックが不適応な場合にも有用であり，使用量は，0.2-0.5 mL/kg，腸骨鼠径神経ブロックは鼠径部の切開などに適応となり使用量は0.1-0.2 mL/kg，腕神経叢ブロックは，上肢の手術で適応となり使用量は0.1-0.3 mL/kg[31]。

5 術後合併症

　術後に起こり得る合併症として急性疼痛・術後せん妄・興奮・呼吸抑制・悪心嘔吐・循環不全などが挙げられる。PONV は亜酸化窒素，揮発性麻酔薬を避け，術後オピオイドを減少させることやプロポフォールの使用で減少させられる[61]。覚醒時興奮（EA）はプロポフォールやデクスメデトメジンで抑制できる。PONV，EA ともに減少させ麻酔の質を向上したい[35,36]。

おわりに

　以前は小児に対する術後痛に対する配慮は十分に行われてこなかったが，今後は発達に応じた疼痛評価を行ったうえで multimodal analgesia に基づき鎮痛計画を実行していくことが求められている。特に区域麻酔は可能であれば施行し，アセトアミノフェンなど薬物との併用が有用である。また個々の患者においては複数回の疼痛評価を行い，鎮痛状態を把握し速やかに除痛に努めることが大切である。

（奥山　克巳）

▶60) Hamill JK, Rahiri JL, Liley A, et al. Rectus sheath and transversus abdominis plane blocks in children: a systematic review and meta-analysis of randomized trials. Paediatr Anaesth 2016; 26: 363-71.
▶61) van Hoff SL, O'Neill ES, Cohen LC, et al. Does a prophylactic dose of propofol reduce emergence agitation in children receiving anesthesia? A systematic review and meta-analysis. Paediatr Anaesth 2015; 25: 668-76.

2 慢性痛の特徴と対応法

1 背景

小児でも頭痛，腹痛，腰痛，筋々膜性疼痛などの慢性痛の有病率が高く，学校生活に支障を来す場合がしばしばあることが明らかにされてきた[1]。慢性痛の対応原則は，原因の説明がつかない多くの慢性痛が存在することから，身体面と心理面の両面を視野に入れた治療を念頭におくことが強調されてきた[2]。しかし，日常臨床では小児の慢性痛は，これまで医療従事者の慢性の痛み疾患の認識不足から，結果的に適切な痛みの対応が遅れてきた。

実際の日常診療では一般診察・検査で異常所見がない場合は，器質的疾患がないことから病気ではないという扱いをされ，結果的に痛みの訴えの増強や登校ができないなどの日常生活に支障を来している場面がしばしば生じている。最近では小児の慢性痛の機序に，心理的な要因に加えて身体的な要因として器質的な原因以外に，機能的な原因も関与していることを医療従事者は認識し，適切な対応の必要性が指摘されている[3]。

わが国でもIshizakiら[4]により，四肢の痛み，頭痛，腹痛に焦点を当てた痛みの評価法と対応法についての小児の慢性痛に対するガイドラインが初めて提示され，今後の小児の慢性痛の治療環境の質の向上に向けた具体的な対応策が始まった。薬物療法としては第一選択薬としてアセトアミノフェン 10-15 mg/kg，6-8 時間ごとの使用が推奨され，オピオイド使用は推奨されていない点を留意する必要がある。さらに，小学校高学年での複合性局所疼痛症候群（complex regional pain syndrome：CRPS）などの患児の増加も認められ，小児科単科でも対応が困難で関連診療科の連携が必要であることが指摘されている[5]。

▶1) King S, Chambers CT, Huguet A, et al. The epidemiology of chronic pain in children and adolescents revisited: A systematic review. Pain 2011; 152: 2729-38.
▶2) Kashikar-Zuck S. Treatment of children with unexplained chronic pain. Lancet 2006; 367: 380-2.
▶3) Slover R, Neuenkirchen GL, Olamikan S, et al: Chronic pediatric pain. Adv Pediatr 2010; 57: 141-62.
▶4) Ishizaki Y, Yasujima H, Takenaka Y, et al: Japanese clinical guidelines for chronic pain in children and adolescents. Pediat Int 2012; 54: 1-7.
▶5) 藤田之彦. 小児の痛みの特徴とその対応. ペインクリニック 2012; 33：771.

2 痛みの種類

痛みは生体に何らかの異常が発生していることを知らせる警告であり，通常は疾患のひとつの症状としての対応が求められ，疾患の改善とともに痛みは消失する。警告としての痛みは急性の組織の損傷や炎症に起因する痛みであり，非ステロイド性抗炎症薬（nonsteroidal anti-inflammatory drugs：NSAIDs）の炎症を抑える作用を通じて痛みの軽減・消失が得られる。このような組織損傷は炎症に起因する痛みは侵害受容性の痛みと呼ばれる。

慢性痛の原因は，侵害受容性の痛みに加えて神経障害性の痛みの存

在がわかってきた。神経障害性の痛みは,「体性感覚系に影響を与える損傷や疾患の直接的結果として生じている疼痛」と定義され,診療科の枠を超え,末梢性では,糖尿病性末梢神経障害,外傷性神経障害性痛,坐骨神経痛,手術後遷延痛,化学療法後神経痛,CRPS などが,中枢性では脳卒中後や脊髄損傷後の痛みなどが該当する[6]。

神経障害性の痛みは,警告としての痛みではなく,痛みの維持は神経系の機能障害に起因する痛みで,痛み自体が病気である。このため神経障害性の痛みの治療は,神経系の機能障害を改善させる薬物が必要になる。神経障害性の痛みが維持される機序は,主に①末梢性感作,②中枢性感作,③下行性抑制系の抑制の3つ機序が複雑に絡んだ病態である。末梢性感作は侵害受容器が敏感になった状態を,中枢性感作は脊髄の痛みの信号の受け皿が敏感になった状態を意味する。下行性抑制系の抑制は,脳から脊髄に対して末梢から上向する痛み信号を抑えるように働く抑制系が抑制された状態を指す。そのため神経障害性痛患者の痛みの機序はこれらの機序が単一,あるいは複数関与する[7]。

▶6) 日本ペインクリニック学会神経障害性疼痛薬物療法ガイドライン作成ワーキンググループ編.神経障害性疼痛薬物療法ガイドライン.東京:真興交易医書出版部:2011.

▶7) Dworkin RH. An overview of neuropathic pain: syndrome, symptoms, signs, and several mechanisms. Clin J Pain 2002; 18: 343-9.

3 小児の慢性痛の現状

小児の慢性痛の有病率は 15-30% と報告されている[8]。しかし,神経障害性痛の有病率については成人の神経障害性疼痛の有病率は 3.3-8.2%に対して[9,10],小児の有病率は不明であるが,脳血管疾患・帯状疱疹後神経痛・糖尿病性神経障害など神経障害性疾患が成人に比して少ないため有病率も低い[11]と報告されている。

小児の神経障害性痛の疫学と特徴

外傷性,CRPS,神経・筋疾患,代謝疾患,がんなどに分類されている。対応法は成人と異なり,単一の薬物や治療法に反応するのはまれであり,生物心理社会的モデルに基づいた集学的治療が必要と報告されている[11]。実際当科で対応した小児の神経障害性痛の患児の場合も,小児科,ペインクリニック,心療内科,精神科など複数の診療科が関与し続けた中で,症状の改善が得られた事実を報告している[12]。

小児の術後慢性痛の疫学と現状

術後慢性疼痛は,国際疼痛学会では手術後に2ヶ月以上持続する痛みと定義されている[13]。

小児の術後慢性疼痛の有病率は,後ろ向き研究では 13.3%[14],前向き研究では整形外科と一般外科を対象とした1年後の発症率は 22% と報告されている[13]。

最近では,術後慢性痛の危険因子として,術後2週目の強い痛み

▶8) Schechter N, et al. Pain infants, children and adolescents, on overview. In: Schechter N, et al, editors. Pain in infants, children and adolescents. 2nd edition. Baltimore: Lippincott, Williams and Wilkins; 2003. p.3-18.

▶9) Haanpää M, Attal N, Backonja M, et al. NeuPSIG guidelines on neuropathic pain assessment. Pain 2011; 152: 14-27.

▶10) Smith BH, Torrance N,. Epidemiology of neuropathic pain and its impact on quality of life. Curr Pain Headache Rep 2012; 16: 191-8.

▶11) Howard RF, Wiener S, Walker SM. Neuropathic pain in children. Arch Dis Child 2014; 99: 84-9.

▶12) 後関 大,上田 要,近藤裕子,ほか.若年者の難治痛4症例の治療経験.日本ペインクリニック学会誌 2013;20:24-7.

▶13) Page MG, Stinson J, Campbell F, et al. Identification of pain-related psychological risk factors for the development and maintenance of pediatric chronic postsurgical pain. J Pain Res 2013; 6: 167-80.

▶14) Fortier MA, Chou J, Maurer EL, et al. Acute to chronic postoperative pain in children: preliminary findings. J Pediatr Surg 2011; 46: 1700-5.

15) Rabbitts JA, Zhou C, Groenewald CB, et al. Trajectories of postsurgical pain in children: risk factors and impact of late pain recovery in long-term health outcomes after major surgery. Pain 2015; 156: 2383-9.

16) 富田紘史, 下島直樹, 有末篤弘, ほか. 総排泄腔奇形根治術後に発症し, 診断に苦慮した慢性腹痛・腹壁痛：ACNES（abdominal cutaneous nerve entrapment syndrome）の1例. 日小外会誌 2011；147：948-52.

17) Applegate WV. Abdominal cutaneous nerve entrapment syndrome. Surgery 1972; 71: 118.

18) Carnett JB. Intercostal neuralgia as a cause of abdominal pain and tenderness. Surg Gynecol Obstet 1926; 42: 625.

19) Skinner AV, Lauder GR. Rectus sheath block: successful use in the chronic pain management of pediatric abdominal wall pain. Pediatr Anesth 2007; 17: 1203-11.

20) Nizamuddin SL, Koury KM, Lau ME, et al. Use of targeted transversus abdominus plane blocks in pediatric patients with anterior cutaneous nerve entrapment syndrome. Pain Physician 2014; 17: E623-7.

21) Stanton-Hicks M. Plasticity of complex regional pain syndrome (CRPS) in children. Pain Medicine 2010; 11: 1216-23.

22) Harden RN, Oaklander AL, Burton AW, et al. Complex regional pain syndrome: practical diagnostic and treatment guidelines, 4th edition. Pain Medicine 2013; 14: 180-229.

23) Kato J, Gokan D, Ueda K, et al. Successful pain management of primary and independent spread sites in a child with CRPS typeⅠusing regional nerve blocks. Pain Medicine 2011; 12: 174.

24) Abu-Arafeh H, Abu-Arafeh I. Complex regional pain syndrome in children: incidence and clinical characteristics. Arch Dis Child 2016; 101: 719-23.

と術前の両親の「痛みの破局化尺度の高値」が挙げられている[15]。このため，痛みの評価に基づいた身体的苦痛に対する積極的な鎮痛と患児と両親に対する情動対応が必要であることが示唆されている。

小児の原因不明の慢性腹痛の鑑別診断

腹痛の原因としては，腹腔内に起因する内臓痛に加えて，腹壁に起因する体性痛についても留意する必要がある。わが国では特に成人でも小児にでも原因不明の慢性腹痛の原因の1つとしての認識があまりされていない。実際，わが国でも原因不明の腹痛患児に対して時間とお金をかけて詳細な検査をしたにもかかわらず，器質的な疾患が見つからず，結果的には痛みの部位に局所麻酔薬を浸潤した結果，痛みの消失が得られ，腹部皮神経前枝絞扼症候群と診断された報告がある[16]。本症候群は，妊婦，肥満，術後の遷延痛などの際の腹痛の鑑別診断として重要で，腹部皮神経前枝が腹直筋前鞘を貫くところで絞扼され痛みが生じる[17]。診断は，患者が痛みの箇所を指さすしぐさ，限局した圧痛点，そしてカーネット兆候（Carnett's sign）という臥位から上体を起こす際，腹筋の緊張が高まり痛みの増強を認める現象の確認がポイントになる[18]。治療は，圧痛点に局所麻酔薬とステロイドの浸潤麻酔が推奨されている。抵抗性の場合は，より中枢で神経遮断することで広範囲の効果が得られる超音波ガイド下の腹直筋鞘ブロック[19]，腹横筋膜面ブロック[20]の有効症例が報告されている。

小児CRPSの特徴

日常臨床では小児CRPSという疾患概念が認知されてなく，診察医師がCRPSの疑いをもつことなく適切な対応までに長い時間が経過してしまう場合がしばしばある。発症のきっかけはささいな捻挫，打撲などのことが多く，通常の診察で器質的疾患を認めずに不釣り合いの強い痛みの訴えを認めた場合は本疾患を念頭に置く必要がある。女児が90％で下肢に多く，好発年齢は8-16歳という特徴がある[21]。治療はできるだけ早期に理学療法を開始することであり大部分が寛解する。しかし治療に抵抗性を示す場合や痛みのために動かすことができない場合は，積極的に神経ブロックなどと併用することが推奨されている[22]。

実際，日本大学でも難治性のCRPS患児に対して，小児科医を中心にペイン科，理学療法科，心療内科，精神科と密な診療連携チームで対応し，理学療法と神経ブロックも実施した結果，痛みの消失と復学できた著効例を報告している[23]。最近では，発症率は少なくとも1.2/100,000であること，この痛みのために学校生活，運動，家庭生活に重大な支障を来している事実が明らかにされた[24]。

4　小児の慢性痛予防

新生児を痛がらせてはいけない

　Taddioら[25]は，新生児期に包茎手術を無麻酔で実施した児は，エムラクリーム（局種麻酔薬：リドカインとプリロカインの合剤）で麻酔を実施した児に比して，4カ月後のワクチン接種時に過剰な痛み反応を示すことを明らかにした。この事実は，痛み体験により感作が生じ，かつエムラクリームで感作を予防できることを示している。感作が生じやすい理由は，出生時では脊髄レベルで抑制系の未発達，閾値の低下が明らかにされており，成人に比して侵害刺激がより中枢神経に伝わりやすいためである[26]。その結果，1987年が新生児麻酔の新しい時代の幕開けとなった[27]。

エビデンスに基づくワクチン接種時の痛み予防法の紹介

　わが国ではワクチン接種時のガイドラインもなければ，もちろん痛みを軽減させるためのガイドラインもない。カナダは，病気の予防に力を入れワクチン接種を積極的に実施してきた国のひとつである。しかし，一方で注射の痛みに対する恐怖心，あるいは痛み体験がトラウマになりその結果，ワクチンの接種率の低下などが生じることから対応策が求められていた。成人の約25％は注射恐怖症，その大部分は小児期の体験に基づいている。またワクチン接種年齢の10％は注射が怖いためワクチン接種を避けている。このため，カナダではワクチン接種時の針の痛みの予防への取組が，診療科の枠を超えて積極的に行われ，数多くの臨床研究が実施され，児・家族と医師の両者に沢山のエビデンスに基づいた具体的な対応法が提示されている。痛み対応は3つのPのアプローチ，薬理学的（pharmacologic），物理的（physical），心理的（psychological）が用いられている。薬理学的では，局所麻酔薬のエムラクリーム®を接種1時間前に自宅で塗布，接種後にはアルコール綿は痛み刺激になるので乾燥綿を用いるなど，物理的では接種前に擦るなど，そして心理的では静かな環境で，接種者は接種前に痛くないと言わないなどが報告されている[28]。エムラクリーム®は，わが国でも2015年から針の穿刺時痛の軽減目的で保険収載され小児から大人の適応も得ている。今後，注射をする手技の際には，本クリームを用いることが患児の苦痛と不安の軽減につながることが期待できる。

▶25) Taddio A, Katz J, Ilersich AL, et al. Effect of neonatal circumcision on pain response during subsequent routine vaccination. Lancet 1997; 349: 599-603.

▶26) Fitzgerald M, McIntosh N. Pain and analgesia in the newborn. Arch Dis Child 1989; 64: 441-3.

▶27) Anand KJ, Hickey PR. Pain and its effect in the human neonate and fetus. N Engl J Med 1987; 317: 1321-9.

▶28) Taddio A, Appleton M, Bortolussi R, et al: Reducing the pain of childhood vaccination: an evidence based clinical practice guideline（summary）. CMAJ 2010; 14: 1989-95.

小児期の痛み体験は成人の慢性痛への危険因子

最近では，小児期の痛み体験が成人の慢性痛へ影響を及ぼす可能性を示唆したエビデンスが数多く報告されている[3]。例えば小児期の機能的な腹痛体験患児は，成人になった際の慢性疼痛の有病率が，機能的腹痛未経験者に比して高いことが報告された。頭痛は腹痛非治癒群では約8倍，治癒群でも約5倍高いことが示されている[29]。

おわりに

小児科での身体的並びに心理的評価に基づいた通常の痛み治療に抵抗性の患児に遭遇した場合，成人と同様に痛みの原因として侵害受容性，精神心理社会的に加えて，神経障害性の可能性も疑い，単一の診療科で痛み対応ができない児の場合，できるだけ早期に複数の診療科と連携する集学的痛み診療チームを立ち上げ，個々の患児にあった適切な痛み対応法を実施することが，早期に患児の苦痛の軽減，スポーツへの復帰，学校生活の再開，そして家庭環境の正常化につながる唯一の道であると思われる。

（加藤　実）

29) Walker LS, Dengler-Crish CM, Rippel S, et al. Functional abdominal pain in childhood and adolescence increases risk for chronic pain in adulthood. Pain 2010; 150: 568-72.

11 周術期の悪心・嘔吐

1 背景

　周術期（術後）悪心・嘔吐（peri/post-operative nausea and vomiting：PONV）は，ただちに生命の危機には結びつかないものの，全身麻酔後の不快な症状のひとつであるばかりでなく，日帰り手術患者では要観察時間の延長や予定外の入院につながる。日帰り手術においては，退院後の悪心・嘔吐（post discharge nausea and vomiting：PDNV）も問題となり，患者・家族の満足度を低下させる。小児では悪心の評価が困難なため，術後嘔吐（post operative vomiting：POV）に関する研究が主体となっている。3歳以上の小児ではPOV発生率が平均40％と，成人の2倍に達するとの報告がある。

2 発生機序[1,2]

　悪心・嘔吐は，さまざまな要因が単独，あるいは組合せにより発生することが解明されている。周術期には手術の影響をはじめ，オピオイド，吸入麻酔薬，手術への不安，麻酔薬以外の薬剤の影響，患者の要因など，悪心・嘔吐を誘発する数多くの要素が考えられる。延髄外側網様体が嘔吐中枢と呼ばれることが多いが，単独で「中枢」として機能しているわけではなく，孤束核や迷走神経背側核などの自律神経系神経核と連関して悪心や嘔吐を制御していると考えられている。嘔吐中枢には後述するように主に4つの入力があり，嘔吐中枢が刺激を受けると，迷走神経，交感神経，運動神経を介して嘔吐が引き起こされる。すなわち，息を吸い，空腸から胃への逆蠕動を引き起こして内容を逆流させ，声門を閉じ，唾液分泌を増加させ，噴門と食道平滑筋を弛緩させる。腹壁と胸郭の筋収縮と横隔膜の強い収縮によって腹圧が上昇し，胃内容が食道から口腔に逆流して嘔吐が起きる。

化学受容器引金帯（chemoreceptor trigger zone：CTZ）

　延髄最後野の第4脳室底のCTZと呼ばれる部位は血管に富んでおり血液脳関門（blood-brain barrier：BBB）がなく，血液や脳脊髄液中にあるセロトニン（5-hydroxytryptamine：5-HT），ヒスタミン，

▶1）Kovac AL. Management of postoperative nausea and vomiting in children. Paediatr Drugs 2007; 9: 47-69.
▶2）Habib AS, Gan TJ. Postoperative nausea and vomiting: then & now. Anesth Analg 2012; 115: 493-5.

ムスカリン性アセチルコリン，ドパミン，サブスタンスPなどの神経伝達物質やモルヒネ，ジギタリスなどの薬物によって刺激を受け，嘔吐中枢に働きかけて悪心・嘔吐が引き起こされる。

前庭器官

ヒスタミン，ムスカリン性アセチルコリン，オピオイドなどの受容体が分布しており，めまいや悪心を引き起こす。乗り物酔いに関係し，ヒスタミンH_1受容体拮抗薬によって乗り物酔いによる嘔吐が抑制される。

迷走神経求心路

咽頭，喉頭が刺激を受けると迷走神経を介してCTZに信号が伝達される。消化管や内臓神経系からも迷走神経を介して脳に信号を伝達する。放射線療法，化学療法，胃腸炎，消化管閉塞などにより5-HT_3受容体が賦活化され，迷走神経求心路から嘔吐中枢が刺激されて，悪心・嘔吐を引き起こす。

辺縁系高次中枢（大脳皮質）

不安などの精神的要因によっても大脳皮質から嘔吐中枢に刺激が伝達され，悪心・嘔吐を引き起こす。

3 対策

▶3) Gan TJ, Diemunsch P, Habib AS, et al.; Society for Ambulatory Anesthesia. Consensus guidelines for the management of postoperative nausea and vomiting. Anesth Analg 2014; 118: 85-113.

小児のPONV対策は，基本的に以下のアプローチで考えるとよい[3]。
①PONVのリスクを患者ごとに評価する
②PONVのリスク因子を減らす
③POVリスクのある小児に予防処置を行う（複数の組合せが効果的）
④PONVを認める患者に制吐治療を行う
⑤PONVの予防と治療を確実に臨床の場で実施する
⑥PONV対策を強化するために普段から多角的な予防を行う

4 リスク因子

●患者要因：乳幼児では少なく，4-5歳から思春期ぐらいまで年齢とともに嘔吐発生率が増加する。成人では女性に多いが，思春期までは性差がないといわれている。乗り物酔いやPONVの既往がある子に多いともいわれている。

- 麻酔要因：吸入麻酔薬，亜酸化窒素の使用はPOVを高める。また，術中・術後のオピオイド投与はPOVを増加させる[4,5]。
- 手術要因：長時間手術，腹腔鏡，耳鼻科，脳外科，乳腺外科，斜視，開腹，形成外科手術などがリスク因子とされている[6]。

上記要因のうち，手術時間が30分以上，年齢が3歳以上，斜視手術，血縁者にPONVの既往がある，という4項目に該当する場合，該当する項目ごとに1点ずつ点数をつけるPOVOC（post-operative vomiting in children）スコアが考案されており，合計3点以上でPONVのリスクが高くなるとされている[7,8]。

5 リスク低減策

PONVのリスク低減手段として，
① プロポフォールによる麻酔導入・維持[9]
② 少量プロポフォール持続投与（15-20 μg/kg/min）[10,11]
③ 輸液負荷
④ 亜酸化窒素を避ける
⑤ 吸入麻酔薬を避ける
⑥ 区域麻酔の併用などで術中・術後のオピオイド使用を最小限にする[12]

などが挙げられる。

オピオイドは悪心・嘔吐のリスク因子であり，アセトアミノフェンや非ステロイド消炎鎮痛薬（non-steroidal anti-inflammatory drugs：NSAIDs）などの非オピオイド鎮痛薬の併用などにより，鎮痛の質を落とすことなくオピオイド使用量の節減を図ったうえで副作用対策を行うことが望ましい[13,14]。

全身麻酔中に腸管血流が低下することで，セロトニン産生が増加して嘔吐しやすくなるのではないかとの仮説にもとづいて，斜視手術あるいは口蓋扁桃摘出術の小児を対象に大量輸液負荷（30 mL/kg）を行ったところ，悪心・嘔吐が有意に減少したとの報告がある[15,16]。ただし，至適輸液量は不明確であり，特に腸管手術における過剰輸液の回避を推奨しているERAS（enhanced recovery after surgery）などの方針との調整が必要と考えられる。

体位変換（特に頭部）時やストレッチャーによる搬送は，前庭器官を刺激して吐きやすくなるので，患者の移動・体位変換を静かに行う。

6 予防と治療

PONVの治療では，低血圧，低酸素，低血糖，頭蓋内圧亢進などの生命の危機的状況でないことを，まず確認する必要がある。扁桃摘出

4) Tramèr M, Moore A, McQuay H. Meta-analytic comparison of prophylactic antiemetic efficacy for postoperative nausea and vomiting: propofol anaesthesia vs omitting nitrous oxide vs total i. v. anaesthesia with propofol. Br J Anaesth 1997; 78: 256-9.
5) Apfel CC, Kranke P, Katz MH, et al. Volatile anaesthetics may be the main cause of early but not delayed postoperative vomiting: a randomized controlled trial of factorial design. Br J Anaesth 2002; 88: 659-68.
6) Gan TJ. Risk factors for postoperative nausea and vomiting. Anesth Analg 2006; 102: 1884-98.
7) Eberhart LH, Geldner G, Kranke P, et al. The development and validation of a risk score to predict the probability of postoperative vomiting in pediatric patients. Anesth Analg 2004; 99: 1630-7.
8) Kranke P, Eberhart LH, Toker H, et al. A prospective evaluation of the POVOC score for the prediction of postoperative vomiting in children. Anesth Analg 2007; 105: 1592-7.
9) Visser K, Hassink EA, Bonsel GJ, et al. Randomized controlled trial of total intravenous anesthesia with propofol versus inhalation anesthesia with isoflurane-nitrous oxide: postoperative nausea with vomiting and economic analysis. Anesthesiology 2001; 95: 616-26.
10) Erdem AF, Yoruk O, Alici HA, et al. Subhypnotic propofol infusion plus dexamethasone is more effective than dexamethasone alone for the prevention of vomiting in children after tonsillectomy. Paediatr Anaesth 2008; 18: 878-83.
11) Erdem AF, Yoruk O, Silbir F, et al. Tropisetron plus subhypnotic propofol infusion is more effective than tropisetron alone for the prevention of vomiting in children after tonsillectomy. Anaesth Intensive Care 2009; 37: 54-9.
12) De Windt AC, Asehnoune K, Roquilly A, et al. An opioid-free anaesthetic using nerve blocks enhances rapid recovery after minor hand surgery in children. Eur J Anaesthesiol 2010; 27: 521-5.

術後で血液を嚥下していれば吐きやすくなる。消化管閉塞・出血も除外する必要がある。鎮痛が十分得られているか，輸液が適切かについても確認する。

生命に危機を及ぼす原因が除外され，リスク軽減策を図っても症状が軽快しない場合は，薬物療法の適応となる。発生機序を元に，嘔吐中枢，あるいは嘔吐中枢への入力系統に存在する受容体の拮抗薬を用いる。複数の受容体に作用する拮抗薬もあり，受容体ごとの薬理作用を念頭に薬物療法を組み立てる[17]。

抗ドパミン薬（D_2アンタゴニスト）

CTZのドパミン（D_2）レセプターに作用する制吐薬として，フェノチアジン系向精神薬，ブチロフェノン系抗精神薬，メトクロプラミド，ドンペリドンなどが挙げられる。BBBを通過しないドンペリドンを除き，錐体外路症状を起こしやすいため，小児での使用には注意を要する。制吐薬の予防投与にもかかわらずPOVを来す小児に対する治療薬として，低容量（10μg/kg）ドロペリドールが効果的で，錐体外路症状や循環系の副作用も認めなかったとの報告がある[18]。

抗セロトニン薬

CTZに高密度に分布するセロトニン（$5-HT_3$）受容体に作用するほか，末梢作用もあるとされる。オンダンセトロン，グラニセトロン，ラモセトロンなど，制吐薬としては新しい薬物で，薬価も高い。PONVリスクの高い小児患者の予防薬として後述のデキサメサゾンとの併用が推奨されているが，わが国ではPONVに保険適用がない（がん化学療法に伴う悪心・嘔吐の予防が適応）点に留意する[19]。副作用として，頭痛，灼熱感，便秘，下痢が挙げられる。

ステロイド

作用機序は不明だが，デキサメサゾンがPONV予防に用いられ，術後痛緩和とオピオイド使用量の軽減にも有効とされる。長期投与でない限り，重大な副作用はないといわれている（陰部掻痒，顔面潮紅，血糖上昇など）[20,21]。

抗コリン薬

アトロピン，スコポラミンが相当し，BBBを通過して嘔吐中枢に直接作用して制吐作用をもたらす。口渇，鎮静，複視，排尿障害などがみられることがある。わが国では経皮スコポラミン貼付薬は販売されていない。

---

[13] Michelet D, Andreu-Gallien J, Bensalah T, et al. A meta-analysis of the use of nonsteroidal antiinflammatory drugs for pediatric postoperative pain. Anesth Analg 2012; 114: 393-406.
[14] Jitpakdee T, Mandee S. Strategies for preventing side effects of systemic opioid in postoperative pediatric patients. Paediatr Anaesth 2014; 24: 561-8.
[15] Goodarzi M, Matar MM, Shafa M, et al. A prospective randomized blinded study of the effect of intravenous fluid therapy on postoperative nausea and vomiting in children undergoing strabismus surgery. Paediatr Anaesth 2006; 16: 49-53.
[16] Elgueta MF, Echevarría GC, De la Fuente N, et al. Effect of intravenous fluid therapy on postoperative vomiting in children undergoing tonsillectomy. Br J Anaesth 2013; 110: 607-14.
[17] Sharkey KA, Wallace JL. Chapter 46. 1323-1349 In: Brunton L, Chabner B, Knollman B. Goodman and Gilman's Pharmacological Basis of Therapeutics. 12th ed. McGraw-Hill Medical. 2011.
[18] Schroeter E, Schmitz A, Haas T, Weiss M, Gerber AC. Low-dose droperidol in children: rescue therapy for persistent postoperative nausea and vomiting. Anaesthesist 2012; 61: 30-4.
[19] Shen YD, Chen CY, Wu CH, et al. Dexamethasone, ondansetron, and their combination and postoperative nausea and vomiting in children undergoing strabismus surgery: a meta-analysis of randomized controlled trials. Paediatr Anaesth 2014; 24: 490-8.
[20] Steward DL, Grisel J, Meinzen-Derr J. Steroids for improving recovery following tonsillectomy in children. Cochrane Database Syst Rev 2011: CD003997.
[21] Hermans V, De Pooter F, De Groote F, De Hert S, Van der Linden P. Effect of dexamethasone on nausea, vomiting, and pain in paediatric tonsillectomy. Br J Anaesth 2012; 109: 427-31.

抗ヒスタミン薬

ジフェンヒドラミン，ヒドロキシジンなどの第一世代抗ヒスタミン薬は脂溶性が高くBBBを通過し，嘔吐中枢のヒスタミン（H_1）レセプターに作用して制吐作用を示す。第二世代以降の抗ヒスタミン薬で水溶性のものはBBBを通過しにくく，制吐作用は期待できない。鎮静作用があるため，特に日帰り手術など早い回復が求められる場合には慎重に投与する。H_1受容体拮抗作用以外に抗コリン作用も有しており，痙攣，口渇，複視，排尿障害などの副作用がある[22]。

ツボ刺激

内関（P6：手首のしわから3cm程度近位にあるツボ）を刺激すると，悪心・嘔吐（主に悪心）を抑える効果があると報告されている[23]。鍼，指圧，電気刺激などを用いたP6刺激のPONV予防効果に関するメタ分析によると，P6刺激は制吐薬による予防と同等の効果があり，成人と小児で差はなく，重大な副作用はないと結論されている[24]。筋弛緩モニターを用いた術中の間欠的P6電気刺激によって一定の効果を認めた報告もあり，米国では，P6を刺激するテープも発売されている[25]。

PONVの薬物療法（予防および治療）では，保険適用のない薬も多いので効果，副作用，薬価などを総合的に考えて組み合わせる。抗ドパミン薬，ステロイド，抗ヒスタミン薬，抗コリン薬を，単剤，または作用機序が異なる複数の薬物を組み合わせて使用する。同じ系統の薬物の併用は合理的ではないため，異なる作用機序の薬物を組み合わせる。海外のメタアナリシスでは，PONVのリスクが高いと考えられる斜視手術を受ける小児に対して，オンダンセトロン（0.1-0.2 mg/kg）とデキサメサゾン（0.25-0.5 mg/kg）の二剤の予防投与が推奨されている[26]。従来から使用されているメトクロプラミド（プリンペラン）やステロイドなどの安価な薬を組み合わせることで，高価な抗セロトニン薬の使用を回避してコストを抑えつつ十分な効果が期待できる[27,28]。予防・治療にもかかわらずPONVが遷延する場合は，予防・治療として投与していない作用機序の制吐薬を投与する。

おわりに

悪心・嘔吐の発生機序および予防・嘔吐に用いる薬物の作用機序を理解した上で，日常的に周術期悪心・嘔吐のリスク評価を行い，リスクを低減させ，多角的なアプローチによる予防・治療のプロトコールを施設として定めておくことが大切である。

（水野　圭一郎）

---

[22] Kranke P, Morin AM, Roewer N, et al. Dimenhydrinate for prophylaxis of postoperative nausea and vomiting: a meta-analysis of randomized controlled trials. Acta Anaesthesiol Scand 2002; 46: 238-44.

[23] Lv JQ, Feng RZ, Li N. P6 acupoint stimulation for prevention of postoperative nausea and vomiting in patients undergoing craniotomy: study protocol for a randomized controlled trial. Trials 2013; 14: 153.

[24] Lee A, Fan LT. Stimulation of the wrist acupuncture point P6 for preventing postoperative nausea and vomiting. Cochrane Database Syst Rev 2009: CD003281.

[25] Arnberger M, Stadelmann K, Alischer P, Ponert R, Melber A, Greif R. Monitoring of neuromuscular blockade at the P6 acupuncture point reduces the incidence of postoperative nausea and vomiting. Anesthesiology 2007; 107: 903-8.

[26] Shen YD, Chen CY, Wu CH, et al. Dexamethasone, ondansetron, and their combination and postoperative nausea and vomiting in children undergoing strabismus surgery: a meta-analysis of randomized controlled trials. Paediatr Anaesth 2014; 24: 490-8.

[27] Bolton CM, Myles PS, Nolan T, et al. Prophylaxis of postoperative vomiting in children undergoing tonsillectomy: a systematic review and meta-analysis. Br J Anaesth 2006; 97: 593-604.

[28] Carlisle J. Antiemetics: 24th International Winter Symposium. 2009, Leuven, Belgium

12 覚醒時興奮

1 背景

　小児麻酔に用いられる揮発性麻酔薬がハロタンからセボフルランに移行したことに伴い，麻酔覚醒時に発生する原因不明の興奮状態（覚醒時興奮）が注目されるようになった．覚醒時興奮は状況によっては高頻度に観察される．覚醒時興奮は，通常は時間経過とともに収まっていき後遺症も残さないものであるが，経過中に身体抑制を必要としたり追加の鎮痛・鎮静薬を必要とする場合もあり，決して無害な現象とはいえない．覚醒時興奮が発生すると医療従事者や保護者の満足度も低下することも知られており，覚醒時興奮の効果的な予防法についての研究が続いている．

2 麻酔薬の選択と覚醒時興奮の発症頻度

　覚醒時興奮は単一の原因によって発生するのではなく，多数のリスク因子が介在することが示唆されている．覚醒時興奮のリスク因子として，年齢，手術術式，患児の性格などが知られているが，多くは麻酔科医が修飾することができない因子である．一方，麻酔維持に用いる麻酔薬の種類によって覚醒時興奮の発生頻度に大きな違いがあることが知られており，覚醒時興奮の高リスク患者では発症リスクの少ない麻酔薬を選択することも可能になっている．

　セボフルランは現在使用されている全身麻酔薬の中でもっとも覚醒時興奮の発症リスクが高いといえる．Costi ら[1]はセボフルランの覚醒時興奮に関するメタアナリシスを行っている．総勢 14,050 人の被験者を含む 158 の研究を解析した結果，何らの予防処置を行わないセボフルラン麻酔では覚醒時興奮の発症リスクが大きくなることが示された．Costi らはこのメタアナリシスの結果から，小児にセボフルラン麻酔を行う際には何らかの予防処置を講ずることを推奨している．

　デスフルランは気道刺激性が強いために小児麻酔に対して積極的に使用されない揮発性麻酔薬である．Sethi ら[2]は 2-6 歳の白内障手術における覚醒時興奮の発症頻度を，セボフルランとデスフルランで比較した．覚醒時興奮は PAED スケール（Pediatric Anesthesia Emergence Delirium Scale）を用いて評価したが，セボフルランとデスフルランにおける覚醒時興奮の発症頻度に差が見られなかった．Locatelli ら[3]も

▶1) Costi D, Cyna AM, Ahmed S, et al. Effects of sevoflurane versus other general anaesthesia on emergence agitation in children. Cochrane Database Syst Rev 2014; 9: CD007084.

▶2) Sethi S, Ghai B, Ram J, et al. Postoperative emergence delirium in pediatric patients undergoing cataract surgery—a comparison of desflurane and sevoflurane. Paediatr Anaesth 2013; 23: 1131-7.

▶3) Locatelli BG, Ingelmo PM, Emre S, et al. Emergence delirium in children: a comparison of sevoflurane and desflurane anaesthesia using the Paediatric Anesthesia Emergence Delirium scale. Paediatr Anaesth 2013; 23: 301-8.

セボフルランとデスフルランで覚醒時興奮の比較を行っている。仙骨ブロックを行って術後鎮痛に配慮した状態で比較を行ったところ、覚醒時興奮の発症頻度に差が見られなかったことを報告している。

　プロポフォールによる静脈麻酔で麻酔維持を行うと、覚醒時興奮の発症リスクを低下させるという知見が集積しつつある。Chandlerら[4]は、2-6歳の斜視手術においてセボフルランと静脈麻酔（プロポフォール/レミフェンタニル）で覚醒時興奮の発生頻度に関する前向きランダム化比較試験を行った。この研究では静脈麻酔を行った群では覚醒時興奮の発生が有意に少なかったと報告している。Kanayaら[5]はこの問題に関するメタアナリシスを行っている。セボフルランによる全身麻酔とプロポフォールを使用した静脈麻酔において覚醒時興奮の発生頻度の比較を行った14の前向きランダム化試験を統合したところ、プロポフォールによる静脈麻酔では覚醒時興奮の発生が有意に少ないことが示された。

3 覚醒時興奮の予防策

デクスメデトミジン

　覚醒時興奮の予防策として、デクスメデトミジンを併用する報告が増加している。デクスメデトミジンはα_2受容体に作用することにより、鎮痛・鎮静効果を発揮する。臨床的に明らかな呼吸抑制作用を呈さないという利点があり、集中治療領域での鎮静のみならず麻酔中の使用にも効果が期待されている。

　デクスメデトミジンを麻酔中から併用することにより、覚醒時興奮が抑制されることが複数の前向きランダム化比較試験で検討されている。口蓋裂[6]、斜視[7,8]、鼠径部手術[9]、側彎症手術[10]といった、覚醒時興奮の発生頻度が高い手術を対象にした比較研究では、いずれもデクスメデトミジンの併用で覚醒時興奮の減少効果が示されている。いずれの研究でも臨床上問題になる覚醒時間の延長などの有害事象も報告されていない。デクスメデトミジンの投与量としては0.1-1.0 μg/kg程度が使用されているが、文献によっては投与量に幅があり至適投与量の検討が必要と考えられる。

　予防的デクスメデトミジンの投与が覚醒時興奮を予防するか否かについてのメタアナリシス・系統的総説が発表されている[11,12]。デクスメデトミジンの覚醒時興奮予防効果を検証した前向きランダム化比較試験を統合して解析した結果、デクスメデトミジンの投与は覚醒時興奮の発生頻度を低下させるとの結論が得られた。明らかな有害事象の増加は見られておらず、臨床的にも有用と結論づけられている。しかしながら、わが国では覚醒時興奮の予防目的でデクスメデトミジンを術中から使用することは保険診療上で認められておらず、ただちに日

▶ 4) Chandler JR, Myers D, Mehta D, et al. Emergence delirium in children: a randomized trial to compare total intravenous anesthesia with propofol and remifentanil to inhalational sevoflurane anesthesia. Paediatr Anaesth 2013; 23: 309-15.

▶ 5) Kanaya A, Kuratani N, Satoh D, et al. Lower incidence of emergence agitation in children after propofol anesthesia compared with sevoflurane: a meta-analysis of randomized controlled trials. J Anesth 2014; 28: 4-11.

▶ 6) Peng W, Zhang T. Dexmedetomidine decreases the emergence agitation in infant patients undergoing cleft palate repair surgery after general anesthesia. BMC Anesthesiol 2015; 15: 145.

▶ 7) Kim J, Kim SY, Lee JH, et al. Low-dose dexmedetomidine reduces emergence agitation after desflurane anaesthesia in children undergoing strabismus surgery. Yonsei Med J 2014; 55: 508-16.

▶ 8) Chen JY, Jia JE, Liu TJ, et al. Comparison of the effects of dexmedetomidine, ketamine, and placebo on emergence agitation after strabismus surgery in children. Can J Anaesth 2013; 60: 385-92.

▶ 9) Kim NY, Kim SY, Yoon HJ, et al. Effect of dexmedetomidine on sevoflurane requirements and emergence agitation in children undergoing ambulatory surgery. Yonsei Med J 2014; 55: 209-15.

▶ 10) Aydogan MS, Korkmaz MF, Ozgül U, et al. Pain, fentanyl consumption, and delirium in adolescents after scoliosis surgery: dexmedetomidine vs midazolam. Paediatr Anaesth 2013; 23: 446-52.

▶ 11) Sun L, Guo R, Sun L. Dexmedetomidine for preventing sevoflurane-related emergence agitation in children: a meta-analysis of randomized controlled trials. Acta Anaesthesiol Scand 2014; 58: 642-50.

▶ 12) Pickard A, Davies P, Birnie K, et al. Systematic review and meta-analysis of the effect of intraoperative α_2-adrenergic agonists on postoperative behaviour in children. Br J Anaesth 2014; 112: 982-90.

常臨床に応用できるかについては疑問が残る。

　小児の麻酔導入における円滑な手術室入室・吸入導入の促進を目的として，デクスメデトミジンを前投薬として用いる試みが行われてきた。前投薬として投与されたデクスメデトミジンが覚醒時興奮の抑制にも効果があるとする報告も出ている。Yaoら[13]は，3-7歳の将来健康な小児90人に対して，経鼻の前投薬としてデクスメデトミジン（1 μg/kgもしくは2 μg/kg）を投与した群と，比較対照群として生食を用いた群において，PAEDスケールを用いて覚醒時興奮を比較評価した。術後PAEDスケールの最高値は生食群，デクスメデトミジン1 μg/kg群，2 μg/kg群の順に高かった。加えて，覚醒時興奮をPAEDスケール10以上と定義すると，覚醒時興奮の発生率はデクスメデトミジン群に比べて生食群では有意に高かった。Shetaら[14]の報告においても，経鼻デクスメデトミジン（1 μg/kg）の前投薬は経鼻ミダゾラム前投薬（0.2 mg/kg）に比して，覚醒時興奮が少なかったとされている。上記の報告では，デクスメデトミジンによると考えられる徐脈や低血圧は観察されていない。またShetaらによると，ミダゾラム経鼻投与群では36.1％の患者に術後に鼻の過敏症状が見られたが，デクスメデトミジン経鼻投与群ではそのような症状を呈した患者は見られなかったとしている。一方で，デクスメデトミジンを前投薬として使用しても覚醒時興奮の発生頻度に差はないという報告もある。Mountainら[15]は1-6歳までの全身麻酔下歯科治療を受ける41人の患者に対して，デクスメデトミジン（4 μg/kg，経口投与）とミダゾラム（0.5 mg/kg，経口投与）の前向き二重盲検比較試験を行った。この研究ではデクスメデトミジン群とミダゾラム群で覚醒時興奮の発生頻度に差は見られていない。

プロポフォール単回静注

　セボフルラン麻酔の終了時にプロポフォールを単回静注することにより覚醒時興奮を予防する試みが行われてきた。van Hoffら[16]はプロポフォール単回静注による覚醒時興奮予防効果についてのメタアナリシスを報告している。彼らはこの問題に関する9つの前向きランダム化比較試験を統合した結果，揮発性麻酔薬を用いた全身麻酔において手術終了時のプロポフォール単回投与（1 mg/kg）は覚醒時興奮の重症度や発生頻度を減少させる効果があると結論している。

マグネシウム

　マグネシウムの投与により覚醒時興奮を予防する試みが検討されている。Abdulatifら[17]は扁桃摘出術を受ける小児患者においてマグネシウムの覚醒時興奮予防効果について検討した。麻酔導入後にマグネシウム30 mg/kgのボーラス投与を行い，以後は10 mg/kg/hrで持続

[13] Yao Y, Qian B, Lin Y, et al. Intranasal dexmedetomidine premedication reduces minimum alveolar concentration of sevoflurane for laryngeal mask airway insertion and emergence delirium in children: a prospective, randomized, double-blind, placebo-controlled trial. Paediatr Anaesth 2015; 25: 492-8.

[14] Sheta SA, Al-Sarheed MA, Abdelhalim AA. Intranasal dexmedetomidine vs midazolam for premedication in children undergoing complete dental rehabilitation: a double-blinded randomized controlled trial. Paediatr Anaesth 2014; 24: 181-9.

[15] Mountain BW, Smithson L, Cramolini M, et al. Dexmedetomidine as a pediatric anesthetic premedication to reduce anxiety and to deter emergence delirium. AANA J. 2011; 79: 219-24.

[16] van Hoff SL, O'Neill ES, Cohen LC, et al. Does a prophylactic dose of propofol reduce emergence agitation in children receiving anesthesia? A systematic review and meta-analysis. Paediatr Anaesth 2015; 25: 668-76.

[17] Abdulatif M, Ahmed A, Mukhtar A, et al. The effect of magnesium sulphate infusion on the incidence and severity of emergence agitation in children undergoing adenotonsillectomy using sevoflurane anaesthesia. Anaesthesia 2013; 68: 1045-52.

投与を行った．プラセボとして生食を投与した群と比較すると，マグネシウム投与群では覚醒時興奮の発生頻度が減少したと報告している．

オピオイド

少量のオピオイド投与は覚醒時興奮の頻度を減少させることが知られている．Pattaravitら[18]は，2-9歳の小手術患者でフェンタニル投与の覚醒時興奮抑制効果について検討している．手術終了15分前にフェンタニル1μg/kgを投与すると覚醒時興奮が減少したが，覚醒時間や術後合併症の増加は見られなかったと報告している．

扁桃摘出術における覚醒時興奮の予防

扁桃摘出術は覚醒時興奮の頻度が高い術式として知られている．術後痛が強いことに加えて気道周囲の術式であることが原因といわれている．Eghbalら[19]は，扁桃摘出術における覚醒時興奮の予防法としてケタミンの有効性を報告している．5-15歳の扁桃摘出術患者に対して少量ケタミン（0.25 mg/kg）を投与したところ，対照群に比べて覚醒時興奮の発生が有意に減少し術後嘔吐も増加しなかったと報告している．また，2014年よりわが国でも静注用アセトアミノフェンが使用可能になっているが，Uysalら[20]は静注用アセトアミノフェンが扁桃摘出術後の覚醒時興奮に与える影響を検討している．6-16歳の扁桃摘出術患者に対して静注用アセトアミノフェン（15 mg/kg）を投与したところ，トラマドール（1 mg/kg）投与群と比較して覚醒時興奮の予防効果が同等であったとしている．

区域麻酔併用による予防

麻酔覚醒時に疼痛があると興奮様の反応を示す場合があるため，十分な鎮痛下に麻酔覚醒を図ることは重要である．しかしながら，MRI検査のような無痛であるはずの検査麻酔でも覚醒時興奮が起こることが示されていること，また，十分な区域麻酔を行っても覚醒時興奮が発生すること，などの現象より，単なる疼痛反応はいわゆる覚醒時興奮とは区別して考えるべきいう主張も多い．したがって，近年盛んになってきた術後鎮痛を目的とした区域麻酔の効果を検証する目的で，覚醒時興奮をエンドポイントとしている研究は必ずしも多くはない．

Wangら[21]は，セボフルラン麻酔下の唇裂手術において両側眼窩下神経ブロックの効果を覚醒時興奮をエンドポイントの一つとして評価した．この研究では眼窩下神経ブロックの併用により覚醒時興奮の発生頻度と持続時間を減少させることができたと報告している．Kimら[22]も覚醒時興奮を指標として，大腿部手術に対する腸骨筋膜下ブロックの効果を評価している．

（蔵谷　紀文）

13 麻酔の質と リスクマネージメント

　小児麻酔の質の向上を図ることにより患児に安全な麻酔を提供することができる。そのためには医療スタッフの個人の努力もさることながら，体制の構築も重要な因子である。質の向上のためにさまざまな取り組みがなされ，報告されている。まず麻酔関連の偶発症の現状と報告体制について検討してみる。

1 麻酔関連偶発症の現状と報告体制

　小児麻酔関連心停止（anesthesia-related cardiac arrest：ARCA）の発生についてZgleszewskiら[1]が総説を発表している。これまでの報告では成人に比較して小児の方がARCAが多いと報告されている。これまでのさまざまな努力にもかかわらずASA-PS Ⅲ以上の小児と1歳未満の乳児でのARCAが有意に高くなっている。また心臓手術と緊急手術もリスクファクターとして考えられている。2000年から2011年までのボストン小児病院における276,209例の麻酔症例を検討した結果，心停止は142例あり，そのうち72例がARCAと判断された（著者註 2.61/1万症例）。リスク補正をする前はASA-PS，年齢，麻酔科医の病院内のポジション，年間担当麻酔症例数や年間麻酔従事日数などが有意にARCAに関与していた。年齢とASA-PSのリスク補正をした後でも年間麻酔従事日数は有意な因子であり，経験症例数を確保するなどのシステム上の改善の余地があると考えられる。イギリスでは小児を扱う麻酔科医は6カ月未満の小児を1年間に最低12症例かけることを推奨している[2]。こういった努力によりARCAの数を減らすことができると思われる。

　心停止が1990年代からみて減少した理由の一つとして麻酔法の変化がある[3]。ハロタンからセボフルランに変換されたことで循環抑制による心停止が減少したが，セボフルランによる心停止も報告されているので注意が必要である。また現在ではパルスオキシメーターとカプノグラムを装着することは標準化されているが，これらのモニターが換気不全などの原因による心停止を減少させたことは明らかである。麻酔症例の経験数が心停止症例数と反比例することはこれまでも指摘されてきた。また米国小児科学会は手術室，回復室，補助員やICUなどが総合的に小児のケアに当たるように施設を構築することが望ましいと表明している。

　小児麻酔科医の存在が心停止や高度徐脈の頻度を減少させることが

▶1) Zgleszewski SE, Ghaham D. Anesthesilogisit-and system-related risk factors for risk-adjusted pediatric anesthesia-related cardiac arrest. Anesth Analg 2016; 112: 482-9.

▶2) Auroy Y, Ecoffey C, Messiah A, et al. Relationship between complications of pediatric anesthesia and volume of pediatric anesthetics. Anesth Analg 1997; 84: 234-5.

▶3) Morray JP. Cardiac arrest in anesthetized children: recent advances and challenges for the future. Pediatr Anesth 2011; 21: 722-9.

報告されている。ハイリスク群の認識も重要である。未熟児出身者の術後無呼吸，過敏気道における喉頭痙攣，出血に伴う循環血液量減少，心疾患，中心静脈カテーテル留置などが挙げられている。中心静脈カテーテル留置に関しては最近の超音波エコーガイド下での挿入により合併症は大幅に減少していると思われる。麻酔関連合併症の報告では合併症の定義が一定していないことで比較が難しくなっている。また発生頻度が低いため，統計処理をする際には十分な注意が必要である。

わが国での麻酔関連偶発症は日本麻酔科学会による偶発症例調査報告がある。2004年から2008年までの3次調査の結果，特徴的なことは小児病院・小児医療センターでのすべてが原因の死亡率は高いが，心停止の蘇生率も高いこと，麻酔が原因と考えられる死亡は1例のみの報告であった[4]。小児専門施設で死亡率が高い原因として複雑な先天性心疾患を扱うからではないかと推測されている。2009年から2011年までの第4次調査結果では小児に関しては1カ月までの新生児のすべての原因による死亡率も第3次調査の32.59/1万症例から17.00/1万症例に低下していた。麻酔管理が原因の症例は3次調査の結果と同様に1例であった[4]。この報告では心停止の原因分類の解析が行われているが，年齢別の解析が行われていないため，小児における術中心停止の危険因子は検討されていない。

小児麻酔に関するインシデントリポートのシスムテを確立することは詳細な解析が可能となり，麻酔の質の改善につながるので重要な因子である。

Bell[5]は小児麻酔におけるリポートのシスムの特徴とそれから学ぶことについてレビューしている。小児麻酔における調査とインシデントレポートについては，国が主導するもの，警察や犯罪調査に基づくもの，訴訟に伴うクローズド・クレイム，さらに専門機関における調査などがある。POCA（Pediatric Perioperative Cardiac Arrest）は麻酔中の小児の心停止の原因と予後について研究する目的で1994年に米国で設立された登録制度である[6]。臨床に携わる医師にハイリスクの小児の実際的治療に対する助言などが有用であると評価されている。登録している麻酔科医がシステムに加入しているので止むを得ず報告するのではなく，そのシステムを自ら使用しているという感覚を持つことが重要である。自己申告では100％カバーすることは困難であるが，報告に対する抵抗感をなくし，容易にアクセスできる方法を確立することが重要である。

② 小児麻酔の質の改善

わが国では2012年から医療の質の向上を目指して厚生労働省によって医療の質・公表等推進事業が進められている[7]。手術室に関する事業としては手術前の創部感染予防の抗生物質投与の達成率，血栓

▶4）日本麻酔科学会ホームページ https://member.anesth.or.jp/App/datura/investigation-3.html（2016年5月21日現在）

▶5）Bell G. Lessons for pediatric anesthesia from audit and incident reporting. Pediatr Anesth 2011; 21: 758-64.

▶6）Moray JP, Geiduschek JM, Ramamoorthy C, et al. Anesthesia-related cardiac arrest in children; Initial findings of the Pediatric Perioperative Cardiac Arrest (POCA) Registry. Anesthesiology 2000; 93: 6-14.

▶7）厚生労働省ホームページ http://www.mhlw.go.jp/file/06-Seisakujouhou-10800000-Iseikyoku/0000124509.pdf（2016年5月21日現在）

表1 麻酔科における改善目標のアウトライン

安全性	PACUにおける重篤な呼吸器合併症
有効性	麻酔導入における基本の遵守，PACUにおける快適性，SSI予防に関する抗生物質投与などの遵守
患者中心志向	患者の親の満足度
適時性	鼓膜チュービング，扁桃アデノイド摘出のPACUからの退出時間，消化器内視鏡の時間通りの開始
効率性	手術室における麻酔科医のケア
公正性	安全性，効率性，患者中心志向性において人種と保険による違い

塞栓予防対策の実施率などが挙げられている。対象は40以上の団体所属病院による協力体制で実施する事業所になっている。現在では日本病院協会がQI（quality indicator）をプロジェクト事業として医療の質の向上について取り組んでいる[8]。参加医療機関も2015年で326まで増えている。学会活動としては2005年に医療の質・安全学会が組織された[9]。いずれの活動も手術関連の題材を取り上げているが，麻酔に特化したテーマはない。日本麻酔科学会は2005年に麻酔科医マンパワー不足に対する日本麻酔科学会の提言を厚生労働省に提出している。日本麻酔科学会のホームページには医薬品ガイドライン，気道管理，危機的出血に対するガイドラインなど計24のテーマが取り上げられている[10]。この中で小児に関するテーマとしては薬品ガイドラインの中の1項目として小児麻酔薬が取り上げられている。

米国では2001年に医学研修所が医療の質の改善勧告を発表した[11]。医療全体で知識と実際の診療手技の乖離が見られるなど，新しい技術が適切に用いられていないことを指摘し，改善を求めた。その勧告を受けて小児麻酔でも麻酔の質の改善が図られるようになり，2010年前後に多くの成果が発表されるようになった。麻酔の質の向上は小児麻酔に限ったことではなく麻酔全般にいえることであるが，逆に小児特有の問題点も含んでいる。

Varugheseら[12]は米国シンシナティ小児病院における質の改善のための道程を詳しく述べている。米国医学研究所は医療の提供における質として6つの項目を挙げた。すなわち安全性，有効性，患者中心志向，適時性，効率性，公正性である（**表1**）。米国シンシナティの小児病院では1998年から麻酔の質の向上に取り組んできた。質の向上にとって最初に必要なことは有効な治療を施すと同時に効果を評価することである。領域の優先順位，評価法，実践にあたっての役割分担の決定，データ解析法の開発，事前調査，スコアリングや分析法の開発，基礎データ収集の7つの段階を踏んで実施する計画を立案する。その過程で重要なことは結果を貼り出し，発表することによってスタッフに対する明確な意思疎通をはかることである。しかしこれらの実践は時間がかかり，実際には3年を要した。具体的には術後の呼吸器合併症を減少させるために術後鎮痛のための局所麻酔を増やし，麻薬の使用量を削減，PACUでの管理の標準化を図り，さらに抜管もPACUで

▶8) 日本病院協会ホームページ http://www.ajha.or.jp/hms/qualityhealthcare/

▶9) 医療の質・安全学会ホームページ http://qsh.jp

▶10) 日本麻酔科学会ホームページ http://www.anesth.or.jp/guide/index.html

▶11) Institute of Medicine. Committee on Quality Health Care in America. Crossing the Quality Chasm—A New Health System for the 21st Century. Washington DC: National Academy Press, 2008. p.2-6.

▶12) Varughese AM, Hagerman NS, Kurth CD. Quality in pediatric anesthesia. Pediatr Anesth 2010; 20: 684-96.

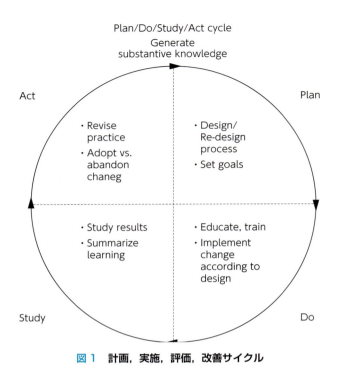

図1　計画，実施，評価，改善サイクル

行うか，手術室では覚醒してから抜管するというように統一化を図った。実施にあたってはPlan-Do-Study-Act（計画，実施，評価，改善）のサイクルを用いた（図1）。その結果術後の呼吸器合併症は改善計画の導入から1年余りで10%から約4%まで減少した。

Boatら[13]は周術期の患者申し送りの際のチェックリストの重要性を調査した。医療現場での有害事象の85%に医療従事者間のコミュニケーションエラーがあるといわれている。申し送りは口頭の申し送りを含めてさまざまな形態がある。麻酔科医と看護師が中心となって申し送りチェックリストを作成し実施するという取り組みにより，麻酔科医の交代の際の手術室での申し送り実施率が20%から95%に上昇した。このような取り組みを成功させるには，これまでのやり方を変える必要がないと考えるスタッフを説得することにある。

Starmerら[14]の報告ではI-PASS（illness severity, patient summery, action list, situation awareness and contingency plan, synthesis by receiver）というレジデントに対して申し送りの重要性を認識させ，実行するプログラムを導入したところ医療ミスが23%減少したとされている。これらの提言は米国の麻酔事情も関連していると思われる。シンシナティの小児病院の麻酔科には100人を超えるスタッフがいて，1日の手術件数が120-180例にも及ぶ施設である[13]。しかしわが国での小児医療ではこれほど集約された大規模な施設はまれである。そのため，このようなシステムをそのまま日本に導入することが効果的であるかなどは検討を要するかもしれない。

▶13) Boat AC, Spaeth JP. Handoff checklists improve the reliability of patient handoffs in the operating room and postanesthesia care unit. Pediatr Anesth 2013; 23: 647-54.

▶14) Starmer AJ, Spector ND, Srivastava R, et al. Changes in medical errors after implementation of a handoff program. N Engl J Med 2014; 371: 1803-12.

Kurth[15]は2013年のPediatric Anesthesiaの麻酔の質の特集にあたって質の向上（quality improvement：QI）について簡単に紹介している。QIは現在はトヨタ自動車などの日本の企業の代名詞のようにいわれているが，その始まりは1950年代に日本の企業がニューヨーク大学のDemings教授に教えを乞うたところから始まっている。QIには各領域に特化した知識と深い理解の2つが必要とされている。小児麻酔においては麻酔の薬理や小児の生理などが特化した知識に相当する。深い理解とは少し上位から見た体制の評価，バリエーションの理解，学習，変化の受け入れなどである。この4つの中で変化の受け入れが最も重要である。システムや個人はなかなか変化を受け入れず，これまでの方法に執着するからである。QIの指導者はこれらの抵抗に打ち勝ちQIを進めて行く必要がある。QIはそれぞれの組織によって内容を変化させながら実施することができる。わが国の医療界もQIを取り入れている施設が増えつつあり，ある程度の成果を挙げているが，麻酔特に小児麻酔に関した報告は今のところ見られないのが実情である。

　2014年に入ってAnesthesiologyにeditorial viewとして麻酔の質と安全に関する3編の論文が掲載された[16〜18]。その中で強調されたのは改善を促進するのは強いリーダーシップであり，改善に対する抵抗を打破し目標に向かって進む文化の醸成，それを支える報告しやすいリポートシステムの構築などの体制の整備である。これらの論文が掲載された背景には麻酔の質の改善には継続的な努力が必要であるというある意味での危機感が反映されているのであろう。

　麻酔事故の予防の中で特に問題となるのが，投薬に関連するインシデントである。近年は大規模施設では手術室内に薬剤師が配置されたり，コンピューターによる薬剤管理が導入されているが，多くの場合，麻酔中は他人のチェックが入りにくい環境にある。

　Merryら[19]は投薬ミスについて詳細に検討している。麻酔中の薬剤投与ミスは数多く報告されているが，投薬ミスがどれくらいあるかの詳細な報告はない。実数は分かりにくいが，成人の麻酔では135回の麻酔に1回程度と推測されている。ニュージランドのNICUでの報告によると100回の処方につき2.1回，100日の入院につき12.9回，1000日につき22.1回と報告されている。その内15％に永続する障害が残ったり危機的状態に陥っている。

　麻酔は医療現場で唯一他のチェックを受けずに処方，調剤，投与，記録を行うという特殊性があるため危険性が高い。成人麻酔でも小児麻酔でも同様に過誤が起きるが，小児の場合には未熟性のために重症化しやすい。成人の内服薬は体重に関わらず通常の投与量であることが多いが，小児麻酔で使用する薬物は体重あたりで投与されることが多い。しかし小児の場合は，成人に準じた体重あたりの投与量では不十分になったり，逆に効果が遷延したりすることがある。その原因と

▶15) Kurth CD. Introducing quality improvement. Pediatr Anesth 2013; 23: 569-70.

▶16) Agarwala AV, McCarty LK, Pina-Smith MC. Anesthesia quality and safety. Anesthesiology 2014; 120: 253-6.
▶17) Weinger MB, Gaba DM. Human factors engineering in patient safety. Anesthesiology 2014; 120: 801-6.
▶18) Simon BA, Muet-Wagstaff S. Leading department change to advance perioperative quality. Anesthesiology 2014; 120: 807-9.

▶19) Merry AF, Anderson BJ. Medication errors-new approaches to prevention. Pediatr Anesth 2011; 21: 743-53.

しては小児での発達薬理学の研究が進まず，麻酔科医の小児の薬物動態学，薬力学へ理解が十分でないことが挙げられる。

　投薬ミスを防ぐ新しい方法として，施設を挙げて取り組むことが第一に挙げられている。薬品の包装や貯蔵，調剤スペースの確保などすべての面に渡って分析を行い改善方法を探る。2004年にFDAは麻酔の投薬ミスを防ぐために2重チェックを推奨した。これは臨床の現場では実施が難しかったが新しいテクノロジーによりバーコードなどを利用した方法が導入されつつある。また手術室内薬局による薬剤調整，プレフィルドの薬物の導入なども行われつつある。トヨタなどの企業の6シグマ，すなわち製品30万個に1つの欠陥以下に品質を保つような努力をすべきである。もはや麻酔科医の個人の考えだけで投与する時代は終わり，各施設で標準化された方法をとるべきであろう。

　しかし，これらの努力にもかかわらず小児麻酔においても事故が発生している。こういった事故を減らす努力として，まず報告体制を整えることの必要性が強調されている。

　これらの論文を紹介したが，求められることは小児麻酔の質を向上させるという強い意思を持つこと，実施にあっては具体的な目標を定めてから開始すること，施設内で十分意思統一を行うこと，具体的な評価を公表すること，強いリーダーシップでプログラムを遂行すること，継続して行うことである。またインシデント・アクシデントリポートシステムの構築も日本では日本麻酔科学会から発表される偶発症報告だけであるが，そのデータベースを利用して小児分野の偶発症の詳細な検討をすることで周術期の危険因子や麻酔関連心停止の予防が可能となると思われる。

（川名　信）

14 小児の救命処置：Pediatric life support

　心肺蘇生（cardiopulmonary resuscitation：CPR）とは，心停止の結果として引き起こされた酸素輸送の停止，全組織における酸素負債に対して，酸素輸送を回復し，細胞死を防ぐための手技である。近代心肺蘇生術が誕生した1960年からおよそ半世紀，経験と科学の蓄積とともに蘇生科学は発展をつづけ，国際蘇生連絡委員会（International Liaison Committee on Resuscitation：ILCOR）の設立を経て，心肺蘇生の国際的な標準化の取り組みがなされ，2015年には，日本蘇生協議会（Japan Resuscitation Council：JRC）による蘇生ガイドライン2015が発表されるに至っている。

　本項では，ILCORによる"心肺蘇生に関わる科学的根拠と治療勧告コンセンサス（Consensus on Resuscitation Science and Treatment Recommendations：CoSTR）"の2015年版（ILCOR CoSTR2015）およびJRC蘇生ガイドラインの2015年版のポイントに触れながら，下記の3項目について，まとめる。

　　1．蘇生科学の発展の歴史的背景
　　2．近年の小児蘇生研究におけるトピックス
　　3．周術期の救命処置に関するトピックス

　なお，具体的な心肺蘇生の手順，蘇生アルゴリズムなどについてはJRC蘇生ガイドライン2015を参照していただきたい。

1 蘇生科学の発展の歴史的背景

　米国心臓協会（American Heart Association：AHA）によれば，最初の口対口人工呼吸による救命処置は1700年代半ばに，胸骨圧迫は1900年代初めには行われていたという。1960年には，口対口人工呼吸，胸骨圧迫，そして電気除細動の3つが統合され，いわば，現代のCPRが開幕したといえる。以降，心肺蘇生に関する経験と科学の蓄積とともに，救急システムの確立，一次救命処置や二次救命処置の普及とトレーニングシステムの導入，国際蘇生連絡委員会（ILCOR）の設立（1992年）と活動によるはじめての国際ガイドラインの作成（Guideline 2000；G2000）（2000年）が行われるに至った。G2000は，ILCORとAHAによる国際的なガイドラインであり，世界における心肺蘇生の標準化を目指した，画期的なものであった。その後，ILCORは，2005年，2010年，そして，2015年に"心肺蘇生に関わる科学的根拠と治療勧告コンセンサス（CoSTR）"を発表し，このCoSTRに基づ

き，各地域や国の実情に合わせてガイドラインが作成・改訂されるに至っている。

こうした心肺蘇生の標準化のとりくみの結果を反映して，小児の心停止の生存率，特に院内心停止の生存率において，大きな改善がみとめられている。北米の多施設症例登録データ解析によると，2000年から2009年において12施設より登録された小児院内心停止1,031例において，リスク調整した生存退院率は，14.3％（2000年）から43.4％（2009年）へと約3倍の改善をみとめていた（adjusted rate ratio per year 1.08, 95％CI 1.01-1.16, p for trend＝0.02）[1]。こうした生存退院率は，蘇生後急性期の生存率の42.9％（2000年）から81.2％（2009年）への大きな改善によるとされ（adjusted rate ratio per year 1.04, 95％CI 1.01-1.08, p for trend＝0.006），また，生存率の上昇に伴う神経学的転帰の悪化はみとめられなかった（$p=0.36$）。

わが国においても，日本蘇生協議会（JRC）の設立，日本を中心としたアジア蘇生協議会（Resuscitation Council of Asia：RCA）の設立とILCORへの加盟，CoSTR作成への関与，院外心停止大規模症例登録データ解析からの国際発信などの活動を経て，2010年，2015年とJRC蘇生ガイドラインを作成するに至った。最新の論文が吟味されたJRC蘇生ガイドライン2015においては，ILCOR CoSTR 2015を踏襲しつつも，わが国の医療事情ならびにJRC蘇生ガイドライン2010からの連続性も加味した地域化（localization）も考慮されている。

▶1) Girotra S, Spertus JA, Li Y, et al. American Heart Association Get With the Guidelines-Resuscitation Investigators. Survival trends in pediatric in-hospital cardiac arrests: an analysis from Get With the Guidelines Resuscitation. Circ Cardiovasc Qual Outcomes 2013; 6: 42-9.

② 近年の小児蘇生研究におけるトピックス

近年の小児蘇生研究について，下記のトピックスについてまとめる。
①心停止の発生予防
②一次救命処置
③二次救命処置

心停止の発生予防に関するトピックス

酸素負債が進行し，状態が悪化傾向にある小児の早期認識・治療が，心停止の発生予防のための最優先課題である。そうしたリスクのある小児を早期に認識・治療しようと，小児早期警告スコア（pediatric early warning scores：PEWS），MET（medical emergency team）とRRT（rapid response team）といったシステムの導入が試みられてきた。

●小児早期警告スコア（pediatric early warning scores：PEWS）
いくつかの観察項目（たとえば，心拍数，血圧，毛細血管再充満時間（capillary refill time），呼吸数，酸素飽和度，酸素需要の必要性など）の変化を点数化し，ベッドサイドでの患者評価に信頼性・再現性

をもたせ，臨床的悪化の兆候を早期に検出しようとするシステムである[2]。

PEWSの悪化がPICUへの緊急入室，院内蘇生コードの発令と関連があったとする，小児2,074例を対象とする症例対照研究もある[3]。しかしながら，世界各国で使用されている少なくとも9つのPEWSのうち，どのPEWSがもっともよいかコンセンサスが得られておらず[2]，また，PEWSがPICU外での心停止または死亡に変化を及ぼしたというエビデンスはない。2016年5月現在，PEWS導入の影響に関する多施設共同の無作為化研究が進行中であり，その結果がまたれる[4]。

● METとRRT

MET/RRTシステムとは，緊急対応の可能な集中治療専門のチームが，早期に認識された悪化傾向にあるICU外の患者の介入にあたることで転帰の改善を図ろうとするシステムのことである。

最近の報告においてもMET/RRSシステムの導入が蘇生コードの発令の減少や院内死亡率の減少に貢献したとする成人領域[5,6]に比して，小児領域でのMET/RRTシステムの役割に関するエビデンスは量・質ともに多くはなく，また，結果も混在している。8件の小児領域の研究を含む，29件のMET/RRSシステムについての研究を対象とした最新の系統的総説・メタアナリシスがあり[7]，これによると，小児領域におけるMET/RRTシステムの導入は，院内死亡率の減少に寄与する傾向がみとめられるものの，研究間の異質性（heterogeneity）が大きい（RR 0.82, 95% CI 0.76-0.89, $I^2 = 78\%$）。実際，CoSTR 2015およびJRC蘇生ガイドライン2015においては，各研究間の異質性からデータの統合解析を行っておらず，小児MET/RRSシステムの導入については弱い推奨に留まっている。しかし，小児の院内心停止の発生率の減少への貢献に関しては，小児領域においても研究間の異質性が少なく，MET/RRTシステムの貢献が示されており（RR = 0.64, 95% CI 0.55-0.74, $I^2 = 7\%$）[7]，小児領域のMET/RRTシステムのさらなるエビデンスの創出がまたれるところである。

小児の一次救命処置に関するトピックス

● CPRの開始手順（CABアプローチ 対 ABCアプローチ）

JRC蘇生ガイドライン2015では，2010年版を踏襲して，小児に対しても胸骨圧迫から開始するCABアプローチが推奨されている。

歴史的に，CPRは，気道（A），呼吸（B），循環（C）の流れに沿って，人工呼吸から開始するABCアプローチが基本とされてきた。2010年，明確なエビデンスは不足していたものの，①胸骨圧迫開始までの時間の短縮，②小児と成人での推奨の一貫性の維持と蘇生教育の簡素化，を理由として，胸骨圧迫から開始するCABアプローチが，AHAおよびJRCにより導入された。CABアプローチとそれによる人工呼吸開始の遅れが小児の心肺停止の転帰にどのように影響するか，につ

▶ 2) Pearson G, Duncan HP. Early warning systems for identifying sick children. Paediatr Child Health 2011; 21: 230-3.
▶ 3) Parshuram CS, Duncan HP, Joffe AR, et al. Multicentre validation of the bedside paediatric early warning system score: a severity of illness score to detect evolving critical illness in hospitalized children. Crit Care 2011; 15: R184.
▶ 4) Parshuram CS, Dryden-Palmer K, Farrell C, et al; Canadian Critical Care Trials Group. Evaluating processes of care and outcomes of children in hospital (EPOCH): study protocol for a randomized controlled trial. Trials 2015; 16: 245.

▶ 5) Al-Qahtani S, Al-Dorzi HM, Tamim HM, et al. Impact of intensivist-led multidisciplinary extended rapid response team on hospital-wide cardiopulmonary arrests and mortality. Crit Care Med 2013; 41: 506-17.
▶ 6) Salvatierra G, Bindler RC, Corbett J, et al. Rapid response team implementation and in-hospital mortality. Crit Care Med 2014; 42: 2001-6.
▶ 7) Maharaj R, Raffaele I, Wendon J. Rapid response systems: a systematic review and meta-analysis. Crit Care 2015; 19: 254.

いては，ABCアプローチよりもCABアプローチのほうが胸骨圧迫までの時間の短縮につながったという小児マネキンでの研究1件[8]を含む，マネキンでの研究しかない．現状ではエビデンスが限られているものの，JRC蘇生ガイドライン2015では，小児に対してもCABアプローチの推奨が踏襲されている．

● 胸骨圧迫の深さ

JRC蘇生ガイドライン2015では，具体的なcm表記が排除され，胸郭前後径の約1/3が合理的であるとする2010年版の推奨が踏襲されている．

ILCOR CoSTR 2015においては，十分な胸骨圧迫の深度を達成することのメリットがより重視され，胸郭前後径の少なくとも1/3，あるいは，乳児では約1.5インチ（4 cm），小児では2インチ（5 cm）の深さが推奨された．Suttonら[9]は，小児の院内心停止89例の観察研究において，胸骨圧迫がAHA G2010で推奨された2インチ（約51 mm）以上の深さで施行されていた場合，それよりも浅く施行されていた場合と比較して，24時間生存（adjusted OR 10.3，95%CI 2.75-38.8，$p<0.001$）や自己心拍再開（return of spontaneous circulation：ROSC）（adjusted OR 4.21，95%CI 1.34-13.2，$p=0.014$）がより良好であったと報告している．その一方，深すぎる胸骨圧迫による外傷の懸念もあり，実際，成人を対象とした観察研究において，胸骨圧迫が深すぎる場合（6 cm以上の場合）に外傷の発生率が増加することが報告されている[10]．この結果，わが国においては，人種間の体格の違いも勘案され，JRC蘇生ガイドライン2010において具体的なcm表記は排除され，胸郭前後径の約1/3が合理的とされた．この深さの推奨は，2015年版でも踏襲されるに至った．思春期に達した小児の場合は，成人の場合にならって，6 cmを超える過剰な圧迫を回避しつつ約5 cmの深さとされている．

● 胸骨圧迫のみのCPR

JRC蘇生ガイドライン2015では，院内および院外における小児の心停止においては，救助者は，可能な限り，人工呼吸と胸骨圧迫の双方を行うことが推奨されている．

胸骨圧迫のみのCPRは，市民救助者による成人の一次救命処置として広く受け入れられるようになった．しかし，小児の心停止においては，呼吸原性が多く，この場合，血中酸素含量の低下から酸素輸送の低下，組織の酸素負債の増加をきたし，その結果として心停止に至る．したがって，呼吸原性心停止の場合，人工呼吸をできるだけ早期に実施し，血中酸素含量を増加させることが重要であるといえる．

わが国での院外心停止大規模症例登録データからの5,000例を超える小児院外心停止の解析によると，胸骨圧迫のみのCPRは，人工呼吸と胸骨圧迫によるCPRと比較して，30日後の神経学的転帰が不良である傾向がみとめられた（RR 0.46，95%CI 0.34-0.62）[11,12]．いずれもわが国における院外心停止の報告であり，国際的に一般化（general-

8) Lubrano R, Cecchetti C, Bellelli E, et al. Comparison of times of intgervention during pediatric CPR maneuvers using ABC and CAB sequences: a randomized trial. Resuscitation 2012; 83: 1473-7.

9) Sutton RM, French B, Niles DE, et al. 2010 American Heart Association recommended compression depths during pediatric in-hospital resuscitations are associated with survival. Resuscitation 2014; 85: 1179-84.

10) Hellevuo H, Sainio M, Nevalainen R, et al. Deeper chest compression—more complications for cardiac arrest patients? Resuscitation 2013; 84: 760-5.

11) Kitamura T, Iwami T, Kawamura T, et al. Conventional and chest-compression-only cardiopulmonary resuscitation by bystanders for children who have out-of-hospital cardiac arrests: a prospective, nationwide, population-based cohort study. Lancet 2010; 375: 1347-54.

12) Goto Y, Maeda T, Goto Y. Impact of dispatcher-assisted bystander cardiopulmonary resuscitation on neurological outcomes in children with out-of-hospital cardiac arrests: a prospective, nationwide, population-based cohort study. J Am Heart Assoc 2014; 30: e000499.

ization）するまでのエビデンスは決して高くないとされているが，JRC 蘇生ガイドライン 2015 では，小児の心停止において，救助者は人工呼吸と胸骨圧迫を施行することが推奨されている。救助者が人工呼吸を施行することができない場合のみ，成人同様，少なくとも胸骨圧迫のみの CPR を行うこととされている。

小児の二次救命処置に関するトピックス

● 心停止に対する血管収縮薬

JRC 蘇生ガイドライン 2015 では，成人の研究を外挿し，長期生存や神経学的転帰に及ぼす影響は不明であるものの，自己心拍再開（ROSC）といった短期的なアウトカムを重視し，小児の心停止に対して標準用量のアドレナリンを用いることは妥当であるとされている。

心停止後に一般的に使用されている血管収縮薬であるアドレナリンの，心停止に対する投与については，議論の余地があり続けてきた。アドレナリン，バゾプレシンなどの血管収縮薬はその強力な α 作用による血管収縮により動脈圧を上昇させ，結果として冠動脈灌流圧の最適化，ROSC に寄与する。その一方で，脳血流を含む他臓器への灌流の減少への関与も指摘されている。また，アドレナリンの β 作用には，心筋の酸素消費量の増加，不整脈誘発の可能性もある。

成人院外心停止に対するアドレナリン投与が，短期転帰には貢献する一方で，長期転帰を改善しないことを示した研究がある。Jacobs らは，成人の院外心停止 4,103 例（無作為化割り付けされたのは 601 例）を対象として，標準用量のアドレナリン投与とプラセボ投与とを比較した RCT を行った[13]。これにより，成人院外心停止でのアドレナリン投与は，ROSC（短期的なアウトカム）を改善するが（OR 3.4，95% CI 2.0-5.6），生存退院（長期的なアウトカム）は改善しない（OR 2.2，95% CI 0.7-6.3）ことが確認された。

小児の心停止に対する血管収縮薬については，過去の研究から，標準用量（10 μg/kg）と比較して高用量（100 μg/kg）のアドレナリン投与が，院外心停止において神経学的転帰や生存退院率を改善させず[14]，院内心停止においては 24 時間後の生存率をむしろ悪化させる[15]ことはすでに知られてきた。しかし，小児の心停止に対する血管収縮薬とプラセボを比較した研究はいまのところはなく，JRC 蘇生ガイドライン 2015 では，成人の研究を外挿し，小児の心停止に対して標準用量のアドレナリンを用いることは妥当であるとまとめている。

● E-CPR（extracorporeal CPR）

JRC 蘇生ガイドライン 2015 では，蘇生中あるいは蘇生後に，専門家，医療資源，医療体制において体外式膜型人工肺（extracorporeal membrane oxygenation：ECMO）による管理が適正化できる環境下では，心疾患を有する小児の心停止に対して，ECMO の使用が考慮されることが提案されている。一方，心疾患を有さない小児の院内心停

▶13) Jacobs IG, Finn JC, Jelinek GA, et al. Effect of adrenaline on survival in out-of-hospital cardiac arrest: a randomized double-blind placebo-controlled trial. Resuscitation 2011; 82: 1138-43.

▶14) Dieckmann RA, Vardis R. High-dose epinephrine in pediatric out-of-hospital cardiopulmonary arrest. Pediatrics 1995; 95: 901-13.
▶15) Perondi MB, Reis AG, Paiva FE, et al. A comparison of high-dose and standard-dose epinephrine in children with cardiac arrest. N Engl J Med 2004; 350: 1722-30.

止の蘇生に対しては，ECMO のルーティーンでの使用について，提案，否定に足る十分な根拠はないとされている。

近年，小児の心停止の症例登録[16]，ELSO（extracorporeal life support organization）症例登録[17]などから，ECMO は小児の蘇生において安全かつ効果的に使用されうることが示唆されている。北米の小児院内心停止の症例登録データ（the National Registry of Cardiopulmonary Resuscitation；NRCPR，現在は発展し，Get With The Guidelines-Resuscitation；GWTG-R）の解析[16]によると，2000年から2007年までの小児院内心停止 6,288 例のうち，うち 199 例（3.2％）がE-CPR を受けており，生存例は 87 例（44％）であった。生存例のなかで pediatric cerebral performance category（PCPC）score による神経学的転帰の評価がなされていた症例は 59 例，うち 56 例（95％）は良好な転帰であった。この解析，および同データを用いた別解析[18]によれば，心疾患を有する群のほうが，有しない群と比較して，生存転帰がよい傾向が認められた。

こうした解析を含め，ILCOR CoSTR 2015 において，院内心停止に対する小児患者に対する E-CPR と ECMO を用いない標準的蘇生（conventional CPR：C-CPR）との比較についてレビューが行われている。現状では，高いエビデンスはみとめられておらず，ECMO 管理を適正化できる環境下において，心疾患を有する小児の院内心停止に対して E-CPR を考慮しうる，という弱い推奨にとどまっている。

しかし，ILCOR CoSTR 2015 公表後に報告された，小児院内心停止の症例登録データ（GWTG-R）の解析[19]において，10 分間を超える蘇生処置を要する心停止の場合の E-CPR の有効性が示唆されている。この解析によれば，10 分間以上の CPR を要した症例 3,756 例において，E-CPR 591 例（16％）と C-CPR 3,165 例（84％）とを比較検討し，E-CPR のほうが高い生存率（adjusted OR 2.80, 95％CI 2.13-3.69, $p<0.001$），PCPC score の評価による良好な神経学的転帰（adjusted OR 2.64, 95％CI 1.91-3.64, $p<0.001$）を示していた。

E-CPR に関する新たなエビデンスの創出にあたっては，課題が多い。たとえば，現状では，小児の蘇生中における ECMO 導入の最適なタイミング（蘇生開始から ECMO 導入までの時間の許容範囲），至適な ECMO カニュレーションの経路（頸部 vs 大腿 vs 胸骨正中切開）などを含めて，検討すべき項目は多い。しかし，その一方で，すでに ECMO の有用性が認識されていること，E-CPR が標準化された施設もあることから，無作為に割り当てるような RCT の実施は困難であり，今後は最小限のバイアスとなる代替的な研究デザインが必要であるとされている。

● 蘇生後の体温管理療法（targeted temperature management：TTM）

JRC 蘇生ガイドライン 2015 では，院外心停止の小児に対して，自己心拍再開（ROSC）後に，体温管理療法（TTM）の施行が提案され

16) Raymond TT, Cunnyngham CB, Thompson MT, et al. Outcomse among neonates, infants, and children after extracorporeal cardiopulmonary resuscitation for refractory inhospital pediatric cardiac arrest: a report from the National Registry of Cardiopulmonary Resuscitation. Pediatr Crit Care Med 2010; 11: 362-71.

17) Doski JJ, Butler TJ, Louder DS, et al. Outcome of infants requiring cardiopulmonary resuscitation before extracorporeal membrane oxygenation. J Pediatr Surg 1997; 32: 1318-21.

18) Ortmann L, Prodhan P, Gossett J, et al; American Heart Association Get With the Guidelines-Resuscitation Investigators. Outcomes after in-hospital cardiac arrest in children with cardiac disease: a report from Get With the Guidelines-Resuscitation. Resuscitation 2011; 124: 2329-37.

19) Lasa JJ, Rogers RS, Localio R, et al. Extracorporeal cardiopulmonary resuscitation（E-CPR）during pediatric in-hospital cardiopulmonary arrest is associated with improved survival to discharge: a report from Get With the Guidelines-Resuscitation（GWTG-R）registry. Circulation 2016; 133: 165-76.

ている。その至適な体温目標値や期間は不明とされているが，低体温管理（32-34℃）または正常体温管理（36-37.5℃）のいずれかを施行するのは合理的とされている。一方，院内心停止のROSC後の小児においては，体温管理療法を推奨するエビデンスは現状では乏しいとされている。

　神経細胞死は，心停止後から数分以内に起こり，蘇生に成功した場合，数日以内の虚血再灌流の段階において二次損傷をきたす。こうした二次損傷の機序には，細胞毒性脳浮腫，痙攣，興奮性アミノ酸の放出（excitotoxicity），フリーラジカル産生，神経細胞のアポトーシスなどが関与している[20]。低体温療法には，こうした過程の抑制効果があり，また，脳の代謝と酸素消費の減少に寄与する。

　初期心電図波形が電気ショック対応の成人院外心停止や，中等症から重症の低酸素性虚血性脳症の正期産児ないしは正期産に近い新生児に対して，低体温療法を行うことが推奨されている。それに対して，小児の蘇生後の低体温療法に関しては，2015年に，小児院外心停止を対象とした多施設共同のRCT（therapeutic hypothermia after out-of-hospital cardiac arrest in children；THAPCA-OH）が報告されている[21]。このTHAPCA-OH研究においては，院外心停止をきたし蘇生により自己心拍再開（ROSC）が得られた小児（出生48時間後から18歳未満まで）を，33℃（範囲：32-34℃）の低体温療法群と，36.8℃（範囲：36-37.5℃）の正常体温療法群とに多施設において無作為割り付けを行った。その結果は，1次エンドポイントとしての神経学的転帰（対象：260例，Vineland適応行動スケール第2版＞70 20% vs 12%，RR 1.54，95%CI 0.85-2.76），1年生存率（対象：287例，38% vs 29%，RR 1.29，95%CI 0.93-1.79）ともに，統計学的有意差をみとめなかった。この研究結果は，心停止のROSC後には発熱，高体温を回避することこそが蘇生後の体温管理療法の鍵であるという最近の潮流[22]に沿ったものといえる。こうした研究をもとに，JRC蘇生ガイドライン2015においては，院外心停止の小児に対して，至適な体温目標値や期間は不明であるが，低体温管理（32-34℃）または正常体温管理（36-37.5℃）のいずれかの施行が合理的であるとまとめられている。

　院内心停止の蘇生後の小児に関しては，体温管理療法の効果は現状では不明である。2016年5月現在，院内心停止の小児に対する体温管理療法の多施設共同研究（THAPCA-IH trial）[23]が進行中であり，その結果がまたれるところである。

● 蘇生後の小児における脳波モニタリング

　JRC蘇生ガイドライン2015では，小児心停止後の転帰の補完のために心停止後7日以内の脳波測定が提案されている。ただし，小児の院内・院外心停止後の転帰の判定に対して，脳波測定単独の信頼性はとても低いことから，治療に関する意思決定のために脳波を単独で用いることは推奨されていない。

　低酸素や虚血による傷害により，蘇生後の小児における痙攣の閾値

▶20) Polderman KH. Mechanism of action, physiological effects, and complications of hypothermia. Crit Care Med 2009; 37: S186-202.

▶21) Moler FW, Silverstein FS, Holubkov R, et al; THAPCA Trial Investigators. Therapeutic hypothermia after out-of-hospital cardiac arrest in children. N Engl J Med 2015; 372: 1898-908.

▶22) Nielsen N, Wetterslev J, Cronberg T, et al; TTM Trial investigators. Targeted temperature management at 33℃ versus 36℃ after cardiac arrest. N Engl J Med 2013; 369: 2197-206.

▶23) https://clinicaltrials.gov/ct2/show/NCT00880087

は低下する。蘇生後の痙攣は脳の酸素消費を増加させ，二次性脳損傷の悪化を招来する。蘇生後集中治療管理中の小児患者において，前述の体温管理療法のために，筋弛緩を要することが往々にしてある。心停止後の低体温療法中に不顕性痙攣をみとめることは一般的であり[24]，持続的な脳波モニタリングは，蘇生後集中治療管理中の小児患者の不顕性痙攣（subclinical seizures）を検知するのに有用である。

蘇生後の低体温療法中の脳波モニタリングの観察研究によると，脳波の活動性に連続性がない場合や，burst suppressionや平坦な波形を示す場合は，神経学的転帰が不良である可能性が高かった[25]。こうした研究にもとづくエビデンスは非常に低いが，JRC蘇生ガイドライン2015では，小児心停止後の転帰の補完のために心停止後7日以内の脳波測定が提案されている。

③ 周術期の救命処置に関するトピックス

周術期の小児の心停止

周術期の小児の心停止のリスク因子としては，年齢が低いこと，ASA physical status分類が高いことがあげられている[26]。周術期の小児の心停止症例の登録データベース（Pediatric Perioperative Cardiac Arrest registry：POCA registry）[26]や単施設からの報告[27]によれば，周術期の小児の心停止の原因としては，循環血液量減少（出血，麻酔による末梢血管拡張に伴うもの），高カリウム血症，喉頭痙攣，吸入導入（ハロタン使用の減少に伴い減少傾向），中心静脈路挿入に伴う合併症，静脈空気塞栓（venous air embolism：VAE），低酸素血症，局所麻酔薬中毒，悪性高熱，アナフィラキシーなどが挙げられている。

手術室における小児患者が心停止に陥った場合，自己心拍再開率，生存退院率，神経学的転帰のいずれも良好であることが示されている[26〜28]。すでに気道確保がなされ，モニタリングされている場合が多いためとされている。しかし，モニタリングがすでに装着されている状態がかえって一次救命処置の開始の遅れにつながる可能性を示唆する研究もあることには留意しておきたい[29]。

周術期の小児の心肺蘇生

周術期における救命処置として，標準的なCPRとは異なり，留意しておきたい点を挙げる。

第一に，VAEが挙げられる。側弯症矯正手術や頭蓋顔面形成手術（craniofacial reconstruction surgery）にはしばしば出血性ショックやVAEを伴うことがあり，心停止のリスクの高い手術として知られている[30]。出血性ショックとVAEを臨床上区別することは難しいこと

も多いが，VAEを疑った場合，手術部位を心臓より低位とし，術野を生理食塩水で満たし，術野からのさらなる空気の流入を防ぐなどの対応が必要となる。また，こうした手術の場合，手術体位として腹臥位であることが多く，麻酔科医は腹臥位中のCPRにも習熟しておく必要がある[31,32]。

　第二に，局所麻酔薬中毒が挙げられる。全身麻酔下に区域麻酔を施行することが多い小児の場合，局所麻酔薬中毒の早期徴候を認識することが難しい。その一方，局所麻酔薬と結合する血漿蛋白（alpha-1 acid glycoprotein：AAG）が新生児期，乳児期には低値であり[33]，同蛋白と結合しない局所麻酔薬の増加から，中毒を来たしやすい。近年，重篤な局所麻酔薬中毒に対する治療のひとつとして，脂肪乳剤の静脈内投与（lipid rescue concept）の報告が散見される。その機序にはまだ不明な点が多いが，重篤な局所麻酔薬中毒に対する治療法のひとつとして推奨されるに至っている[34]。脂肪乳剤としては20％濃度のものが推奨されており，その投与方法としては，1.5 mL/kgを1分間以上かけて初回ボーラス投与を行い，その後，15 mL/kg/hrで持続静注を開始する。循環動態の安定が得られない場合は，初回ボーラスから5分経過していれば同量のボーラスを1-2回繰り返す（最低5分間はあけて）。また，持続投与量を2倍の30 mL/kg/hrとする[34,35]。大量のアドレナリン投与下において脂肪乳剤の効果の低下を示した動物実験[36]もあり，アドレナリンの静脈内投与を含めた一般的なCPR下の場合にいつ脂肪乳剤の投与を開始してもよいかについては，議論がある。現状では，局所麻酔薬中毒による循環虚脱・心停止の場合に，脂肪乳剤の静脈内投与の開始を可及的速やかに開始することは妥当であるが，標準的な救命処置やCPRにとってかわるものではない[35]。

　そのほか，輸血に伴う高カリウム血症，アナフィラキシーなども周術期に発生しうる事象であり，麻酔科医にはその救命処置の習熟が求められる[30]。

（小原　崇一郎）

▶31) Tobias JD, Mencio GA, Atwood R, et al. Intraoperative cardiopulmonary resuscitation in the prone position. J Pediatr Surg 1994; 29: 1537-8.
▶32) Miranda CC, Newton MC. Successful defibrillation in the prone position. Br J Anaesth 2001; 87: 937-8.
▶33) Lerman J, Strong HA, LeDez KM, et al. Effects of age on the serum concentration of alpha-1 acid glycoprotein and the binding of lidocaine in pediatric patients. Clin Pharmacol Ther 1989; 46: 219-25.
▶34) Weinberg GL. Treatment of local anesthetic systemic toxicity（LAST）. Reg Anesth Pain Med 2010; 35: 188-93.
▶35) Lonnqvist PA. Toxicity of local anesthetic drugs: a pediatric perspective. Paediatr Anaesth 2012; 22: 39-43.
▶36) Hiller DB, Gregorio GD, Ripper R, et al. Epinephrine impairs lipid resuscitation from bupivacaine overdose: a threshold effect. Anesthesiology 2009; 111: 498-505.

15 関連診療科：小児麻酔科医が知っておきたい最近の話題

1 小児外科

① 小児内視鏡手術の現状

　手術後にも大きく成長を遂げなくてはならない小児にこそ低侵襲手術が必須である。小児内視鏡手術は1991年に初めて肥厚性幽門狭窄症に対する幽門筋切開や胆嚢摘出術の成功例が報告されて以降，1990年代から2000年代にかけてその適応を広げていった[1]。現在では多くの施設で施行されるようになり，小児外科のcommon diseaseである鼠径ヘルニアや急性虫垂炎に対しても内視鏡手術が一般的になりつつある。2016年4月には食道閉鎖症や先天性胆道拡張症などに対する内視鏡手術が新たに保険収載された。これまで直視下に施行することが当然とされていた手術に対しても，今後内視鏡手術を含めた周術期管理の標準化が進んでいくものと考えられる。本項では小児内視鏡手術の術中管理について最近のトピックスを中心に述べ，その中でも特に難易度の高い麻酔管理が要求される胸腔鏡下食道閉鎖症根治術について概説する。

▶1) Blinman T, Ponsky T. Pediatric minimally invasive surgery: laparoscopy and thoracoscopy in infants and children. Pediatrics 2012; 130: 539-49.

② 小児内視鏡手術と術中管理

手術画像について

　内視鏡手術の大きなメリットは良好な手術視野を得られることであり，その拡大視効果は直視下手術と比較し40倍にも達する[2,3]。特に最近の画像システムの発達は目覚ましく，より高精細となり，また3D内視鏡システムなど新たな技術も普及しはじめている。良好な手術視野は解剖の詳細な理解と繊細な手術操作を可能とする。これは手術操作範囲の縮小につながり，術中出血量の減少など手術侵襲の軽減が期待される。またその手術視野はモニターを通して外科医だけではなく，麻酔科医やコメディカルなど手術スタッフ全員が共有することができ，これは直視下手術には認めない特長である。手術情報の共有はその手術の術中管理に役立つだけではなく，手術に対する理解が深ま

▶2) Nutan Jain. Laparoscopic microsurgery. Gynecological endoscopic surgery: Current concept. 2003, p.37-8.
▶3) Koh CH. Laparoscopic microsurgical tubal anastomosis. An atlas of operative laparoscopy and hysteroscopy. 2003, p.184-5.

ることでチームとしてのレベルアップにつながる。

気腹による影響

　気腹が術中管理に与える影響は大きい。腹腔内容積の小さな小児では横隔膜の挙上や挿管チューブの位置変化による換気障害が容易に起こり，また静脈還流障害により循環動態が不安定になる可能性がある。さらに最近では気腹装置の発達による新たな問題も生じている。圧力検知機能を有する高流量気腹装置である AIRSEAL™（SurgiQuestInc, Milford, CT, 米国）は，手術中の腹腔圧の少しの変化にも反応するため，吸引や洗浄時にも腹腔圧を維持し，視野不良を防ぐことができる有用な気腹装置である[4]。しかしこの装置により術中に低体温となりやすいことがいわれており[5]，特に新生児や乳児では低体温による麻酔覚醒遅延などの合併症を予防するために，体外式加温装置や加温した点滴などによる体温管理が重要となる。

手術体位やスタッフレイアウトについて

　体腔の狭い小児では手術野の確保が困難で，重力によるアシストを必要とする場合が多く，これは術中管理を難しくする一因となる。胸腔鏡手術の際には術野の展開を妨げる肺を重力で移動させることが必要で，特に食道閉鎖症や神経原性腫瘍などの後縦隔の手術では腹臥位に近い手術体位とする[6]。腹腔内の手術でも術中に体位を変換する機会は多く，どこまで手術台を傾けることができるのか執刀前の確認を怠ってはならない。

　また小児に特有のスタッフレイアウトが存在する。例えばヒルシュスプルング病や高位・中間位鎖肛など骨盤内の内視鏡手術では，術者が骨盤内に向かってまっすぐに操作することができる配置が理想的である。体格の小さな小児では，術者が患児の頭側に立っても手術操作に無理な体勢とならないため，麻酔科医を患児の左側として，術者を頭側，助手（スコピスト）を患児の右側とするような配置をとることがある。

　以上のように，不自然な手術体位やスタッフレイアウトのために，術中の患児の観察や処置に不都合を来すことがある。その欠点を防ぐために，透明なドレープを使用することで，ルート刺入部やモニター装着部位の観察も容易になり手術の安全性が向上する。

▶4）Luketina RR, Knauer M, Köhler G, et al. Comparison of a standard CO_2 pressure pneumoperitoneum insufflator versus AirSeal：study protocol of a randomized controlled trial. Trials 2014; 15: 239.

▶5）大塚耕司，村上雅彦，有吉朋丈，ほか．胸腔鏡下食道亜全摘術における気腹下施術用システム AIRSEAL® の有用性．日本臨床外科学会雑誌 2015；76：1266-71.

▶6）Rothenberg SS. Thoracoscopy in infants and children: the state of the art. J Pediatr Surg 2005; 40: 303-6.

③ 食道閉鎖症（C 型）に対する胸腔鏡手術

　食道閉鎖症に対する胸腔鏡手術には高難度の手術や麻酔の技術が要求されるが，2016 年 4 月に保険収載され，今後普及していく術式であ

る。食道閉鎖症は胃酸の誤嚥や消化管の拡張を防ぐために比較的生後早期に手術が必要になる。手術はやや右側を挙上させた腹臥位で行っている。麻酔導入から気管食道瘻が処理されるまでは，肺換気不全と胃の過剰な拡張を避けるため，ピーク気道内圧を低く維持することが必要である[7]。そのため筋弛緩を用いての陽圧換気を避け，気管挿管も自発呼吸下に行っている。術野の確保には分離肺換気は行わず，low-flow, low-pressure の陽圧換気で肺を虚脱させる[6,7]。新生児の胸腔鏡手術では，二酸化炭素の胸腔内の充満や同側肺の虚脱や換気不足のため高二酸化炭素血症になりやすいことが知られている[8]。このため高二酸化炭素血症の予防のため換気回数を増やすことが必要である。術中の片肺換気によって高二酸化炭素血症になる前に人工呼吸の設定を変更したり，高二酸化炭素血症が認められた場合には手術を中断するように進言し，両肺換気を行うことが必要である。

おわりに

小児内視鏡手術の低侵襲性は，術後早期の回復だけではなく将来の身体および精神の発達や成長にも関係し，その有用性は計り知れない。しかし術中管理の観点からは不利益な点もあり，麻酔科医の多大なる協力なくしては成り立たない手術である。これまで以上に小児外科医と麻酔科医の相互理解が必要であろう。

（村瀬　成彦）

▶7) Rothenberg SS. Thoracoscopic repair of esophageal atresia and tracheoesophageal fistula in neonates, first decade's experience. Dis Esophagus 2013; 26: 359-64.

▶8) Bishay M, Giacomello L, Retrosi G, et al. Hypercapnia and acidosis during open and thoracoscopic repair of congenital diaphragmatic hernia and esophageal atresia: results of a pilot randomized controlled trial. Ann Surg 2013; 258: 895-900.

2 先天性心疾患

1 背景

先天性心疾患に対する外科治療は著しい発展期を経て最近は安定期にあり，革新的な手術手技や周術期管理，診断技術や治療戦略等の目立った話題は少ないが，成人領域も含めて先天性心疾患に関わる最近のトピックス的な話題を紹介する。

2 手術手技と治療戦略

HLHSに対するハイブリッド治療

最近の胎児心エコー検査における診断技術の向上と第一線病院でのスクリーニング的検査の普及により複雑先天性心疾患に対する出生前診断の正確性が高まった。このため重症疾患に対する外科治療を含めた統合的治療が可能な施設に出生前から複雑先天性心疾患が集まることとなり，出生直後から計画的に治療ができるようになった。しかし，新生児期に根治できる大血管転位や大動脈縮窄複合などの二心室修復が可能な疾患群についてはほぼ治療戦略が確立しているが，単心室症，特に左心低形成症候群（hypoplastic left heart syndrome：HLHS）に対しては最良の治療戦略が確立されているとはいえない。予後はいまだに不良であり，心臓移植症例を除いた5年生存率は50％に留まっている。新生児期にNorwood手術を行う，両側肺動脈絞扼後2-4週でNorwood手術を行う，新生児期に両側肺動脈絞扼と動脈管ステント留置を行いStage ⅡとしてNorwood手術＋Glenn手術を行うハイブリッド治療，など治療戦略はさまざまであるがどれがもっともよい選択肢であるかの結論はいまだに出ていない。そのような中で2016年になりハイブリッド治療を多く行っている2つの施設から各々119例，182例のハイブリッド治療症例の報告があり10年生存率が77.8％と非常に良好な成績であった[1,2]。両側肺動脈絞扼の影響と考えられる末梢肺動脈狭窄への介入率が高く，生存率だけでは判断できないFontan術後の予後への悪影響を懸念する意見はあるが，HLHSに対する有効な治療戦略の一つとして位置付けられていることは確かである。また，HLHS variantの中には戦略的に二心室治療に向かえるのか一心室治療しかないのか，いわゆるボーダーライン上の症例が存在し，ハイブリッド治療により新生児期に高侵襲な手術を回避し待機することで二心室治療への選択肢を増やすことも期待されている。

▶1) Galantowicz M, Yates AR. Improved outcomes with the comprehensive stage 2 procedure after an initial hybrid stage 1. J Thoracic Cardiovasc Surg 2016; 151: 424-9.
▶2) Yerebakan C, Valeske K, Elmontaser H, et al. Hybrid therapy for hypoplastic left heart syndrome: Myth, alternative, or standard? J Thorac Cardiovasc Surg 2016; 151: 1112-23.

Half-turned truncal switch

　左室流出路狭窄を伴う完全大血管転位に対する標準的な修復手術方法はいまだに Rastelli 手術であるが，1984 年に大動脈を基部ごと後方へ移動する Nikaidoh 手術が報告され[3]．さらに 2003 年に Yamagishi らが大動脈と肺動脈の基部を *En bloc* に回転させる half-turned truncal switch 手術を報告して以来[4]，Rastelli 手術の弱点である左室流出路狭窄を来さない，より解剖学的な修復術として注目を集めていたが，最近になり truncal switch 手術の最長 10 年の中長期成績が報告された．その手術の複雑さから標準的手術手技として普及はしていないが，Mair らは 19 例，Fang らは 11 例の *En bloc* rotation 手術の報告をしており[5,6]，再手術回避率が高く良好な成績を示した．肺動脈径が狭小すぎることなく心室中隔欠損口が半月弁から離れている症例では選択すべき術式となっていく可能性がある．

デバイス治療

　成人の領域では 2013 年 10 月に保険適応が認められた経カテーテル的大動脈弁置換術（transcatheter aortic valve replacement：TAVR）の適応が急速に広まりつつある．重度大動脈弁狭窄患者のうち，加齢や左室機能障害その他の合併症のため外科手術のリスクが高い患者では大動脈弁置換術が行われない．このような高リスク大動脈弁狭窄患者に対する低侵襲性の新治療法として TAVR があるが，その安全性と有効性を検証するために行われた大規模試験である PARTNER 試験の結果，手術不適応の大動脈弁狭窄患者において TAVR は標準治療に比べて脳卒中および主要血管イベントのリスクが増大したものの平均余命を有意に延長したとの結果であった[7]．また，高リスク大動脈弁狭窄症例に対する TAVR 症例と体外循環下の大動脈弁置換症例の 5 年生存率は同等であった[8]．第二世代の TAVR ではさらによい結果が予測されており，ますます適応が広がっていくと考えられている．また，先天性心疾患に関わる右室-肺動脈導管による右室流出路再建後の肺動脈弁位に対する経カテーテル的肺動脈弁置換術（transcatheter pulmonary valve replacement：TPVR）についても 2016 年に 148 例の最長 7 年の中長期遠隔成績が報告された[9]．5 年の再介入回避率は 76.4％であり，再介入なしの 113 例では右室肺動脈間圧較差の有意な上昇を認めなかった．日本ではまだ導入されていないが，国内でも右室-肺動脈導管を用いた右室流出路再建は数多く行われており，TPVR の成績が良いとなると TPVR による再介入を考慮して，初回手術における右室流出路再建の術式も変化してくる可能性があると思われる．

▶3) Nikaidoh H. Aortic translocation and biventricular outflow tract reconstruction. J Thorac Cardiovasc Surg 1984; 88: 365-72.
▶4) Yamagishi M, Shuntoh K, Matsushita T, et al. Half-turned truncal switch operation for complete transposition of the great arteries with ventricular septal defect and pulmonary stenosis. J Thorac Cardiovasc Surg 2003; 125: 966-8.
▶5) Mair R, Sames-Dolzer E, Innerhuber M, et al. Anatomic repair of coplex transposition with en bloc rotation of the truncus arteriosus: 10 year experience. Eur J Cardiothorac Surg 2016; 49: 176-82.
▶6) Fang M, Wang H, Zhu H, et al. Half rotation of the truncus arteriosus plus arterial switch for transposition of the great arteries with ventricular septal defect and pulmonary outflow tract obstruction. Eur J Cardiothorac Surg 2011; 40: 579-83.

▶7) Kapadia SR, Leon MB, Makkar RR, et al. 5-year outcomes of transcatheter aortic valve replacement compared with standard treatment for patients with inoperable aortic stenosis (PARTNER 1): a randomized controlled trial. Lancet 2015; 385: 2485-91.
▶8) Mack MJ, Leon MB, Smith CR, et al. 5-year outcomes of transcatheter aortic valve replacement or surgical aortic valve replacement for high surgical risk patients with aortic stenosis (PARTNER 1): a randomized controlled trial. Lancet 2015; 385: 2477-84.
▶9) Cheatham JP, Hellenbrand WE, Zahn EM, et al. Clinical and hemodynamic outcomes up to 7 years after transcatheter pulmonary valve replacement in the US melody valve investigational device exemption trial. Circulation 2015; 131: 1960-70.

3　小児重症心不全治療

　2010年に臓器移植法が改正され日本国内でも小児の心臓移植が可能となったが，脳死ドナーの不足により待機期間が長期となるため小児用補助人工心臓の必要性が強く認識されていた。2011年から治験が行われていたBerlin Heart EXCORは2015年8月から保険適応が認められ2016年1月に治験3施設以外に新たに6施設が実施施設として認定された。実施基準として心臓移植までのブリッジとして使用することが定められているが，自己心機能が改善した場合に離脱することは妨げないとされている。Berlin Heart EXCORは空気駆動の体外式補助人工心臓で，開発初期の1992年より小容量のblood pump systemが使用できるようになり，現在はstroke volumeの選択肢が10 mLから80 mLまで7種類あり，患者の成長に伴って大きいものへ変更していくことも可能である。もっとも多くのEXCOR埋め込みを行っているBerlin groupからの報告によれば[10]，2013年までに122例に埋め込みを行い，埋め込み時年齢は中央値8.6歳（生後3日-17歳）で35例が1歳未満である。対象疾患は心筋症が56例（45.9％），心筋炎が17例（13.9％），終末期先天性心疾患が18例（14.7％），術後心機能低下例28例（22.9％），心移植後graft failure 3例（2.4％）で，54例（45.9％）が移植に至り18例（14.7％）が心機能の回復に伴い離脱している。43例（35.2％）が死亡しているが，うち終末期先天性心疾患と術後心機能低下例への埋め込み例が24例を占めており，心筋症や心筋炎の症例に比して死亡率が高かった。このようにEXCORの実績は満足のいくものであり，脳死ドナーの不足している日本国内では使用症例が増えていくものと考えられる。

（鈴木　孝明）

[10] Hetzer R, Kaufmann F, Walter EM. Pediatric mechanical circulatory support with Berlin EXCOR: development and outcome of a 23-year experience. Eur J Cardiothorac Surg 2016; 1-8 doi: 10.1093/ejcts/ezw011.

3 小児脳外科

1 総論

　脳神経外科領域における麻酔の特徴の一つに術中モニタリングがある。術中モニタリングはイソフルレン・セボフルレンなどの吸入麻酔やバルビツレートなどの静脈麻酔の影響を容易に受けるため、プロポフォールやレミフェンタニルを用いた麻酔が望ましい。

　小児脳神経外科の領域においても安定した術中モニタリングの必要性からプロポフォールが使用される。乳幼児期の適正なプロポフォールの使用については日本麻酔科学会の薬物使用ガイドラインにも記載されているが、他の年齢と比較してプロポフォール注入症候群（propofol infusion syndrome：PRIS）のリスクが高いことからも[1,2]、使用することの必要性と利益・リスクを手術前に十分に説明する必要がある。

▶1) Fong JJ, Sylvia L, Ruthazer R, et al. Predictors of mortality in patients with suspectedpropofol infusion syndrome. Crit Care Med 2008; 36: 2281-7.
▶2) Kam PC, Cardone D. Propofol infusion syndrome. Anaesthesia 2007; 62: 690-701.

術中モニタリング

　術中モニタリングには運動誘発電位（motor evoked potential：MEP）、体性感覚誘発電位（somatosensory evoked potentials：SEP）、視覚誘発電位（visual evoked potential：VEP）、聴性脳幹反応（auditory brain-stem response：ABR）、球海綿体反射（bulbocavernosus reflex：BCR）、皮質脳波（electrocorticography：ECoG）のほかに、脳神経モニタリングとして眼球運動、顔面神経、下位脳神経や大脳皮質刺激（覚醒下手術）、脊髄根刺激などがある。

　MEPは、吸入麻酔やバルビツレートなど大部分の麻酔薬以外に、麻酔深度・低血圧・低体温で抑制され、筋弛緩薬による影響も受けるためTOF（train-of-four）ratioを計測しながら筋弛緩薬を適切な濃度に調節する。SEPはMEPと比較して麻酔薬の影響を受けにくい特徴をもつ[3,4]。VEPはシナプスを介した反応を見るため、全身麻酔の影響を受けやすい。ABRは一般に睡眠、意識状態、薬物などの影響を受けにくい[3]。一旦モニタリングが影響されてしまうと回復するまでに時間を要するため、適切な方法・深度での麻酔が要求される。

▶3) 太田富雄, ほか編. 脳神経外科学 改訂11版. 京都：金芳堂, 2012.
▶4) 児玉南海雄, 監.「超」入門脳神経外科術中モニタリング. 大阪：メディカ出版, 2011.

② 各論

脳血管障害

　小児脳神経外科が扱う血管障害の中で，周術期管理が困難な疾患の一つとして「もやもや病」がある。

　もやもや病は激しい啼泣や「吹き冷まし」行為により，動脈血中の二酸化炭素分圧が低下し生理的血流減少を来す[3,5,6]。その結果，上下肢の脱力や構音障害などの一過性虚血発作や脳梗塞を発症するリスクとなる[6]。本人が啼泣せず麻酔導入できるように術前投薬（ミダゾラム）や親子同伴入室など患児の不安を取り除くことが非常に大切である[6]。また，導入時の用手換気や麻酔維持中の呼吸回数上昇による過換気を避けて，$PaCO_2$ 29 mmHgを下回ることがないようにnormocapniaでの呼吸管理を行う必要がある[6]。麻酔の導入から終了まで，血圧は術前と同レベルあるいはそれ以上に維持し，循環血液量も維持できるよう輸液管理を行う[6]。また，貧血も虚血発作のリスクの一つであるため，必要時には輸血も検討する。

　周術期における抗血小板薬の投薬については一定した見解はなく，現時点では各施設の方針に準ずるが，東京女子医科大学では手術当日までアスピリンを内服し，術後5日目から再開している。ヘパリンへの置換は行っていない。

　術式は大きく直接的血行再建術，間接的血行再建術およびこれらを併せた複合的血行再建術に分類される[3,5]。いずれの術式も術中の予測出血量は多くはない。体位は仰臥位，東京女子医科大学では3点固定ピンは用いず馬蹄に頭部を固定し，血行動態への影響が少ないとされる報告[6]や術中モニタリングの必要性から，術中はプロポフォールでの麻酔管理を行っている。術後過灌流の有無を評価後に鎮静を終了し抜管を行う。過灌流を認めた場合には術後にICUでの鎮静（ミダゾラム）と血圧コントロールの継続が必要となる。

脳腫瘍

　小児腫瘍の中で小児脳腫瘍は白血病に次いで頻度が多く，さらに小児固形腫瘍の中では第1位を占める[5]。小児脳腫瘍は成人と比較して正中や後頭蓋窩に多いという特徴がある。

　正中に発生する代表的な脳腫瘍として，視神経膠腫や頭蓋咽頭腫がある。これらは近傍の視床下部あるいは下垂体へ大きく進展し下垂体内分泌機能障害を合併していることがある。したがって，前葉機能障害に対しては術前・術中にステロイドの補充を行い，後葉機能障害に伴う中枢性尿崩症（東京女子医科大学では1時間当たりの尿量250 mL以上かつ尿比重1.006以下の希釈尿）を認めた場合には術中DDAVP

▶5) 新井　一, 伊達裕昭, 西本　博, 編. 小児脳神経外科　診療ガイドブック. 東京：メジカルビュー社, 2013.
▶6) Parray T, Martin TW, Siddiqui S. Moyamoya disease: a review of the disease and anesthetic management. J Neurosur Anesthesiol 2011; 23: 100-9.

点鼻を考慮する。

　後頭蓋窩の手術では腹臥位での手術となることが多い。腹臥位・長時間の手術では胸部の圧迫から心負荷がかかるため，術前の心機能評価と術中の不整脈への対策（除細動や体位がすぐに変えられるようにストレッチャーの準備）が必要である。脳幹部（特に延髄近傍）腫瘍の手術時には自律神経の領域にも操作が及ぶため，術中にバイタルサインが激しく変動することが予測され，長時間に及ぶバイタルサインの変動はカテコラミンサージを生み，長時間のカテコラミンの曝露は「たこつぼ型心筋症」を合併するリスクがある（頻度不詳）。

　さらに，頭部を心臓よりも挙上することが多い脳外科の手術（特に腹臥位）では空気塞栓のリスクがある。体位を腹臥位から仰臥位に戻した直後に発症した症例の経験もあり周術期（ICU帰室までを含む）は常にそのリスクを意識する必要がある。空気塞栓は静脈洞の損傷がなくても硬膜の断端・止血不十分な血管・骨縁の断端などから空気が迷入し発症する可能性があり，頭部が固定されている脳外科の手術では発症時に体位を側臥位などに変更することは難しく，まずは頭位を下げ，術野を水で満たし，骨断端に骨漏をつめるなどの処置を行う。また覚醒下手術中に空気塞栓を発症した場合，呼吸困難などの自覚症状のほかに咳や吃逆など非特異的な症状を来すこともあるため，バイタルサインに加えて本人の状態に異常を認めたら空気塞栓の可能性も考慮して，早めに術者に伝える必要がある。

　また，延髄近傍の手術は術後下位脳神経障害として嚥下機能障害，声帯麻痺を合併するリスクがあり，再挿管の準備をしたうえで抜管を試みる。

　脳腫瘍の手術では術中モニタリングを必要とすることが多く，摘出が終了するまではプロポフォールを用いたTIVAでの管理が必要となるが，その後モニタリングの必要がなくなれば吸入麻酔などへの変更は可能である。

先天性奇形

●脊椎・脊髄疾患

　二分脊椎は大きく開放性と閉鎖性に分類される。胎児エコーや胎児MRIで発見され，出生前から診断されているケースもある。

　開放性の脊髄髄膜瘤は神経組織が露出していることから感染のリスクが高く，出生後48-72時間以内の閉鎖術が必要とされる緊急の疾患である。そのため既診断例では出産前から両親への十分なインフォームド・コンセントとスタッフの準備が必要である。閉鎖性の場合には，必ずしも新生児・乳幼児期に発見されるとは限らず，学童・青年期に下肢の神経痛や頻尿・便秘を契機に発見されることも多く，十分な時間をかけて検査を行ったうえで手術適応を判断する。

　手術の目的は係留（脊髄の牽引）の解除である。したがって，異常

組織と神経組織の分離が必要であり，術中の神経モニタリングは必須である。係留が解除されるまではプロポフォールを用いた TIVA での管理が必要であるが，解除後は吸入麻酔への変更が可能である。体位は腰仙部を挙上した腹臥位（マトソン体位）とする。

出血量は少量のことが多いが，椎弓切除を必要とする症例では出血量が増える可能性が高く輸血の準備も考慮する。

● 頭蓋縫合早期癒合症

本手術の麻酔管理上問題となることは，術中体位と出血および空気塞栓への対応である。

術中体位は骨切りを行う領域・範囲によって決定する。スフィンクス体位（腹臥位，顎を伸展）では頭部の安定性も悪く，術中に挿管チューブ・呼吸関連のトラブルを起こすリスクが特に高い。さらに，早期癒合症手術では1歳前後での手術となることが多く，乳幼児期の頭蓋骨は血流が豊富で，骨断端からの持続性の失血から輸血が必要になるケースがある。術前から輸血の可能性は両親に十分に説明する必要がある。

硬膜外の操作であり術中のモニタリングの必要性はないため，吸入麻酔の使用も可能である。

てんかん

全年齢を通して，てんかんの有病率は 0.5-1％といわれ，生後1年未満の発症が圧倒的に多く，ほとんどのてんかんが10歳までに発症するとされる[3]。脳や精神の発達途中にある小児期における繰り返すてんかん発作は，知能や精神発達の停止を来すため，薬物でのコントロールが不良で，手術による治療効果が期待される症例に対しては早期手術が望ましい[3]。

てんかんの手術には，診断を目的とした硬膜下電極の留置や治療を目的とした焦点切除術・脳梁離断術などが挙げられる[3]。

また小児では，WHO 分類の grade Ⅰ，Ⅱに分類される低悪性度神経膠腫の割合が高く[7]，低悪性度神経膠腫ではてんかんの合併率が高い[3]。抗痙攣薬によるコントロールが不良の場合には焦点切除術を行うこともあり，発作コントロールのためには術中の ECoG モニタリングや硬膜下電極の留置による焦点の検索が必要不可欠である。てんかんの手術時には，プロポフォールよりもセボフルランによる麻酔が術中 ECoG での的確なてんかんの焦点部位の同定に有用とされ，1.5 MAC（minimum alveolar concentration）（2.5％）セボフルランで麻酔の維持を行う[8]。

一方でいずれの手術によってもてんかん発作が必ずしもコントロールされるとは限らず，手術の適応や時期については年齢や体格などから安全な全身麻酔管理が可能かも含めて慎重に考慮する必要がある。

（千葉　謙太郎，藍原　康雄）

[7] Hawkins C, Walker E, Mohamed N, et al. BRAF-KIAA 1549 fusion predicts better clinical outcome in pediatric low-grade astrocytoma. Clin Cancer Res, 2011; 17: 4790-8.

[8] Sato K, Shamoto H, Kato M. Effect of sevoflurane on electrocorticogram in normal brain. J Neurosurg Anesthesiol 2002; 14: 63-5.

4 小児泌尿器科

1 小児泌尿器科手術の総論

　小児泌尿器科は，尿路（腎臓，尿管，膀胱，尿道）と外・内性器の先天性疾患に外科的治療を提供する泌尿器科サブスペシャルティーの一つである。

小児泌尿器科手術で考慮すべき事項

● ラテックス・アレルギーへの配慮

　天然ゴム製品に接触することによって起こる蕁麻疹，アナフィラキシーショック，喘息発作などの即時型アレルギー反応がラテックス・アレルギーである。ハイリスクグループといわれているのは，繰り返し医療処置を受けている患者，特に二分脊椎症患者がこれに当たる[1]。小児泌尿器科では，二分脊椎症患者を対象とすることが多く特に注意が必要である。治療法は現在のところまず回避しかない。そのため予防は，特にハイリスクグループには，ラテックス製品を回避することである。国内小児専門病院/施設ではラテックス・フリーの環境が整えられているが，一般の市中病院では必ずしもラテックス・フリーの環境ではなく，医療スタッフのハイリスクグループへの十分な注意喚起が必要である。

● 先天性奇形症候群と挿管困難

　CHARGE association，VACTERL association，DiGeorge syndrome，Noonan syndrome等は，尿路/生殖系の合併疾患が多く，その特異的顔貌や気管狭窄による挿管困難，心奇形，呼吸器合併症などが予想される[2]。著者の施設では，術前に麻酔科コンサルトをルーチンとしている。

● 腎機能低下

　小児泌尿器科手術（停留精巣，尿道下裂，包茎）を受ける多くの小児は健康である。しかし下部尿路疾患（後部尿道弁，膀胱尿管逆流）や二分脊椎児の神経因性膀胱，膀胱外反，総排泄腔外反，総排泄腔遺残に対する長時間手術が適応となる小児では，先天性低形成腎や繰り返す有熱性尿路感染により腎機能低下や広汎性腎瘢痕を認めることが多々ある。特に腎機能低下が高度な場合では，低蛋白血症，貧血，電解質異常，代謝性アシドーシス，高血圧症を考慮する必要がある。

● 術後疼痛管理の重要性

　一般的に小児ではいまだに術後疼痛治療が不十分である[3,4]。乳幼児や小児の強い術後疼痛に対して，モルヒネはもっともよく使用するオ

▶ 1) 日本ラテックスアレルギー研究会. ラテックスアレルギー安全対策ガイドライン作成委員会. ラテックスアレルギー安全対策ガイドライン2013〜化学物質による遅延型アレルギーを含む〜. 東京：協和企画. 2013. p.2-5.

▶ 2) Gruppo di Studio SIAARTI "Vie Aeree Difficili", Frova G, Guarino A, et al. Recommendations for airway control and difficult airway management in paediatric patients. Minerva Anestesiol 2006; 72: 723-48.

▶ 3) Howard RF. Current status of pain management in children. JAMA 2003; 290; 2464-69.
▶ 4) Melotti RM, Samolsky-Dekel BG, Ricchi E, et al. Pain prevalence and predictors among inpatients in a major Italian teaching hospital. A baseline survey towards a pain free hospital. Eur J Pain 2005; 9: 485-95.

ピオイドであり，そのため著者は，入院患者の術後疼痛に対してはモルヒネ静脈単回投を数多く経験，その優れた鎮痛効果を実感した。しかしわが国の一般病棟での使用には制限・制約が多く，また多忙な臨床医が昼夜を問わず投与することは困難である（米国では看護師が準備して投与している）。そのため術前に麻酔科医に手術の内容を説明し，その上で十分な協力体制のもとで，局所麻酔併用などの術後鎮痛管理の工夫が必要である。また後述するが，小児泌尿器科では日帰り手術が占める割合が多く，今後はますます疼痛管理の重要性がクローズアップされると考える。

2　腹腔鏡下手術の適応拡大

小児泌尿器科において，腹腔鏡下手術は機器の進歩により確実に増加しており，その対象疾患も増加している[5]。

● 生殖器の異常

非触知精巣における腹腔内精巣の探索と精巣固定術は標準術式となり，同様に性分化疾患に対する診断的腹腔鏡の有用性の報告がなされている[6]。また思春期以降の左精索静脈瘤に対しても腹腔鏡下精巣静脈高位結紮術を施行する施設もあり，良好な成績が報告されている[7]。術後は数時間程度で水分摂取を開始でき，当日退院もしくは翌朝には退院可能である。

● 腎臓・尿管の異常

根治的腎摘出術（腎悪性腫瘍），単純腎摘出術（先天性低形成腎，腎性高血圧症），腎部分切除術（重複腎盂尿管の腎機能が低下した上極），腎尿管摘除術（尿管瘤や重複腎盂尿管での無機能腎），腎盂形成（先天性腎盂尿管移行部狭窄），腎盂切石術に対して施行される。腹腔内操作のため術後24時間程度は疼痛が強く，早期回復・退院のためには十分な疼痛管理が重要であり，自己調節鎮痛（patient-control analgesia：PCA）もしくは持続仙骨硬膜外ブロック導入が必要である。

● 問題点

小児ではCO_2産生量が高いうえに，気腹により外部からさらにCO_2が負荷される。さらに側臥位かトレンデレンブルグ体位（頭低位）という体位の問題，さらに筋弛緩薬の使用，全身麻酔薬，気管挿管による声帯閉鎖機構の消失などの問題点がある[8]。

▶ 5) 西中一幸, 舛森直哉. 小児泌尿器科腹腔鏡下手術：多種多様な上部尿路疾患への対応とその安全性，有効性についての報告. 日本小児外科学会誌 2014；50：408.

▶ 6) 守屋仁彦, 森田　研, 三井貴彦, ほか. 性分化疾患治療における腹腔鏡の有用性. Japanese Journal of Endourology 2014；27：169-73.

▶ 7) Borruto FA, Impellizzeri P, Antonuccia P, et al. Laparoscopic vs open varicocelectomy in children and adolescents: review of the recent literature and meta-analysis. J Pediatr Surg 2010；45：2464-9.

▶ 8) 蔵谷紀文. 小児の麻酔. 東京：メディカル・サイエンス・インターナショナル. 2011. p.751. (Holzman RS, Mancuso TJ, Polaner DM. A practical approach to pediatric anesthesia. Lippincott Williams & Wilkins. 2008；751)

3　下部尿路疾患に対する手術の特徴

● 経尿道的内視鏡手術

代表的疾患である尿道狭窄，尿管瘤，後部尿道弁に対して低侵襲手術として施行する。また上部尿路通過障害（結石などによる物理的通

過障害）を解除する目的で，経尿道的に尿管ステントの留置，抜去，交換を施行する．砕石位にする必要があり，患児を手術台の最下方に移動させる必要があるために麻酔回路の長さに余裕が必要である．いずれも術後に排尿時痛を伴い，術後早期には尿閉になりやすいので，特に仙骨硬膜外麻酔併用時には，導尿をして手術を終了することが必要である．

●膀胱尿管逆流

小児泌尿器科では膀胱尿管逆流に対する外科手術が多いのが特徴である．この手術の真の目的は，腎機能を保護することである．しかし手術適応がある小児では，先天性腎低形成や，反復する腎盂腎炎のために逆流性腎症（広範な腎瘢痕形成）を伴い，その結果として腎機能低下や高血圧の合併を認めることが多々ある．手術は膀胱と尿管の接合部を修復するため，その部位へのアプローチから①開腹手術（膀胱内手術と膀胱外手術）と，②経尿道的内視鏡手術に分類される．さらに2015年からは気膀胱下膀胱尿管逆流症手術が保険診療の適応となった[9]．

●膀胱内手術と膀胱外手術の大きな違い

膀胱内手術とは，恥骨結合1-2横指上に3-4 cmの皮膚切開を置いて膀胱前腔に到達し，膀胱筋の前壁を切開して膀胱内腔に到達する方法である．一方，膀胱外手術は膀胱前腔に到達したあと，完全膀胱外にて尿管を同定して操作する手術法である．いずれのアプローチでも手術終了時に尿道バルーンカテーテル留置が必要である．膀胱内手術では，膀胱筋層切開と血尿により非常に強い膀胱刺激症状を来すために術後管理に苦労する．尿道バルーンカテーテル抜去後も自排尿を開始すると，膀胱攣縮とそれに伴う不快な尿意切迫が問題となる．そのため持続硬膜外麻酔やアセトアミノフェン，抗コリン剤（ポラキス®）による膀胱攣縮/疼痛管理が必要となる．一方，膀胱外手術では血尿や膀胱刺激症状は一切なく，尿道留置カテーテル抜去後も自然排尿が可能で，術後1-2日で退院ができる．

●経尿道的治療（デフラックス®）

わが国では2011年に保険診療の適応となった．中等度の膀胱尿管逆流に対して経尿道的にデキスラノマーとヒアルロン酸ナトリウム共重合体であるデフラックスを尿管口に穿刺針にて注入する治療法である．その低侵襲性から手術適応を拡大する傾向にある．術後は尿道バルーンカテーテル留置の必要はなく，日帰り手術が可能である．片側10分程度，両側でも30分以内に終了するが，術後一過性に排尿時痛を訴えることがある．

▶9) 宋成浩．尿路疾患に対する腹腔鏡下手術　膀胱尿管逆流に対する腹腔鏡下逆流防止術（膀胱内操作）．臨床泌尿器科 2015；69：150-5．

④ 小児上部尿路結石の増加

北米では，小児上部尿路（腎臓と尿管）結石の罹患率の著しい増加

> 10) Srivastava T, Alon US. Urolithiasis in adolescent children. Adolesc Med Clin 2005; 16: 87-109.
> 11) Onal B, Citgez S, Tansu N, et al. What changed in the management of pediatric stones after the introduction of minimally invasive procedures? A single-center experience over 24 years. J Pediatr Urol 2013; 9: 910-4.

傾向にある[10]。特に思春期に顕著であり，日本でも食生活の欧米化により上部尿路結石が増加する傾向にある。小児尿路結石の特徴は，その背景に代謝異常を伴うことが多く，治療対象が就学前の小児であり，また再発が多いことも特徴である。しかし医療機器の進歩により現在では乳児や幼児においても安全に施行可能となった[11]。

● 体外衝撃波結石破砕術（extracorporeal shockwave lithotripsy：ESWL）

小児に対する ESWL は機器の進歩により乳幼児においても可能となった。しかし体格が小さいために腎結石治療の際には，肺への衝撃波で肺出血の危険性があり工夫が必要である[12]。術後早期に退院可能であるが，破砕した結石が尿管を通過する際に疝痛発作を誘発することがある。

● 経尿道的レーザー結石破砕術（laser transurethral ureterolithotripsy：laser TUL）

> 12) 橋本浩平，進藤哲哉，山本卓宣，ほか．抗てんかん薬服用中の重症心身障害児における体外衝撃波結石破砕術を行った腎結石の2例．Jpn J Endourol 2014; 27: 217-20.

上部尿路結石（腎盂尿管移行部から膀胱尿管移行部の尿管）に嵌頓した 15 mm 以下の結石に対して，経尿道的に硬性または軟性尿管鏡（6 Fr から 9 Fr 程度）を挿入して直視下に結石を粉々にレーザー破砕する手術である。体位は砕石位として施行する。こちらも医療機器の進歩により就学前の小児でも安全に施行可能となった[13]。日帰り手術も可能であるが，術後，一過性に排尿時痛を訴えることがある。

> 13) Minevich E, Defoor W, Reddy P, et al. Ureteroscopy is safe and effective in prepubertal children. J Urol 2005; 174: 276-8.

5　日帰り手術の増加

健康な乳幼児の短時間手術（包茎，尿道下裂，停留精巣，交通性精索水腫，尿道狭窄，尿管瘤）は，北米では日帰り手術が原則である。今後わが国でもその傾向が強くなるが，術後疼痛管理の重要性を強調しなくてはならない。局所麻酔は，小児の疼痛管理に有効性が高く，安全な方法である。利点として全身投与する鎮痛薬を少なくでき，それに伴う副作用が軽減できること，消化管機能回復が早いことなどが挙げられる。

● 陰茎ブロック（penile block）は包茎手術や，尿道下裂手術がその適応である[14]。腸骨鼠径神経ブロックは陰嚢水腫，鼠径ヘルニア，停留精巣の手術に対する局所麻酔法である。仙骨硬膜外麻酔も陰茎や鼠径部手術に非常に有用なブロックであるが，術後尿閉を来すことがあり，手術覚醒前に導尿をしておく必要性がある[14]。尿道下裂形成手術後の一番多い合併症である尿道皮膚瘻（形成した新尿道と皮膚の瘻孔）は，硬膜外麻酔下にて施行した場合に生じやすいという興味あるデータがある[15]が，ランダム化比較試験の結果を待つ必要がある。

> 14) Morrison K, Herbst K, Corbett S, et al. Pain management practice patterns for common pediatric urology procedures. Urology 2014; 83: 206-10.

> 15) Kundra P, Yuvaraj K, Agrawal K, et al. Surgical outcome in children undergoing hypospadias repair under caudal epidural vs penile block. Paediatr Anaesth 2011: 22: 707-12.

● 著者が米国研修中には，多くの小児泌尿器科手術は日帰り手術であった。多くの小児泌尿器科手術の術後疼痛は 24 時間以内に収束

し，慢性疼痛への移行はない。そのため術後 24 時間の疼痛管理が，早期回復を目指すうえで非常に重要である。

● 非ステロイド性消炎鎮痛薬（nonsteroidal anti-inflammatory drugs：NSAIDs）は，cyclooxygenase（COX）-1 と CO-2 を抑制することにより，プロスタグランジンやロイコトリエンの合成を減少させその効果を発揮するが，その鎮痛効果には天井効果があることが知られている。また周術期に使用する際には血小板機能に影響を及ぼす点には注意を要する。そのため良好な鎮痛効果を発揮する目的で，NSAIDs をアセトミノフェンと併用するとオピオイドの有害作用を減少させる[16]。最大限に発揮させるには定時間毎に投与することが重要である[17,18]。さらにアセトミノフェンと NSAIDs の併用には相乗効果があり[19]，小児泌尿器科の日帰り手術の退院時処方として両者を併用すると，より効果的な鎮痛効果が期待できる。

（西中　一幸）

▶16) Korpela R, Korvenoja P, Meretoja OA. Morphine-sparing effect of acetaminophen in pediatric day-case surgery. Anesthesiology 1999; 91: 442-7.
▶17) Kokki H. Nonsteroidal anti-inflammatory drugs for postoperative pain: A focus on children. Pediatric Drugs 2003; 5: 103-23.
▶18) Kharasch EL. Perioperative COX-2 inhibitors: Knowledge and challenges. Anesth Analg 2004; 98: 1-3.
▶19) Sarrell EM, Wielunsky E, Cohen HA. Antipyretic treatment in young children with fever: Acetaminophen, ibuprofen, or both alternating in a randomized, double-blind study. Arch Pediatr Adolesc Med 2006; 160: 197-202.

5 小児整形外科

小児整形外科領域において観血治療が必要となるものは骨折、外傷が多数である。一方、小児専門病院であれば、筋性斜頸、先天性内反足、先天性股関節脱臼の頻度も高くなり、ペルテス病や大腿骨頭すべり症も適応となる。さらに高度な取り組みとしては骨形成不全症への矯正骨切り術や軟骨無形成症への脚延長術も治療対象になる。そのような疾患の報告から最近の話題を紹介する。

1 小児骨折

小児骨折は上腕骨顆上骨折、大腿骨骨幹部骨折、前腕骨折が多く、主に保存療法が行われているが、近年は観血治療も増加している[1,2]。上腕骨顆上骨折では経皮的ピンニングが比較的多いが、内側外側のクロスピンよりも外側ピンのみが尺骨神経損傷リスクが低いとされている[3]。また、始歩前の骨折では生後18カ月以内に限ると分娩骨折、異常な骨脆弱性、虐待などが考慮される[4]。異常な骨脆弱性を示す疾患には脳性麻痺の重症例、先天性心疾患、代謝性疾患が挙げられている[5,6]。

- 1) Kosuge D, Barry M. Changing trends in the management of children's fractures. Bone Joint J 2015; 97-B: 442-8.
- 2) Zhao JG, Wang J, Zhang P. Is lateral pin fixation for displaced supracondylar fractures of the humerus better than crossed pins in children? Clin Orthop Relat Res 2013; 471: 2942-53.
- 3) Madhuri V, Dutt V, Gahukamble AD, et al. Interventions for treating femoral shaft fractures in children and adolescents. Cochrane Database Syst Rev 2014; 7: CD009076.
- 4) Fassier A, Gaucherand P, Kohler R. Fractures in children younger than 18 months. Orthop Traumatol Surg Res 2013; 99: S160-S170.
- 5) Uddenfeldt Wort U, Nordmark E, Wagner P, et al. Fractures in children with cerebral palsy: a total population study. Dev Med Child Neurol 2013; 55: 821-6.
- 6) Cheng HH, Carmona F, McDavitt E, et al. Fractures related to metabolic bone disease in children with congenital heart disease. Congenit Heart Dis 2016; 11: 80-6.

2 筋性斜頸

先天性の筋性斜頸は胸鎖乳突筋の短縮性の拘縮を一次病因として、斜頸位、顔面非対称性[7]、側彎症を呈する。ほとんどの場合自然治癒することから、遺残する場合に限り観血治療が行われている[8]が、保存治療としてストレッチや電気刺激[9]も試みられている。年長となった斜頸放置例の手術成績は疼痛や可動域制限に対して有効[10]とされるが、15歳以上とそれ以下の年齢での有効性に差がなかったとする意見[11]もある。

- 7) Seo SJ, Yim SY, Lee IJ, Han DH, Kim CS, Lim H, Park MC. Is craniofacial asymmetry progressive in untreated congenital muscular torticollis? Plast Reconstr Surg. 2013; 132(2): 407-13.
- 8) Lee JK, Moon HJ, Park MS, et al. Change of craniofacial deformity after sternocleidomastoid muscle release in pediatric patients with congenital muscular torticollis. J Bone Joint Surg Am 2012; 94: e93.
- 9) Kwon DR, Park GY. Efficacy of microcurrent therapy in infants with congenital muscular torticollis involving the entire sternocleidomastoid muscle: a randomized placebo-controlled trial. Clin Rehabil 2014; 28: 983-91.

3 先天性内反足

　特発性内反尖足とも呼ばれる先天性内反足に対して以前は保存療法と観血治療が行われていた。近年になり導入されたPonseti法は徒手矯正とシリアル・ギプスによる方法であるが，特徴的なオプションが早期のアキレス腱皮下切腱術である。著明な有効性が示され[12]，さらに再発後においても足根骨解離術を要する頻度が低下した[13]と報告されている。アキレス腱皮下切腱術の運動発達への影響が気になるところだが，おおむね2カ月程度の始歩の遅延にとどまる[14]とされ，臨床的な問題は少ないものと思われる。再発する内反足には再度の保存治療が行われるが，難治例に対しては前脛骨筋腱移行術[15]が推奨されている。

4 先天性股関節脱臼

　先天性股関節脱臼・亜脱臼あるいは不安定股や臼蓋形成不全などさまざまな病名が混在してきたが，近年になり包括的に発達性股関節形成不全（developmental dysplasia of the hip：DDH）が用いられる傾向にある。診断は従来のX線検査から超音波[16]検査に変わったが，治療そのものに大きな変化はなく，生6カ月以下には装具療法（リーメンビューゲルあるいはパブリックハーネスと呼ばれる鐙式バンド）が用いられている[17]。診断の月齢が遅延すると難治性になる場合が多く，牽引治療[18]や観血治療[19]が必要となる。脱臼整復の合併症として大腿骨頭の骨壊死（avascular necrosis：AVN）が知られるが，治療年齢や保存治療，観血治療において発生率の差は認められていない[20]。

▶10) Lim KS, Shim JS, Lee YS. Is sternocleidomastoid muscle release effective in adults with neglected congenital muscular torticollis? Clin Orthop Relat Res 2014; 472: 1271-8.
▶11) Kim HJ, Ahn HS, Yim SY. Effectiveness of surgical treatment for neglected congenital muscular torticollis: A systematic review and meta-analysis. Plast Reconstr Surg 2015; 136: 67e-77e.
▶12) Zhao D, Li H, Zhao L, et al. Results of clubfoot management using the Ponseti method: do the details matter? A systematic review. Clin Orthop Relat Res 2014; 472: 1329-36.
▶13) Gray K, Pacey V, Gibbons P, et al. Interventions for congenital talipes equinovarus (clubfoot). Cochrane Database Syst Rev 2014; 8: CD008602.
▶14) Zionts LE, Packer DF, Cooper S, et al. Walking age of infants with idiopathic clubfoot treated using the ponseti method. J Bone Joint Surg Am 2014; 96: e164.
▶15) Holt JB, Oji DE, Yack HJ, et al. Long-term results of tibialis anterior tendon transfer for relapsed idiopathic clubfoot treated with the Ponseti method: a follow-up of thirty-seven to fifty-five years. J Bone Joint Surg Am 2015; 97: 47-55.
▶16) Laborie LB, Engesæter IØ, Lehmann TG, et al. Screening strategies for hip dysplasia: long-term outcome of a randomized controlled trial. Pediatrics 2013; 132: 492-501.
▶17) Ömeroğlu H, Köse N, Akceylan A. Success of Pavlik harness treatment decreases in patients ≥4 months and in ultrasonographically dislocated hips in developmental dysplasia of the hip. Clin Orthop Relat Res 2016; 474: 1146-52.
▶18) Terjesen T, Horn J. Have changes in treatment of late-detected developmental dysplasia of the hip during the last decades led to better radiographic outcome? Clin Orthop Relat Res 2016; 474: 1189-98.
▶19) Wang TM, Wu KW, Shih SF, et al. Outcomes of open reduction for developmental dysplasia of the hip: does bilateral dysplasia have a poorer outcome? J Bone Joint Surg Am 2013; 95: 1081-6.
▶20) Novais EN, Hill MK, Carry PM, et al. Is age or surgical approach associated with osteonecrosis in patients with developmental dysplasia of the hip? A meta-analysis. Clin Orthop Relat Res 2016; 474: 1166-77.

5 ペルテス病

21) Metcalfe D, Van Dijck S, Parsons N, et al. A twin study of Perthes disease. Pediatrics 2016; 137: 1-5.
22) Hailer YD, Montgomery SM, Ekbom A, et al. Legg-Calve-Perthes disease and risks for cardiovascular diseases and blood diseases. Pediatrics. 2010; 125: e1308-15.
23) Larson AN, Sucato DJ, Herring JA, et al. A prospective multicenter study of Legg-Calvé-Perthes disease : functional and radiographic outcomes of nonoperative treatment at a mean follow-up of twenty years. J Bone Joint Surg Am 2012; 94: 584-92.
24) Siebenrock KA, Anwander H, Zurmühle CA, et al. Head reduction osteotomy with additional containment surgery improves sphericity and containment and reduces pain in Legg-Calvé-Perthes disease. Clin Orthop Relat Res 2015; 473: 1274-83.
25) Baghdadi YM, Larson AN, Stans AA, et al. Total hip arthroplasty for the sequelae of Legg-Calvé-Perthes disease. Clin Orthop Relat Res 2013; 471: 2980-6.

　大腿骨頭に生じる原因不明の骨端症で報告者の名前からペルテス病（Perthes disease）あるいはレッグ・カルベ・ペルテス病（Legg-Calve-Perthes disease：LCPD）と呼ばれている。骨端核の原因不明の骨壊死への修復反応として壊死骨が吸収されると，骨頭の強度が低下して骨頭圧潰を生じる。骨頭変形を予防する目的で治療が行われるが，変形が遺残すると若年性の変形性股関節症を続発する場合がある。疾患の遺伝的な背景の肯定/否定[21]や心血管疾患リスクの関連[22]が示唆されている。治療は保存治療が多数であるが，一部に骨頭変形の予防や変形矯正の観血治療が行われている[23,24]。また，続発性の変形性股関節症に対しては中年以降に人工股関節置換術が行われている[25]。

6 大腿骨頭すべり症

26) Novais EN, Millis MB. Slipped capital femoral epiphysis: prevalence, pathogenesis, and natural history. Clin Orthop Relat Res 2012; 470: 3432-8.
27) Nasreddine AY, Heyworth BE, Zurakowski D, et al. A reduction in body mass index lowers risk for bilateral slipped capital femoral epiphysis. Clin Orthop Relat Res 2013; 471: 2137-44.
28) Sankar WN, Novais EN, Lee C, et al. What are the risks of prophylactic pinning to prevent contralateral slipped capital femoral epiphysis? Clin Orthop Relat Res 2013; 471: 2118-23.
29) Millis MB, Novais EN. In situ fixation for slipped capital femoral epiphysis: perspectives in 2011. J Bone Joint Surg Am 2011; 93: 46-51.
30) Basheer SZ, Cooper AP, Maheshwari R, et al. Arthroscopic treatment of femoroacetabular impingement following slipped capital femoral epiphysis. Bone Joint J 2016; 98-B: 21-7.
31) Sankar WN, Vanderhave KL, Matheney T, et al. The modified Dunn procedure for unstable slipped capital femoral epiphysis: a multicenter perspective. J Bone Joint Surg Am 2013; 95: 585-91.

　何らかの原因で大腿骨頭内の骨端線の不安定性が生じて骨端が動揺しすべり転位を生じたものが大腿骨頭すべり症（slipped capital femoral epiphysis：SCFE）で，以前から肥満との関連が知られている[26,27]。観血治療は標準的にピンニング（in situ pinning）が行われており，患側に加え健側の予防手術が行われることも比較的多い[28,29]。骨端への血流障害から骨壊死（avascular necrosis：AVN）が生じ，長期成績に影響を与える。すべり後の大腿骨頭部の変形の影響として，大腿臼蓋間の衝突（femoroacetabular impingement：FAI）が生じて変形性股関節症を続発することが報告され，衝突部への治療が行われるようになった[30,31]。

7 骨形成不全症

　骨形成不全症は骨脆弱性を呈する代表的な骨系統疾患で，近年ではビスフォスフォネート剤による薬物治療が行われている．整形外科での観血治療には伸張性髄内釘（telescopic rod）による矯正骨切り[32]が行われてきたが，ロッキングプレートの併用[33]や，偽関節に対する同種骨移植[34]が試みられている．脊椎の脆弱性に起因する側彎症は胸郭変形を生じることから換気障害を生じるが，その進行性も骨形成不全症の重症度により異なる結果[35]となった．

[32] Nicolaou N, Bowe JD, Wilkinson JM, et al. Use of the Sheffield telescopic intramedullary rod system for the management of osteogenesis imperfecta: clinical outcomes at an average follow-up of nineteen years. J Bone Joint Surg Am 2011; 93: 1994-2000.

[33] Cho TJ, Lee K, Oh CW, et al. Locking plate placement with unicortical screw fixation adjunctive to intramedullary rodding in long bones of patients with osteogenesis imperfecta. J Bone Joint Surg Am 2015; 97: 733-7.

[34] Puvanesarajah V, Shapiro JR, Sponseller PD. Sandwich allografts for long-bone nonunions in patients with osteogenesis imperfecta: a retrospective study. J Bone Joint Surg Am 2015; 97: 318-25.

[35] Anissipour AK, Hammerberg KW, Caudill A, et al. Behavior of scoliosis during growth in children with osteogenesis imperfecta. J Bone Joint Surg Am 2014; 96: 237-43.

8 軟骨無形成症

　軟骨無形成症は低身長を呈する代表的な骨系統疾患で，以前から成長ホルモンによる伸長増加が取り組まれてきた．整形外科での観血治療には脚延長術が行われることも多くQOAへの寄与[36]が報告されているものの，延長後の骨折など合併症が比較的多い[37]．以前から知られる脊椎合併症には大後頭孔狭窄があるが，歯突起骨による環軸関節亜脱臼や腰部脊柱管狭窄症による運動障害[38]も報告されている．近年，薬物治療の可能性が報告されCNP（C-type natriuretic peptide）アナログ[39]，メクロジン，スタチンによる治験が行われている．

　　　　　　　　　　　　　　　　　（落合　達宏）

[36] Kim SJ, Balce GC, Agashe MV, et al. Is bilateral lower limb lengthening appropriate for achondroplasia?: midterm analysis of the complications and quality of life. Clin Orthop Relat Res 2012; 470: 616-21.

[37] Kitoh H, Mishima K, Matsushita M, et al. Early and late fracture following extensive limb lengthening in patients with achondroplasia and hypochondroplasia. Bone Joint J 2014; 96-B: 1269-73.

[38] Sciubba DM, Noggle JC, Marupudi NI, et al. Spinal stenosis surgery in pediatric patients with achondroplasia. J Neurosurg 2007: 106: 372-8.

[39] Olney RC, Prickett TC, Espiner EA, et al. C-type natriuretic peptide plasma levels are elevated in subjects with achondroplasia, hypochondroplasia, and thanatophoric dysplasia. J Clin Endocrinol Metab 2015; 100: E355-9.

6 未熟児，新生児管理

1 背景

未熟児という言葉は医学用語ではない。一般的に未熟児といわれるのは37週未満で出生した早産児や2,500 g以下の低出生体重児と思われる。現在わが国で生まれる早産児，低出生体重児は増加しており，早産の成育限界は22週となっている。世界的にもわが国の新生児医療のレベルは高く，1,500 g以下の死亡率を米国と比較したものではわが国の方が40％ほど低い[1]。生後28生日以内を新生児期といい，出生後早期の新生児期は胎盤呼吸から肺呼吸へ移行する非常に重要な時である。しかし，このような呼吸，循環動態が不安定な時期に手術が必要な児が少なからずいる。新生児期に手術が必要になる疾患としては先天性心疾患，横隔膜ヘルニアなどの呼吸器疾患，食道閉鎖や壊死性腸炎などの腹部外科疾患，出血後水頭症に対するオンマイヤ留置術などの脳外科疾患など多岐に渡る。

本項では早産児，新生児期特有の生理，全身管理の特徴について述べる。

▶1) 藤村正哲，平野慎也，楠田聡，ほか．新生児臨床研究ネットワークNRN（neonatal research network）．母子保険情報 2010；62：81-7．

2 早産児の呼吸，循環，皮膚

出生に伴い胎盤呼吸から肺呼吸に移行しなくてはならず，肺呼吸の確立は人間が生存していくうえでもっとも重要なことである。特に34週以下の早産児では肺サーファクタントの産生が未熟で新生児特発性呼吸窮迫症候群（respiratory distress syndrome：RDS）になることが多く，生後すぐに人工呼吸管理となることもある。早産児の呼吸管理では，挿管チューブは体重に応じて2.0-3.0のカフなしチューブが使用されるが，体重に対して適切なチューブ選択されていれば，リークはほとんど認められない。RDSに対するサーファクタントの投与によりダイナミックに肺のコンプライアンスが変化することも特徴であり，グラフィックモニターにてP-V curveを確認して呼吸管理を行うことが望ましく，適切な換気にはTidal volume 4-6 mL/kgを必要とする。また，手術の際には挿管手技にも十分注意を払わなければならない。特に早産児では早産であるほど手技のストレスによる脳室内出血の報告がある[2]。出生後4日以内の出生体重1,500 g以下を対象とした報告では，挿管手技を試みる回数とIVHのリスクが報告され，出生体重750 g以下または出生直後に挿管を必要とする1,500 g以下を対象とした群では挿管手技とIVHに関連があり，3回以上挿管を試みるこ

▶2) Gleissner M, Jorch G, Avenarius S. Risk factors for intraventricular hemorrhage in a birth cohort of 3721 premature infants. J Perinat Med 2000; 28: 104-10.

とでIVHのリスクが最大28倍上昇するとされ，特に750 g以下の児では熟練者による挿管を勧めている[3]。一方，超早産児の呼吸管理では未熟児網膜症の発症リスクを考慮し，酸素投与にも注意を払わなければならない。未熟児網膜症の発症リスクを考慮するとSpO_2の目標値は91-95％が望ましいと報告されており，これより高ければ未熟児網膜症のリスク，これより低ければ死亡率の上昇が挙げられる[4]。

次に出生後に変化するものとして児の循環動態が挙げられる。胎児期は肺呼吸を行っていないので，卵円孔や動脈管を通じた右左シャントがあるが，出生後に肺呼吸が確立すると肺動脈圧は低下し，左右シャントとなり，後に動脈管は自然閉鎖することが多い。しかし，何らかの理由で動脈管が閉鎖しない場合には動脈管を介した左右シャントの増加により，左房負荷，肺出血を起こす児がいる。このため，新生児期には肺高血圧の正確な評価や血行動態の異常が存在していないかを確認する必要がある。皮膚の未熟性については，早産児において特に30週未満で不感蒸泄が多いと報告されており，在胎週数が36週を超えて満期産に近くなると成人のものとほとんど変わらないと報告されている[5]。また，熱産生能力の低い早産児においては熱の喪失経路を常に考慮する必要があり，輻射，対流，伝導，蒸散の4つの経路によって熱は喪失している。NICUの空調は一般的に室温28℃，加湿40-45％で管理されていることが多く，早産児ではさらに保育器の温度が36-30℃，加湿を90-45％で管理することで熱の喪失を防いでいる。このため，早産児の手術の際には児の入っている保育器の温度と湿度も確認する必要がある。

▶3) Sauer CW, Kong JY, Vaucher YE, et al. Intubation Attempts Increase the Risk for Severe Intraventricular Hemorrhage in Preterm Infants-A Retrospective Cohort Study. J Pediatr 2016; 177: 108-13.

▶4) The BOOST-2 Australia and United Kingdom Collaborative Groups. Outcomes of Two Trials of Oxygen-Saturation Targets in Preterm Infants. N Engl J Med 2016; 374: 749-60.

▶5) Hammarlund K, Sedin G. Transepidermal water loss in newborn infants. Ⅲ. Relation to gestational age. Acta Paediatr Scand 1979; 68: 795-801.

③ 全身管理，モニタリング

手術室の温度は28℃とし，手術台の児の周囲にウォーマーを用意することで保育器と同様の環境温度を保てるようにする。帝王切開時における体温管理という視点では予防的に体温管理を行ったほうが児にとっても望ましい結果となっている[6]。児の体温管理は中枢（直腸または首背部）と末梢（腋窩または足の裏）を連続モニタ管理とし，中枢と末梢が1.5-2.0℃以上乖離しないように体温管理，循環管理を行う必要がある。

手術の際の水分必要量（water quontient：WQ）は100-120 mL/kg/dayとして，術中の点滴は行い，必要に応じてvolume expandingを行う。注意しなければならないのは出血量である。早産児では循環血液量が非常に少なく，体重が500 gの児においては循環血液量は40-50 mL程度である。したがって，術野に出血が確認できるときはWoozingではなく，出血である。数十秒で10％程度以上の失血となりえることから，出血リスクの高い手術では速やかにvolume expandingが行える体制が必要である。

▶6) Sultan P, Habib AS, Cho Y, et al. The Effect of patient warming during Caesarean delivery on maternal and neonatal outcomes: a meta-analysis. Br J Anaesth 2015; 115: 500-10.

4　早産児のモニタリング

　500 g 程度の早産児においても，小児と同様に末梢 A ラインは 24 G で確保することができる。一方，小児では使われない新生児，未熟児のモニタリングとして臍帯動脈を利用した動脈血ラインや臍帯静脈を利用した CVP モニタリングがある[7]。全身状態が悪化し，末梢からの中心静脈ルート（PICC），動脈血ラインの確保に時間を要するような 22-24 週の急性期の腹部手術の際には，これらを使用したまま手術をすることもあるが，小児外科医との打ち合わせが必要である。また，点滴ルートの確保が困難な早産児では臍輪上部からの臍帯静脈路確保も生後 1 ヶ月以内であれば可能である。術中の尿量管理のために尿カテーテルを挿入するが，細いものでは 3 Fr の多用途チューブを用いる。

（平川　英司，茨　聡）

[7] Trevor Inglis GD, Dunster KR, Davies MW. Establishing normal values of central venous pressure in very low birth weight infants. Physiol Meas 2007; 28: 1283-91.

7 小児集中治療

1 背景

　重症小児患者に対する集中治療を専門的に提供する施設が小児集中治療室（pediatric intensive care unit：PICU）である。平成24年度診療報酬改定において，特定小児集中治療室管理料が新設され，7日以内の入室患者に対して1日あたり15,752点，8〜14日までは13,720点の管理料が算定可能となった。その後，平成28年度改定において，特殊な重篤疾患に対しては最大28日までの管理料算定が認められている。わが国のPICUは29施設約200病床まで増加しているが，すべてのPICUが上記の管理料を算定しているわけではない。人口比基準では，海外先進国並みの病床数を確保するためには，現病床数の2.5倍までの増加が必要とされる。

　PICUにおける臨床研究は，十分な蓄積がない。専門施設の未普及，症例の希少性，同意取得や検体採取の困難性など，小児特有の問題が存在する。2013年までに全世界で過去に発表されたPICU領域のランダム化比較試験（randomized controlled trial：RCT）は248報のみで，多くのRCTが症例数100未満の小規模RCTであった[1]。そのような限られた条件下で，可及的に最新（2010年以降）のPICU領域の臨床知見についてまとめた。

▶1) Duffett M, Choong K, Hartling L. Randomized controlled trials in pediatric critical care: a scoping review. Crit Care 2013; 17: R256.

2 呼吸

非侵襲的換気サポート

　小児における非侵襲的換気法（noninvasive positive-pressure ventilation：NPPV）は，その低侵襲性と簡易性も手伝い，普及が急速に進んでいる。インターフェイスとして乳児では鼻プロングを用いた経鼻CPAPが，幼児期以降ではフェイスマスクを用いたNPPVが用いられ，酸素療法に比べ，ガス交換や呼吸器症状改善[2]，あるいは呼吸仕事量を軽減することが示されてきた[3]。ヘルメット型インターフェースは，直接的に顔面にマスクを密着する必要がないことから，特に小児患者での耐用性を改善しうる新しいNPPV手法である。乳児急性呼吸不全患者や，RSウイルスによる細気管支炎に対する小規模検討で，ヘルメットがNPPVの受け入れを改善し，持続時間を伸ばし，鎮静薬の必要性を減じるなどの利点が示されている[4,5]。

　新しい経鼻高流量酸素デバイス（high-flow nasal cannulae：HFNC）

▶2) Wilson PT, Morris MC, Biagas KV, et al. A randomized clinical trial evaluating nasal continuous positive airway pressure for acute respiratory distress in a developing country. J Pediatr 2013; 162: 988-92.
▶3) Milési C, Matecki S, Jaber S, et al. 6 cmH2O continuous positive airway pressure versus conventional oxygen therapy in severe viral bronchiolitis: a randomized trial. Pediatr Pulmonol 2013; 48: 45-51.
▶4) Chidini G, Calderini E, Cesana BM, et al. Noninvasive continuous positive airway pressure in acute respiratory failure: helmet versus facial mask. Pediatrics 2010; 126: e330-6.
▶5) Chidini G, Piastra M, Marchesi T, et al. Continuous positive airway pressure with helmet versus mask in infants with bronchiolitis: an RCT. Pediatrics 2015; 135: e868-75.

も，下気道病変（喘息，細気管支炎）を中心に臨床普及が進んでいる。細気管支炎[6]や心臓手術後患者[7]を対象として，従来の酸素療法との比較を行った小規模 RCT で，HFNC が呼吸器症状を緩和し，酸素投与期間や非侵襲的人工換気の適用率を下げることも示されている。簡便であり，新生児から成人まで適用可能なインターフェースを有する点も，利点であり，今後の知見集積が望まれる。

呼吸理学療法

挿管あるいは非挿管下の急性呼吸不全小児患者に対して，呼吸理学療法は比較的頻用される。しかし，理学療法士による積極的な肺理学療法（排痰促進を目的とした呼気流速増加手技と咳補助手技）を非挿管下急性気管支炎患者に適用した検討では，呼吸状態回復までの時間は対照群と差がなかった[8]。少なくとも小児理学療法に精通していないケアプロバイダによる理学療法の適用には慎重になるべきであろう。

自発呼吸トライアル

自発呼吸トライアル（spontaneous breathing trial：SBT）の適用は早期抜管に繋がる呼吸器離脱手法として成人領域では一般的である。PICU においても SBT 適用の有用性が検討され[9]，人工呼吸日数が約1日短縮（平均 4.7 対 3.5 日）する一方で，再挿管率は 11％対 14％と遜色がなかった。本研究では，抜管直前の最高気道内圧/PEEP は 18/6 cmH$_2$O，SBT はプレッシャサポート 10 cmH$_2$O ＋ PEEP 5 cmH$_2$O で行われており，臨床適用において参考にできる。

低容量換気

少ない1回換気量を用いた人工換気（低容量換気，lower tidal-volume ventilation：LTV）は，急性呼吸促迫症候群（acute respriatory distress syndrome：ARDS）患者の予後を改善しうる数少ない治療介入である。小児 ARDS に対する診療戦略に関する専門家のコンセンサス意見としても，4-6 mL/kg による換気が推奨されてきた[10]。ただし小児では，1回換気量が少ないうえ，気管チューブのリークを許容する人工換気が行われる場合もあり，正確な1回換気量の評価や調節が困難である。小児の人工換気における1回換気量の影響を評価した8件の観察研究のメタ解析でも，1回換気量の閾値を 7，8，10，12 mL/kg に設定して生命予後との関連を解析したが，LTV と死亡率に関連性を見いだすことはできなかった[11]。近年では，1回換気量よりも駆動圧（吸気プラトー圧－PEEP）が肺損傷に関連する因子として重要視されており，小児領域でも駆動圧に着目した管理や研究が必要であろう。なお，小児患者においても特に緻密な人工呼吸管理を必要とす

る症例群では，カフ付き気管チューブを用いたリークのない人工換気の適用が一般化するだろう．

一酸化窒素吸入療法

　一酸化窒素は強力な平滑筋弛緩作用を有しており，人工気道を介して経肺胞的に投与することで到達部位の肺血管を拡張させ，換気血流比改善により肺酸素化能を増加するとともに肺高血圧を緩和させるため，理論上は ARDS 患者に対する治療オプションとなり得る．しかし，一酸化窒素吸入療法（inhaled nitric oxide：iNO）は，一過性に酸素化改善効果を有するが，腎傷害の発生頻度を高め，最終的な生命予後を改善させないとされていた[12]．2015 年[13]，小児 ARDS 患者に対する iNO 療法（5 ppm の NO を，死亡，抜管，あるいは 28 日まで投与）が，28 日人工呼吸器フリー生存日数や，28 日生存率，体外式膜型肺（extracorporeal membrane oxygenation：ECMO）フリー生存割合（92％対 52％）などの転帰を改善させたとの小規模 RCT が報告された．iNO には，全身血中に吸収された後に炎症/凝固系に対する制御効果を発揮しうる可能性も指摘された．ただし，日本で iNO はアイノフロー吸入用®として，新生児の肺高血圧を伴う低酸素性呼吸不全の改善および，心臓手術の周術期における肺高血圧の改善目的のみに保険承認が得られている．

3 鎮痛鎮静

鎮静の中断

　成人領域では，1 日 1 回の鎮静薬中断（daily interruption of sedatives：DIS）と SBT の組み合わせにより，人工呼吸期間が短縮できる．小児集中治療患者ではプロポフォールが使用できないことから，鎮静薬の主体はミダゾラムであり続けている．ミダゾラムには高用量投与に関連する鎮静効果遷延から抜管遅延の危険性が存在する．1 日 1 回の鎮静薬（ミダゾラムおよびモルヒネ）の中断効果を評価した小児の RCT では，人工呼吸期間や PICU 在室期間の短縮効果や薬剤コスト減少が示された[14,15]．

　一方で，浅めの鎮静レベルを目標とした看護師主導の鎮痛鎮静プロトコルを用いると，オピオイド使用量は減少し安静に覚醒している患者が増加するが，疼痛スコアが高い症例や興奮症例が多く，人工呼吸期間は不変との報告もある[16]．

　鎮痛鎮静への介入は，その現場がどのような環境によるかにより左右されるだろう．調節の重要性をよく認識した医師看護スタッフにより十分な臨床実践とよい転帰が得られている現場に，鎮静中断や複雑

[12] Afshari A, Brok J, Møller AM, et al. Inhaled nitric oxide for acute respiratory distress syndrome and acute lung injury in adults and children: a systematic review with meta-analysis and trial sequential analysis. Anesth Analg 2011; 112: 1411-21.
[13] Bronicki RA, Fortenberry J, Schreiber M, et al. Multicenter randomized controlled trial of inhaled nitric oxide for pediatric acute respiratory distress syndrome. J Pediatr 2015; 166: 365-9.

[14] Gupta K, Gupta VK, Jayashree M, et al. Randomized controlled trial of interrupted versus continuous sedative infusions in ventilated children. Pediatr Crit Care Med 2012; 13: 131-5.
[15] Verlaat CW, Heesen GP, Vet NJ, et al. Randomized controlled trial of daily interruption of sedatives in critically ill children. Paediatr Anaesth 2014; 24: 151-6.
[16] Curley MA, Wypij D, Watson RS, et al; RESTORE Study Investigators and the Pediatric Acute Lung Injury and Sepsis Investigators Network. Protocolized sedation vs usual care in pediatric patients mechanically ventilated for acute respiratory failure: a randomized clinical trial. JAMA 2015; 313: 379-89.

なプロトコルを持ち込む意義は薄い可能性もある。

④ 輸液/輸血

等張晶質液

古典的に，小児患者に対してはナトリウム負荷の懸念から，ショック時を含む補液療法の第一選択として1/2生理食塩水（いわゆる1号輸液）が用いられてきた。しかし，大量輸液を必要とする際には，低張性輸液の関与する医原性低ナトリウム血症発生が懸念される。待機手術術後患者急性期（＜48時間）を対象にした検討でも，0.9％ナトリウム（等張）と，0.45％ナトリウム（低張）の比較で[17]，低ナトリウムの発生率は低張輸液群が有意に高く（22.7％対40.7％），一方で高ナトリウム血症の発生頻度は2.8％対3.3％と同等であった。侵襲早期には，抗利尿ホルモン（antidiuretic hormon：ADH）の分泌が亢進しており，自由水の負荷は水貯留を増悪させる危険性があるため，48時間以内は等張晶質液の使用が望ましい。

輸血の目標ヘモグロビン

小児集中治療患者に対して，輸血を開始するヘモグロビン閾値を7 g/dL（制限群）と，9.5 g/dL（緩和群）とに分類し，患者転帰を比較した大規模RCT（Transfusion Reqirements in Pedaitric Intensive Care Units：TRIPICU study）では[18]，群間に臓器不全発生，ICU滞在日数，生命予後などの重要な患者転帰に群間有意差を認めず，輸血割合や量が輸血制限群で減少した。①根治手術を行えたチアノーゼを有しない乳児期以降の先天性心疾患手術後患者[19]や，②外科術後患者[20]，敗血症性ショック患者[21]を対象としたサブ解析のいずれも同様に群間差はなかった。また，輸血制限群では院内感染症の発生率が低かった。

チアノーゼ性心疾患を有しない小児集中治療患者全般において，ヘモグロビン閾値を7-8 g/dLに設定した制限輸血は受け入れ可能な実践と考えられる。

▶17) Choong K, Arora S, Cheng J, et al. Hypotonic versus isotonic maintenance fluids after surgery for children: a randomized controlled trial. Pediatrics 2011; 128: 857-66.

▶18) Lacroix J, Hébert PC, Hutchison JS, et al; TRIPICU Investigators; Canadian Critical Care Trials Group; Pediatric Acute Lung Injury and Sepsis Investigators Network. Transfusion strategies for patients in pediatric intensive care units. N Engl J Med 2007; 356: 1609-19.

▶19) Willems A, Harrington K, Lacroix J, et al; TRIPICU investigators; Canadian Critical Care Trials Group; Pediatric Acute Lung Injury and Sepsis Investigators (PALISI) Network. Comparison of two red-cell transfusion strategies after pediatric cardiac surgery: a subgroup analysis. Crit Care Med 2010; 38: 649-56.

▶20) Rouette J, Trottier H, Ducruet T, et al; Canadian Critical Care Trials Group; PALISI Network. Red blood cell transfusion threshold in postsurgical pediatric intensive care patients: a randomized clinical trial. Ann Surg 2010; 251: 421-7.

⑤ 栄養管理

血糖管理

重症患者における高血糖の弊害は古くより知られており，血糖値の調節は重要な課題である。成人領域で2000年に提唱された厳格な血糖

▶21) Karam O, Tucci M, Ducruet T, et al; Canadian Critical Care Trials Group; PALISI Network. Red blood cell transfusion thresholds in pediatric patients with sepsis. Pediatr Crit Care Med 2011; 12: 512-8.

コントロール（tight glycemic control：TCG，血糖値目標：80-110 mg/dL）は，以後の追試で低血糖の危険性を増し生命予後を悪化させるとして，現在ではより緩やかな血糖値目標（140-180 mg/dL）が用いられている。小児領域でも TCG は生命予後を減らすものの，低血糖を頻繁に発生させた（≦40 mg/dL の発生率＝25％対1％）との報告や[22]，3歳未満の心臓手術後患者では TGC 群で正常血糖割合が有意に多いものの（50％対33％），感染症発生率（5％対5％）や30日および在院死亡率（ともに1および2％対1および2％）は不変などの報告がある[23]。PICU 患者（心臓手術後患者が約6割含まれる）に対して血糖値 72-126 mg/dL に TGC する群と 216 mg/dL 未満を目指す群の比較を行った大規模 RCT で[24]，30日死亡率差は 0.36 日（95％信頼区間［CI］－0.42-1.14）と有意でなく，TGC 群で≦36 mg/dL の低血糖発生率が有意に多かった（7.3％対1.5％）。以上をまとめたメタ解析でも，小児集中治療患者における TGC は有益でないとの結論が導かれている[25]。

なお，血糖値管理におけるインスリン使用開始の目標としては，複数の RCT における対照群で用いられた 215 mg/dL を参考にできるだろう。

補助的経静脈栄養

重症患者の急性期において，経腸栄養が十分に行えない場合，経静脈栄養（parenteral nutrition：PN）を追加すべきか否かについては，成人領域でも議論が続いている。PN の追加は，推定所要エネルギー量の充足を可能にする一方で，過剰な栄養負荷に伴う不利益の危険性がある。PICU 入室後約1週間において，PN の追加を早期に行った群とそうでない群とを比較した大規模 RCT（n＝1440）が2016年に報告された[26]。早期の PN は，おおむね 70 kcal/kg/day のエネルギー投与を迅速に達成したが，感染症発生率を増加させ（11％対19％），腎代替療法の適用を増加させ，生存退院率を低下させた。

小児の重症患者において，ICU 入室（侵襲）早期における追補的 PN によるエネルギー投与は避けるべきであろう。

6 体温管理

高い体温は中枢神経系の急性損傷あるいは機能異常における不良な神経学的および生命予後転帰に関連する。人為的体温管理により，脳浮腫/頭蓋内圧上昇を防止し，中枢神経系の酸素需給バランスを正常化させうるため，理論的には有益な可能性があった。

しかし，小児外傷性脳損傷（traumatic brain injury：TBI）患者における人為的低体温（平均33℃）維持は，①低血圧頻度を増し，生命

▶22) Vlasselaers D, Milants I, Desmet L, et al. Intensive insulin therapy for patients in paediatric intensive care: a prospective, randomised controlled study. Lancet 2009; 373: 547-56.

▶23) Agus MS, Steil GM, Wypij D, et al; SPECS Study Investigators. Tight glycemic control versus standard care after pediatric cardiac surgery. N Engl J Med 2012; 367: 1208-19.

▶24) Macrae D, Grieve R, Allen E, et al; CHiP Investigators. A randomized trial of hyperglycemic control in pediatric intensive care. N Engl J Med 2014; 370: 107-18.

▶25) Srinivasan V, Agus MS. Tight glucose control in critically ill children—a systematic review and meta-analysis. Pediatr Diabetes 2014; 15: 75-83.

▶26) Fivez T, Kerklaan D, Mesotten D, et al. Early versus Late Parenteral Nutrition in Critically Ill Children. N Engl J Med 2016; 374: 1111-22.

予後を悪化させる危険性（21％対12％）[27]，②小児脳機能カテゴリー不良群（カテゴリー 4-6 あるいは死亡）の割合が増加する[28]，とされる。

蘇生後患者に対しては，成人の心肺蘇生後遷延性意識傷害患者で，目標体温33℃と36℃間に死亡率や神経学的予後（Cerebral Performance Category：CPC）に差がなかった[29]。小児の院外心肺停止蘇生後遷延性意識障害では[30]，目標体温33℃（32-34℃）と36.8℃（36-37.5℃）との比較でも，良好な神経学的予後（vineland adaptive behavior scales, second edition（VABS-Ⅱ）＞70）を持つ生存確率は20％対12％で有意差はなかった。

中枢神経侵襲後に反応性に生じうる高体温は回避してもよいかもしれないが，積極的に低体温を指向する意義はないといえるだろう。

（志馬　伸朗）

▶27) Hutchison JS, Ward RE, Lacroix J, et al; Hypothermia Pediatric Head Injury Trial Investigators and the Canadian Critical Care Trials Group. Hypothermia therapy after traumatic brain injury in children. N Engl J Med 2008; 358: 2447-56.

▶28) Beca J, McSharry B, Erickson S, et al; Pediatric Study Group of the Australia and New Zealand Intensive Care Society Clinical Trials Group. Hypothermia for Traumatic Brain Injury in Children-A Phase II Randomized Controlled Trial. Crit Care Med 2015; 43: 1458-66.

▶29) Nielsen N, Wetterslev J, Cronberg T, et al; TTM Trial Investigators. Targeted temperature management at 33℃ versus 36℃ after cardiac arrest. N Engl J Med 2013; 369: 2197-206.

▶30) Moler FW, Silverstein FS, Holubkov R, et al; THAPCA Trial Investigators. Therapeutic hypothermia after out-of-hospital cardiac arrest in children. N Engl J Med 2015; 372: 1898-908.

エビデンスで読み解く小児麻酔　　　　　　　　　　　＜検印省略＞

2016年11月15日　第1版第1刷発行

定価（本体7,400円＋税）

　　　　　　　編集者　川　名　　　信
　　　　　　　　　　　蔵　谷　紀　文
　　　　　　　発行者　今　井　　　良
　　　　　　　発行所　克誠堂出版株式会社
　　　　　　　〒113-0033　東京都文京区本郷 3-23-5-202
　　　　　　　電話（03)3811-0995　振替 00180-0-196804
　　　　　　　URL　http://www.kokuseido.co.jp

ISBN 978-4-7719-0472-9 C3047 ￥7400E　　　印刷　三報社印刷株式会社
Printed in Japan ©Shin Kawana, Norifumi Kuratani, 2016

- 本書の複製権・翻訳権・上映権・譲渡権・公衆送信権（送信可能化権を含む）は克誠堂出版株式会社が保有します。
- 本書を無断で複製する行為（複写，スキャン，デジタルデータ化など）は，「私的使用のための複製」など著作権法上の限られた例外を除き禁じられています。大学，病院，診療所，企業などにおいて，業務上使用する目的（診療，研究活動を含む）で上記の行為を行うことは，その使用範囲が内部的であっても，私的使用には該当せず，違法です。また私的使用に該当する場合であっても，代行業者等の第三者に依頼して上記の行為を行うことは違法となります。
- [JCOPY] ＜（社）出版者著作権管理機構　委託出版物＞
本書の無断複写は著作権法上での例外を除き禁じられています。複写される場合は，そのつど事前に(社)出版者著作権管理機構（電話 03-3513-6969, Fax 03-3513-6979, e-mail：info@jcopy.or.jp）の許諾を得てください。